# Technische Operationen in der Orthopädie

## (Orthokinetik)

von

## Dr. med. Julius Fuchs

Facharzt für Orthopädie in Baden-Baden

Mit 126 Abbildungen

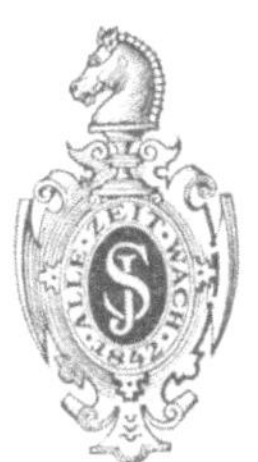


Berlin

Verlag von Julius Springer

1927

ISBN-13:978-3-642-98659-8    e-ISBN-13:978-3-642-99474-6
DOI: 10.1007/978-3-642-99474-6

Alle Rechte, insbesondere das der Übersetzung
in fremde Sprachen, vorbehalten.

Copyright 1927 by Julius Springer in Berlin.

Softcover reprint of the hardcover 1st edition 1927

# Vorwort.

Was *„technische Operationen"* für die Heilkunde wissenschaftlich und praktisch bedeuten, möge der Leser ermessen.

Sei er Facharzt für das Gebiet der *Orthopädie*, innerhalb dessen die zu beschreibenden therapeutischen Faktoren sich entwickelt haben, oder Facharzt des nächstgelegenen, ursprünglich mit der Orthopädie vereinten Mutterlandes der *Chirurgie*. Sei er Spezialist für *innere Medizin* oder einzelner hieraus entstandener Sonderfächer, wie der *Neurologie*, der *Kinderkeilkunde* oder der (noch unscharf abgegrenzten) physikalischen Therapie. Sei er *praktischer Arzt* und durch seine vielseitige Tätigkeit vielleicht besser als der Spezialarzt imstande, den gewaltigen Ausbau der verschiedenen Sonderfächer für die Entwicklung der Gesamtmedizin zu beurteilen.

Sei er als *Hygieniker* dazu berufen, die Quellen neuer Heilkräfte zu finden und dem Sammelbecken der Gesundheitspflege zuzuführen.

Auch der Nichtarzt als *Volkswirtschafter* dürfte manches Wertvolle entdecken in der Lösung des Problems, eine große Anzahl brachliegender Arbeitskräfte für die Leistungen der Gesamtheit zu ertüchtigen, und zwar schneller, sicherer und billiger, als dies bisher geschehen konnte.

Den *Ingenieur* dürfte die neu entstandene *„technische Chirurgie"* interessieren wegen ihrer hohen Präzision und der Möglichkeit einer gleichzeitigen Typisierung und Individualisierung, ganz abgesehen von der geistigen Brücke zwischen seiner Tätigkeit und einer ärztlichen.

Auch den *bildenden Künstler*, vor allem den *Plastiker*, dürfte vieles erfreuen, was er an gemeinsamen Zügen plastischer Kunst und praktischer Orthopädie finden wird. Sind doch die „technischen Operationen" nichts anderes als der Ausdruck plastischer Gestaltung mit technischen, auf *Bewegung* abgestimmten Mitteln am lebenden, bewegungskranken Körper.

Ohne die *wissenschaftlichen Grundlagen*, mit welchen die Verfasser von Lehrbüchern über „Verbandlehre", über „Orthopädische Technik", über „Orthopädische Chirurgie", „Orthopädie" sowie über „Chirurgische Operationslehre" den Boden erst vorbereiteten, hätte dieser Zweig der Wissenschaft und vor allem der Therapie kaum entstehen können. Vor allem nicht ohne den lebendigen Konnex mit so vielen Vertretern der Extremitätenchirurgie, orthopädischen und plastischen Chirurgie.

Aus der Fülle und Vielseitigkeit der Heilmittel und -methoden erhielt die *Idee* des Verfassers, eine *Therapie aus einem Guß* zu schaffen, immer wieder neue Impulse.

Obgleich die ersten praktischen Ergebnisse dieser Art schon in das Jahr 1921 zurückreichen und bei Inangriffnahme dieser Arbeit im Juni 1926 durch mehr als 2000 Kranke die über alles Erwarten guten Resultate der „technischen Operationen" bewiesen werden konnten, trug der Verfasser vorliegender Monographie große Bedenken, all das, was er im Laufe der Zeit Erfreuliches mit seinen Kranken und was die Kranken mit dieser Art der Therapie an Freude und Erfolg erlebt hatten, in Buchform zu schildern, zumal die wissenschaftlichen Ergebnisse in den Publikationen des Verfassers im „Archiv für Orthopädische und Unfallchirurgie" sowie im „Zentralblatt für Chirurgie" ihre Begründung und Zusammenfassung gefunden, und die „*technischen Operationen*" in ärztlichen Kreisen Begeisterung, wenn auch nicht immer volles Verständnis erweckt hatten.

Bedenken gegen eine ausführlichere Publikation ergaben sich aus der rein wissenschaftlichen Überlegung, daß die neuen Heilfaktoren wegen der *künstlerischen* Seite ihrer Ausführung deshalb keine exakten Nachprüfungen erlaubten, weil die „*technische Operation*" ebenso große Ansprüche stellt an Kunst wie an Wissenschaft. Mit anderen Worten: weil viel zuviel Intuition, Persönlichkeit, Geschicklichkeit dazu erforderlich sind, alles Dinge, welche zu den Imponderabilien gehören, aber doch den ganzen Erfolg oder Mißerfolg bedingen können! Wie sollten diese Voraussetzungen von einem Lehrbuch erfüllt werden können? Einen anderen Weg, diese Kunst den Ärzten als Eigentum zu geben, als in einem *technischen Operationskurs, welcher gleichzeitig die Arbeit des Klinikers, Ingenieurs und Plastikers erleben läßt*, gibt es nicht.

Und doch schwanden die Bedenken gegen eine umfassendere Publikation, als einer der genialsten Forscher und Vertreter der Gelenkchirurgie, Herr Geheimrat Professor Dr. Payr, gelegentlich eines Besuches sich von den glänzenden Heilerfolgen der „*technischen Chirurgie*" an einer Reihe älterer und neuerer Fälle überzeugen konnte und erneut zur Veröffentlichung einer *Monographie* schon wegen des *ideellen Wertes* ermunterte, nachdem er zugesehen hatte, wie bei einer älteren Patientin mit hochgradigen und sehr schmerzhaften Veränderungen eines arthritischen Kniegelenks Anästhesie, technische Operation, Apparatfertigstellung und -wirkung in *einer* Sitzung erfolgten mit dem Ergebnis, daß unmittelbar flottes und schmerzfreies Gehen ermöglicht wurde.

Dem Herrn *Verleger*, welcher in großzügiger Weise für die Ausgestaltung des Buches sorgte, verdankt die Monographie die schöne äußere und innere Gestalt.

An der Entstehung haben wohlverdienten Anteil Fräulein Else Schütze, Herr Dr. rer. pol. Alexander Gutfeld, der in seiner vor fünf Jahren im „Archiv für Orthopädische und Unfallchirurgie" veröffentlichten Arbeit über „Beiträge zur Behelfstechnik" die technischen und volkswirtschaftlichen Seiten der neuen Arbeitsweise dargestellt und auch zeichnerisch sich bei den früheren konstruktiven Problemen jederzeit bewährt hat.

Die vorwiegend nach der Natur gezeichneten Skizzen dieser Arbeit entstammen der geschickten Hand von Fräulein Eva Puhonnỳ. Allen denen, welche zum Gelingen des Werkes beigetragen haben, sei an dieser Stelle der herzlichste Dank ausgesprochen.

Die Monographie will und kann kein ausgesprochenes *Lehrbuch* sein. Sie verzichtet auf eine ins einzelne gehende Quellenangabe auf wissenschaftlichem und künstlerischem Gebiet und nennt lediglich die Autoren, soweit deren Anschauung gleichgerichtet oder entgegengesetzt ist und zum Verständnis des Neuen beiträgt.

Sollte die Darstellung der „*technischen Operationen*" zeigen können, daß viele unserer wissenschaftlichen Ansichten der Revision bedürfen und daß vor allem die Therapie auf die großen Probleme der Heilkunst zurückgebracht werden kann und muß, dann wird die „*technische Chirurgie*" mehr sein als Wort und Begriff: Eine Lehre aus dem Leben für das Leben.

Baden-Baden, im April 1927.

Julius Fuchs.

# Inhaltsverzeichnis.

# I. Entwicklung der Orthopädie.

Die Bezeichnung *Orthopädie* für eine besondere Wissenschaft und Kunst innerhalb der Medizin entstand durch ein von ANDRY verfaßtes, im Jahre 1741 in Paris erschienenes Buch, betitelt: L'Orthopédie ou l'art de prévenir et de corriger dans les enfants les déformités du corps. Wenngleich der Inhalt des ANDRYschen Buches mehr eine populär-medizinische Kinderpflege und Kosmetik darstellt, als den Inbegriff dessen, was wir heute nach fast zwei Jahrhunderten unter der Orthopädie verstehen, so ist doch die Betonung funktioneller Momente von dauerndem Werte geblieben und gerade in der jüngsten Zeit erst richtig zur Geltung gekommen.

In einzelnen Teilen reicht die Orthopädie naturgemäß zurück auf den Ursprung der Medizin und damit wohl auf den Ursprung der Menschheit überhaupt. Selbst ganz moderne Bestrebungen, insbesondere auf dem Gebiete der Gymnastik, des Turnens und des Sports (der „Leibesübungen"), treten bei den auf primitiver Kulturstufe stehen gebliebenen Völkern markant in Erscheinung.

Man kann in der Sitte solcher Leibesübungen eine gewisse, noch unbewußte, aber doch traditionell eingewurzelte Prophylaxe körperlicher Gebrechen erblicken und aus dem Studium von Sitten und Gebräuchen solcher primitiver Völker manche Rückschlüsse ziehen für Zeiten, über welche uns jegliche Überlieferung fehlt.

Bis in die ältesten Zeiten mag auch die Massage zurückreichen. Geschichtliche Angaben hierüber finden wir bereits um das Jahr 800 v. Chr. im *Ajur-Veda* des SUSRUTA.

Die „Behelfstechnik" als ein Teil volkstümlicher Kunst und in ihrer Anwendung beim Transport Verletzter, Verunglückter und Verwundeter ist — als ein wichtiger Bestandteil der orthopädischen Therapie — ebenso alt wie die Medizin.

Mit der Verbandbehandlung, sei es in Form des Deckverbandes oder des sogenannten mechanischen Verbands, haben bereits vorgeschichtliche Völker schon recht Erfolgreiches geleistet.

Die Kenntnis der Verband-Behandlung ist für Chirurgie und Orthopädie von sehr großem Interesse, und nicht mit Unrecht sprechen HÄRTEL und LÖFFLER von einer „Wissenschaft der Verbandbehandlung".

Fortschritte auf dem Gebiete der Werkzeugherstellung und der Technik haben auf die Orthopädie jederzeit belebend und fördernd gewirkt, vielleicht mehr noch als die Erkenntnisse auf dem Gebiete der Naturwissenschaften, obgleich deren Auswirkungen sich ebenso äußerten wie bei den anderen Zweigen der Medizin.

Wir wollen in großen Zügen die weitere Entwicklung der Orthopädie betrachten und können feststellen, daß schon HIPPOKRATES, jener umfassende Geist des Altertums, über weitgehende Mittel und Methoden verfügte.

HIPPOKRATES kannte bereits die etappenweise Korrektur des Klumpfußes, die Behandlung von Frakturen und Luxationen, das Redressement des skoliotischen und spondylitischen Buckels. Auch operative Eingriffe waren ihm nicht unbekannt. Wir wissen ferner, daß HIPPOKRATES die Schraube zur Redression versteifter Gelenke anwandte und operative Eingriffe mit dem Glüheisen ausführte, eine alte und ebenso moderne Behandlungsweise! Die Erscheinungen des Krankheitsbildes der Hüftluxation, der Knochenbrüche und Verrenkungen finden wir in seinen Werken sehr genau beschrieben mit ausgezeichneten Vorschriften für die Therapie.

Von Bädern scheint der Altmeister ärztlicher Kunst nicht viel gehalten zu haben, dagegen finden Heliotherapie, Massage und Gymnastik vielfach Verwendung als Behandlungsmittel orthopädischer Leiden.

Nach HIPPOKRATES erfahren wir lange nur wenig Bedeutsames, bis GALEN (131—206) ausführlicher über „Eiterung am zweiten Halswirbel“ und über Behandlung der Skoliose mit Atemübungen und Singen sowie durch Bandagieren berichtet. Kyphose, Lordose und Skoliose sind Bezeichnungen, welche sich seit GALENUS bis auf den heutigen Tag erhalten haben.

In der Folge tritt ANTYLLUS hervor durch den Sehnenschnitt, mit dem er Contracturen behandelte. Obgleich seinerzeit (Ende des dritten Jahrhunderts) die Blutung schon gut beherrscht wird, ist die Kenntnis der Anatomie noch viel zu mangelhaft, so daß ANTYLLUS selbst vor dem Sehnenschnitt warnt, weil vielfach Nerven statt der Sehnen durchschnitten wurden.

CAESAR und TACITUS berichten von Amputationen und künstlichen Gliedern bei den Germanen.

Erst um das Jahr 1561 lebt die Orthopädie wieder auf, und zwar in Frankreich, durch die Arbeiten AMBROISE PARÉS über Mißgeburten, Behandlung der Deformitäten (Klumpfuß, Wirbelsäulenverkrümmung) durch Apparate aus Eisenblech. Ein halbes Jahrhundert später wird von FABRICIUS AB AQUAPENDENTE ein ganzer Küraß hergestellt nach Art der mittelalterlichen Rüstungen, welcher zur Beseitigung der Deformitäten dienen soll (1619). Damit erreicht die Apparatbehandlung ihren Höhepunkt.

1641 kommt wieder die operative Orthopädie zur Geltung durch den Holländer ISAAK MINNIUS, welcher beim Schiefhals den Musc. sternocleidomastoideus durchschneidet.

Durch den englischen Arzt GLISSON erfährt die Orthopädie einen gewaltigen Aufschwung, als im Jahre 1660 dessen klassisches Werk über Rachitis erscheint. Die Behandlung der ausgezeichnet geschilderten rachitischen Verbildungen geschieht durch Gymnastik, Massage und Apparate. Die Suspension mittels der GLISSONschen Schwebe ist ein heute allgemein bekanntes Hilfsmittel geworden.

Durch GLISSONS Arbeiten wird auch die pathologisch-anatomische Forschung angeregt und fleißig ausgebaut zugunsten der tieferen Kenntnis von den orthopädischen Leiden und zugleich zum Nutzen der Therapie.

MORGAGNI (1728), POTT (1779), SCARPA (1803) und DUPUYTREN (1826) sind nach GLISSON die bedeutendsten Vertreter der Forschung.

Die Therapie erkennt den Wert der Anstaltsbehandlung. Als Erster richtet der Schweizer ANDREAS VENEL 1780 in Orbe eine orthopädische Heilanstalt ein. Seinem Beispiele folgen JOHANN GEORG HEINE, welcher 1812 in Würzburg die durch ihre hervorragenden mechanischen Mittel berühmte Heilanstalt ins Leben rief (Streckbett, Klumpfußschuh), dann LEITHOF in Lübeck, HUMBERT in Bar le Duc, JAKOB VON HEINE in Cannstatt, PRAVAZ und GUÉRIN in Paris, DELPECH in Montpellier, LANGARD und MANSA in Kopenhagen, HIRSCH in Prag, DE ROON in Petersburg.

In das Jahr 1831 fällt die erste subcutane Tenotomie durch STROMEYER, den wir als den eigentlichen Begründer der orthopädischen Chirurgie betrachten. Durch die subcutane Ausführung der Tenotomie lehrte STROMEYER den Widerstand der verkürzten Sehne zu beseitigen und auch die unmittelbaren Gefahren der Operation zu verringern.

Ziemlich zu gleicher Zeit wurde versucht, auch den knöchernen Widerstand zu brechen: OESTERLEN führte 1827 die seit dem Mittelalter zur Behandlung deform geheilter Frakturen angewandte Osteoclasie wieder ein. Bereits 1818 hatte der Amerikaner BARTON die erste Osteotomie bei einer Ankylose ausgeführt, etwa 20 Jahre später entstand das Brisement forcé (LOUVIER).

Erst nach Einführung der Narkose (Äther 1846 durch MORTON in Boston, Chloroform 1847 durch SIMPSON in Edinburgh) konnten diese Operationen weitere Verbreitung finden. Abgesehen von den damals noch großen Gefahren der Narkose selbst, hafteten aber den blutigen Operationen die lebensbedrohenden Folgen der Infektion an.

Wer es vermag, sich in den „Geist der Zeiten" zu versetzen, wird daher die Bedeutung der subcutanen Osteotomie durch LANGENBECK (1854) voll und ganz zu würdigen wissen.

Der stolze Bau der *Chirurgie* und damit auch der *orthopädischen Chirurgie* konnte erst erfolgreich weitergeführt werden, nachdem durch die Entdeckungen PASTEURS und des von seiner Zeit nicht verstandenen SEMMELWEIS' der Boden für die antiseptische Wundbehandlung LISTERS geebnet war (1867). Trotz dieses gewaltigen Fortschrittes sollte es erst der Asepsis, für welche in Deutschland v. BERGMANN und dessen Schüler SCHIMMELBUSCH begeistert eintraten, beschieden sein, die unzerstörbaren Grundmauern für die hochwertigsten Leistungen der Chirurgie zu erstellen. Es seien nur die wichtigsten erwähnt, soweit sie für die Behandlung der Bewegungsstörungen von Interesse sind:

Die *Arthrodese* (ALBERT), *die Sehnenoperationen* (BIESALSKI, CODIVILLA, LANGE, VULPIUS), die FÖRSTERsche *Operation* an den hinteren Spinalwurzeln, *Operationen am Nerven* nach SEELIG, SPITZY, STOFFEL, *Transplantationen von Muskeln* nach WULLSTEIN, schließlich als Höchstleistung chirurgischer Eingriffe die *Gelenkplastiken* (KÜTTNER, LEXER, PAYR).

Auch die *unblutige Chirurgie* strebte rastlos vorwärts: als größten Triumph auf diesem Gebiete nennen wir die unblutige Einrenkung der angeborenen Hüftluxation durch LORENZ (1896) und die Umpressung des Knochen nach SCHULTZE.

Über all diesen Großtaten der operativen Behandlung darf die so hochbedeutende *Entdeckung* RÖNTGENS nicht vergessen werden. Und noch zweier Erkenntnisquellen wollen wir gedenken, die für die Beurteilung von Form und Funktion kaum entbehrt werden können, der *Photographie* (DAGUERRE, 1839) und der Kinematographie, als deren Begründer der französische Arzt MAREY anzusehen ist, wenngleich vor ihm schon der Amerikaner MUYBRIDGE und deutscherseits ANSCHÜTZ, beide durch Verwendung einer Reihe nacheinander aufgestellter Cameras, gutgelungene Serienbilder herstellen konnten. Was die Industrie inzwischen auf dem Gebiete der Optik und Mechanik geleistet hat, ist zur Genüge bekannt.

Dankbar müssen wir auch der Verdienste HESSINGS gedenken, der als Nichtarzt die Technik der portativen Apparate in hervorragender Weise bereichert hat. Die HESSINGschen Schienenhülsenapparate mußten bis in die allerjüngste Zeit als das Beste angesehen werden, was auf diesem Gebiete geschaffen werden konnte.

Mit der modernen Entwicklung der Orthopädie wurde sowohl die chirurgische wie die technische Seite teils überbewertet, teils vernachlässigt. Das gleiche Schicksal erfuhren Massage, Gymnastik, Medikomechanik und chemisch-pharmazeutische Heilfaktoren. So entwickelte sich eine gewisse Einseitigkeit, Unübersichtlichkeit und Unvollkommenheit weniger in der Wissenschaft als in der praktischen Behandlung der orthopädischen Leiden. Trotz eines Aufwandes von ungeheuren Mitteln sind die Erfolge vielfach bescheiden geblieben und haben, was nicht unerwähnt bleiben soll, meist lange Zeit auf sich warten lassen müssen, bis die „Nachbehandlung" abgeschlossen werden konnte, deren Unterlassung auch die besten chirurgischen Operationen um ihren Sinn und Wert gebracht hätte

## II. Heutiger Stand der Orthopädie.

Daß die Meinungen der Kranken und der Ärzte über Wesen und
Begriff der Orthopädie heute erheblich auseinandergehen, darf eher
als Zeichen einer lebhaften Entwicklung dieser alten und doch ewig
jungen Wissenschaft angesehen werden, als eine eindeutige, in Bücher-
weisheit erstarrte Anschauung.

Als Aufgaben der Orthopädie betrachten v. VOLKMANN und HUETER:
Verhütung der Deformitäten oder Behandlung derselben mit *allen*
zu Gebote stehenden, aber möglichst einfachen Mitteln, gestützt auf
die sorgfältig zu studierenden zugrunde liegenden pathologischen und
anatomischen Verhältnisse.

1913 gliedern VULPIUS und STOFFEL in ihrer klassischen „Orthopädischen Operationslehre“ die Orthopädie in zwei Gruppen:

1. Die *mechanische Orthopädie*, welche mit portativen und Lagerungsapparaten, Massage und Heilgymnastik arbeitet.

2. Die *chirurgische Orthopädie*, der die unblutigen und blutigen
Operationsmethoden zu Gebote stehen.

1918 gibt SPITZY in dem lesenswerten Buch von G. v. SAAR über
„Ärztliche Behelfstechnik“ der Orthopädie eine Abgrenzung als „Beschäftigung mit den chronischen Leiden des Bewegungsapparates“.

A. BLENCKE definiert die Spezialwissenschaft in seiner kurz und
klar geschriebenen „Orthopädie des praktischen Arztes“ 1921 als die
„Lehre von den Deformitäten, von ihrer Entstehung, von ihrem Wesen
und ihrer Behandlung“. Dabei vergißt BLENCKE nicht, darauf hinzu-
weisen, daß mit der Wiederherstellung der *Form* auch die Wiederherstellung der *Funktion* zu erstreben ist.

In seinem umfassenden, 1923 erschienenen Werk über „Die Prinzipien der Orthopädie“ schreibt HAGLUND folgendes:

„Die Orthopädie als Spezialwissenschaft ist die Lehre von der
Pathologie und Therapie der Haltungs- und Bewegungsorgane.

Die Orthopädie — als medizinische Spezialität innerhalb der öffent-
lichen Krankenbehandlung — ist die Behandlung von chronischen
Deformitäten und Funktionsstörungen der Haltungs- und Bewegungsorgane.

Die Orthopädie — als Lehrfach in der ärztlichen Ausbildung — bildet
ein notwendiges Komplement zum Unterricht in der Chirurgie und
der Medizin, welcher mit Rücksicht auf dieses Organsystem und auf
gewisse wichtige Therapieformen derzeit nicht einmal für den Bedarf des praktischen Arztes auch nur annähernd genügt.“

Jn der siebenten Auflage des HOFFAschen Lehrbuches über „Orthopädische Chirurgie“ setzt GOCHT „die Erhaltung und Wiederherstellung
der Wohlgestalt des menschlichen Körpers und des Wohlgebrauchs

seiner Gliedmaßen der Orthopädie als Ziel und bezeichnet sie als diejenige Wissenschaft, welche Verkrümmungen und die Bewegungsstörungen des menschlichen Körpers zu erkennen, zu beurteilen, zu verhüten und zu behandeln lehrt.‘‘

H. v. Baeyer stellt die Bewegung des gesunden und kranken Menschen in den Vordergrund der Betrachtung und hat die Bezeichnungen „Rechthalt‘‘ für die normale und „Fehlhalt‘‘ für die gestörte Stütz- und Haltefunktion geprägt. Als „Fehlgang‘‘ in Analogie mit dem Gang einer Maschine bezeichnet v. Baeyer die gestörte Bewegung und die Beweglichkeit des Rumpfes und der Glieder. Die normale Gestalt wird von ihm als „Rechtform‘‘, die krankhaft veränderte als „Fehlform‘‘ bezeichnet.

Ob diese neugeschaffenen Begriffe, welche die funktionelle Anschauungsweise in der Orthopädie zu fördern geeignet sind, sich auch im Sprachgebrauch einbürgern werden, bleibt der Zukunft vorbehalten. Jn der schwedischen Sprache gibt es, wie uns Haglund zeigte, für den Begriff und Sinn von „bewegungsgestört‘‘ das Wort „vanförhet‘‘ und für „verunstaltet‘‘ das Wort „lyte‘‘.

Biesalski hat auf dem 19. Kongreß der Deutschen Orthopädischen Gesellschaft (1925) auf die Wichtigkeit dieser Dinge aufmerksam gemacht und mitgeteilt, daß alle Bemühungen, in anderen lebenden und toten Sprachen das Zauberwort zu finden, bisher vergeblich geblieben waren. Bis zur Lösung des Problems sollte v. Baeyers aus der Mechanik entlehnte *„Fehlgängigkeit‘‘* der gegebene und willkommene Ersatz bleiben.

Ohne zu vergessen, daß es oberster Grundsatz jeglicher Therapie ist, nicht Krankheiten zu heilen, sondern den *kranken Menschen* — und zwar „cito, tuto et jucunde‘‘ —, bin ich der Ansicht, daß wir für dieses Bestreben eine größere Präzision von Wort, Begriff und Sinn für die Krankheitsbezeichnungen benötigen, soweit damit gerade die *Funktionsstörung* zum Ausdruck gebracht werden soll.

Weder Form noch Funktion in normalem oder krankhaft verändertem Zustande sollten gesondert oder auch gemeinsam betrachtet werden, auch die *psychische* Komponente bedarf einer einheitlichen Berücksichtigung gemeinsam mit der körperlichen wenigstens mehr, als dies bisher im allgemeinen bei der wissenschaftlichen und sprachlichen Betrachtungsweise geschah.

Die klassisch-griechische Sprache, die von den Gebildeten fast aller Länder verstanden wird und welche auch der *Mechanik, Kinematik* und *Statik* Namen und Inhalt verlieh, kann mit bestem Erfolg für die Belebung des Sprachgebrauches herangezogen werden. Wir brauchen die Krankheitsbilder nur einzuteilen in „akinetische‘‘, „dyskinetische‘‘, „hypokinetische‘‘ und „hyperkinetische Zustände‘‘ und

den Normalzustand zu bezeichnen als einen „eukinetischen". Dann
ergeben sich uns die feinsten Nuancen innerhalb der Lehre von der
Kinetik, d. h. der Bewegungserzeugung, Bewegungsbildung. Als Zusammenfassung der krankhaften Bewegungserzeugung wäre die „Kineto-
pathologie" zu bezeichnen und zu verstehen. Die Behandlung derartiger Zustände kann als *Orthokinetik* gekennzeichnet werden. Darunter
verstehe ich eine Behandlungsweise, welche dem Körper oder Teilen
desselben *richtige Bewegung, guten Halt* und *genaue Richtung* ermöglicht, zugleich aber auch die bewegungshemmenden *psychischen Komponenten* in die richtigen Bahnen leitet. Daß der Sinn einer orthokinetischen Therapie mehr bedeutet als die *Kinesitherapie,* welche
HAGLUND mit vollem Recht als zu wenig umfassend aus der orthopädischen Terminologie gestrichen wissen will, bedarf wohl keiner besonderen Erörterung. Nach HAGLUND können Kinesitherapie (= Be-
wegungstherapie) und Gymnastik in den Kollektivnamen *Übungstherapie* einbezogen werden, eine Bezeichnung, die ja geläufig ist.
Aber die Übungstherapie oder die „orthopädischen Funktionsübungen"
im Sinne HAGLUNDS umfassen m. E. zu wenig. Sie entsprechen nur
einem — allerdings sehr wesentlichen — Teilgebiet, welches als „mechanische Orthopädie" in Betracht kommt. Ausgeschaltet bleiben
dabei die unblutigen Operationsmethoden, die einen Hauptteil unserer
Wissenschaft bilden. Die blutigen Operationen können ruhig der
Chirurgie zugerechnet werden, womit keineswegs gesagt zu sein braucht,
daß der Orthopäde sie nicht kennen und beherrschen muß. Ob er aber
blutige Operationen selbst ausführen will oder soll, hängt mehr von
seiner Einstellung zu seiner persönlichen Arbeitsweise ab. In vielen
Fällen wird ein *gemeinsames* Zusammenarbeiten mit dem Chirurgen
das Beste sein. Daß der Chirurg andererseits infolge der meist ungenügenden Kenntnis dieser Probleme allein nur selten befähigt ist,
mit der Operation zum Ziele zu kommen, braucht kaum erörtert zu
werden. Er muß die „*Nachbehandlung*" in die Hände des Orthopäden
legen oder gar dem Heilpersonal oder dem Techniker überlassen. Die
gleichen Erfahrungen wird auch der Orthopäde machen müssen, wenn
er vorwiegend vom rein chirurgischen Standpunkte an seine Probleme
herangetreten und nicht in der Lage ist, die Nachbehandlung selbst
durchzuführen.

Eine einheitliche, systematische Behandlung des bewegungskranken
Menschen kann dabei nie resultieren. Und selbst wenn sie das Resultat
ist, kann sie nur das Ergebnis von viel Zeit, viel Mühe und Anwendung
zahlreicher, sehr verschiedener Mittel sein. Es bleibt dabei ziemlich
gleichgültig, ob weniger Patienten individueller oder ob eine große
Anzahl weniger individuell behandelt wird.

# III. Neue Wege und Ziele.

Die meisten unserer Mittel und Methoden befriedigten mich nicht. Vor allem störte die Disharmonie zwischen der unblutig-chirurgischen und mechanisch-orthopädischen Arbeitsweise, sowohl im Massen- wie im Einzelbetrieb, die *Einheitlichkeit eines systematischen Heilplans.* Dann erwies sich der Bau portativer Apparate in der Hand des Nurtechnikers als sehr unvollkommen in Bezug auf Ausarbeitung der angegebenen Konstruktionen und Zeitpunkt der Fertigstellungen. Ohne die HESSINGschen Apparate war an eine Entlassung der Kranken vielfach kaum zu denken, und auch im Entlassungsfalle bedurfte es noch vieler Apparatkontrollen und -änderungen. Der *mechanische Verband* aber erforderte mehr oder weniger eine stetige Kontrolle und war für die Anwendung von Massage, Elektrotherapie, Bäder, Medikomechanik, Gymnastik usw. meist sehr störend. Trotz der Vielseitigkeit der Mittel und Methoden war auf diesem Wege nur ein langsames Vorwärtskommen möglich.

Es war mir klar, daß unsere *therapeutische Technik der Reform bedurfte!* Wer technische Probleme besser lösen will, wird immer eine Vereinfachung der Bauweise und des Mechanismus anstreben. So war der Weg vom Komplizierten zum Einfachen vorgezeichnet. Die Abkehr oder auch Rückkehr wurde mir um so leichter, als ich von der *Idee* getragen war, eine wirksame, möglichst gefahrlose und milde Therapie gewissermaßen aus *einem Guß* zu bilden. Die lange praktische Erfahrung, in welcher ich die verschiedensten bekannten Methoden nachprüfte, zeigte mir aber immer wieder von neuem die *Unentbehrlichkeit der unblutigen Operationsverfahren und der mechanischen Orthopädie.* Relativ einfacher waren — bei richtigem konstruktiven Denken — die *blutig-chirurgisch* in Angriff genommenen Fälle.

Erfindungen sind nur selten das Ergebnis eines momentanen Einfalls, sie bedürfen stetiger Arbeit, permanenter Prüfung, sicheren Suchens. Ich suchte nach einer neuen Technik, welche die unblutige Operation und die gesamte mechanische Orthopädie in sich schloß. Daß man dabei mit einzelnen Jmprovisationen nicht zum Ziele kommen konnte, war selbstverständlich.

Bereits in der Kriegszeit vom Jahre 1915 ab hatte ich mir eine durch die Not der Zeit gegebene *Behelfstechnik* geschaffen, die sich im Laufe der Zeit als vorzügliche Erkenntnisquelle und ausgezeichnete praktische Methode bewährte.

Diese *Behelfstechnik* diente mir im weiteren Verlauf als *Grundlage für eine vergleichend-technische, experimentelle Orthopädie.*

Das Erscheinen des Buches von G. v. SAAR über „Ärztliche Behelfstechnik" gab manche weitere Anregungen und zugleich den Beweis, daß der bereits betretene Weg ein gewisses Ziel versprach: eine

Arbeitsweise, die wenigstens nicht immer an die allgemein üblichen therapeutischen Faktoren gebunden war und freieres Angreifen der therapeutischen Probleme gestattete. Gemeinsam mit Herrn Dr. rer. pol. ALEXANDER GUTFELD, der betriebswissenschaftliche Studien in meinem Jnstitut durchführte, prüfte ich die bereits bekannten Formen der Behelfstechnik in langen, systematischen Versuchen, und zwar nach folgenden Gesichtspunkten:

A. Bezüglich des *Materials:*

a) Universelle Brauchbarkeit, b) Beschaffenheit: 1. Druck- und Zugfestigkeit, 2. Bearbeitung. c) Möglichkeit der Kombination mit anderem Material. d) Form der Verbindung: 1. der Materialien, 2. der Apparatteile, 3. der Befestigung.

B. Bezüglich der *Werkzeuge:*

a) Unbedingt notwendige Werkzeuge, b) bedingt notwendige Werkzeuge (Hilfsgeräte), c) etwaige Spezialwerkzeuge.

C. Bezüglich der *Arbeitsweise:*

a) Zeitersparnis, b) Materialersparnis, c) Betriebsmittelersparnis, d) Personalersparnis.

Die Prüfung der verschiedenen Arbeitsweisen erfolgte in Form praktischer Herstellung und Anwendung portativer Apparate. Wo es die Krankheit zuließ, wurde ein und derselbe Patient mit Apparaten verschiedener Technik ausgerüstet. Hiervon seien nur die wichtigsten erwähnt:

a) Die Gipstechnik in ihren verschiedensten Modifikationen,

b) die Leim-Bandeisentechnik (PORT),

c) Techniken, die auf Anwendung von Legierungen (Zinn) beruhen, welche ein direktes Anmodellieren am Körper ermöglichen,

d) Stahl-Gurten- bzw. Stahl-Riementechniken,

e) Vereinfachungen der HESSINGschen Technik,

f) Leder-Stahltechniken u. dgl. m.

Als Ergebnis dieser Versuche schwebte mir der Bau eines Schienenhülsenapparates vor, der folgenden Ansprüchen genügte:

Er mußte:

1. Fixieren, 2. redressieren, 3. entlasten.

Er sollte sein:

4. Leicht, 5. stabil, 6. haltbar, 7. einfach, 8. bequem reparierbar, 9. abnehmbar.

Er sollte ferner sein:

10. Hygienisch einwandfrei, 11. billig, 12. rasch herstellbar, 13. bequem nachzupassen, 14. porös, 15. kompendiös, 16. unauffällig, 17. schön, 18. aus überall erhältlichem Material.

Diese Versuche nahmen festere Gestalt an, als es mir im Jahre 1920 gelang, für eine Coxa vara einen Schienenhülsenapparat zu bauen, welcher direkt am Körper anmodelliert werden konnte und aus weichem Leder und artikulierten elastischen Schienen bestand.

Da sich dieser leichte, *elastische* Apparat gut bewährte, versuchte ich weiterhin das HESSINGsche *Schienenhülsensystem in Längs- und Quersegmente aufzulösen und in neuer Kombination wieder aufzubauen.* Diese Versuche glückten, insbesondere nachdem die Verwendung von Hohlnieten eine haltbare Verbindung der Schienen- und Hülsensegmente ermöglichte. So entstand nach fünfjähriger Arbeit 1921 die

**Streifentechnik.** Sie besteht darin, daß gleichmäßig durchlochte, elastische Metallstreifen der Länge und Stärke nach zu Schienen,

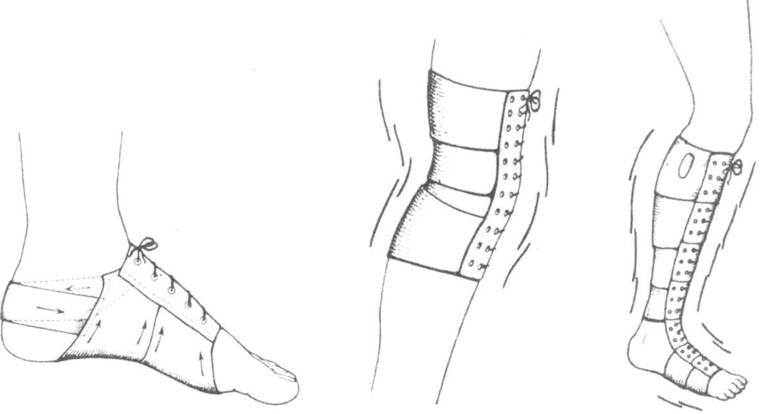

Abb. 1. Streifenapparat für den Fuß (Plattfuß).

Abb. 2. Streifenapparat für das Knie (Erguß).

Abb. 3. Streifenapparat für den Unterschenkel (Varicen).

**Streifenapparate aus Leder (Abb. 1—3).**

Schienensystemen und Gerüsten zusammengesetzt werden und diese unter sich und mit segmentär angeordneten weichen Lederhülsen mittels Stecknieten verbunden werden.

Damit war zunächst eine Apparattechnik geschaffen, welche den gestellten Ansprüchen vollauf genügte. Es war aber zugleich eine *neue Arbeitsweise* entstanden, welche ihrem Wesen nach als „*technische Operation*" zu bezeichnen ist; denn sie schloß — wenigstens in einer Reihe von Fällen — all das in sich, was das Wesen der unblutigen Operationen einerseits und der mechanischen Orthopädie andererseits ausmacht.

Da die Patienten diese *Streifenapparate* aus Stahl-Leder wegen ihrer Elastizität und Leichtigkeit sehr gern trugen, und ich eine Reihe später noch zu erörternder Vorzüge herausfand, die in der *Elastizität* und *Beschaffenheit des Hülsensystems* lagen, wurde alsbald mit der Herstellung von elastischen Streifen*hülsen ohne* die Verwendung von *Schienen* begonnen.

Derartige Streifen*hülsen* fanden Verwendung für die verschiedensten
Fälle von *Lähmungen*, von statischen Erkrankungen im Sinne PREISERS.
Diese Apparate beruhten im Wesentlichen auf dem Prinzip der Fixa-

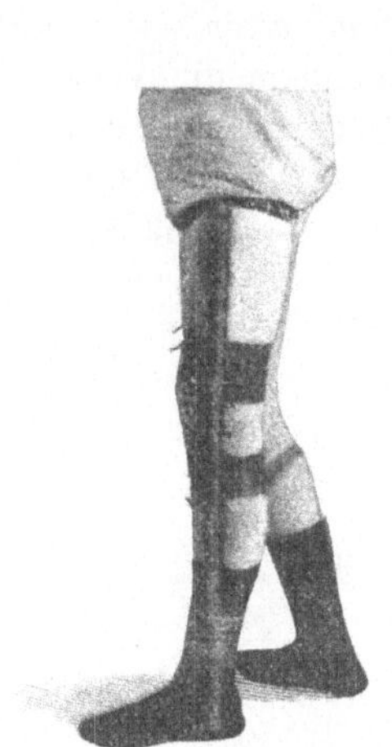

Abb. 4. Streifenapparat für
Tuberkulose des Kniegelenks.

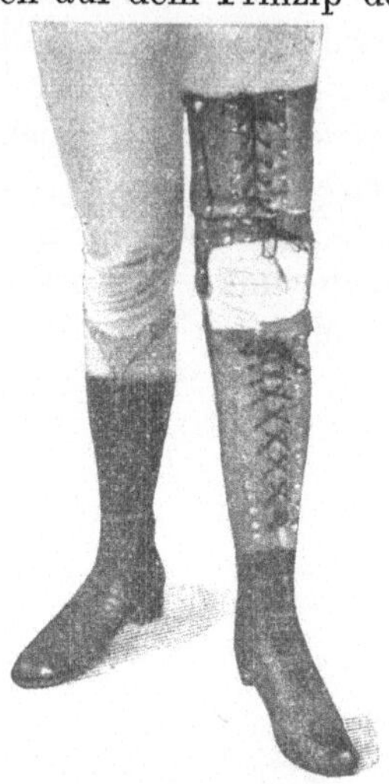

Abb. 5. Streifenapparat für
Pseudarthrose des Unterschenkels.

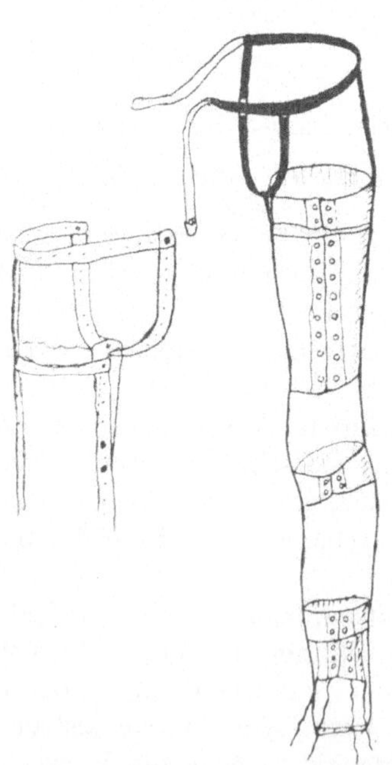

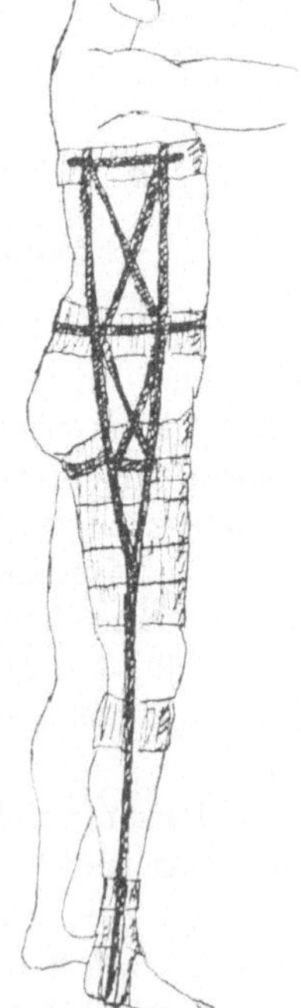

Abb. 6.          Abb. 7.
Abb. 6 und 7. Streifenapparate für Coxitis.

tion, Redression und Kompression. Sie wurden ziemlich straff geschnürt und unmittelbar auf der Haut getragen.

Beispiele für solche Streifenapparate aus Leder und Leder-
Stahlkonstruktion zeigen die Abbildungen 1—10.

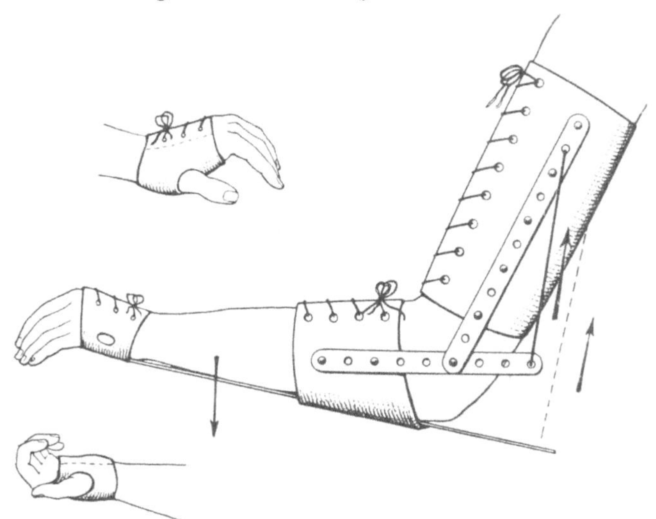

Abb. 8.  Streifenapparat für den Arm.  Einstellung auf Pro- und Supination möglich.

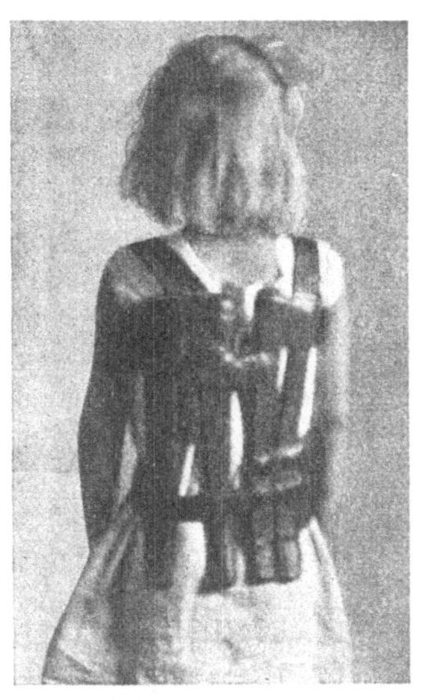

Abb. 9.  Streifenkorsett aus Stahl-Leder.

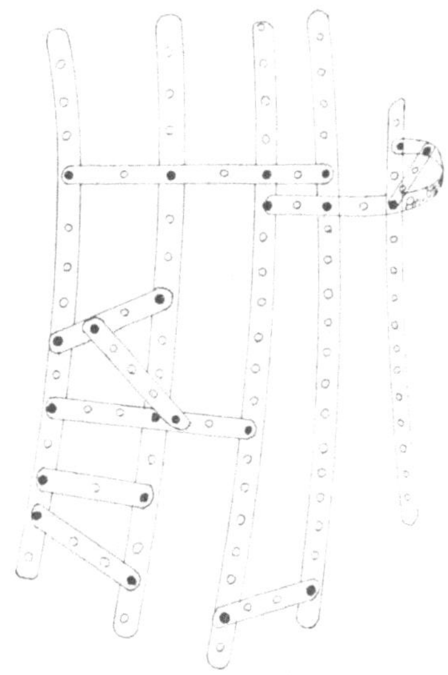

Abb. 10.  Korsettgerüst.

**Streifenapparate aus Stahl-Leder (Abb. 4—10).**

# IV. Technische Operationen.

*Die technische Operation* ist ein *unblutig-chirurgischer und zugleich technischer Eingriff auf kinetotherapeutischer Grundlage.* Dieser Eingriff dient einer *Bewegungserzeugung, Bewegungsänderung* oder *Bewegungsregulierung.*

Als *Kraftquellen* sind in erster Linie *Gewicht* und *Bewegung* verwendbar, und zwar Kraftquellen des Körpers oder seiner Teile (Gelenke, ganze Gliedmaßen, Rumpfabschnitte). Diese so gut wie immer vorhandenen Kräfte werden in einem *Streifenapparat* aufgefangen und umgeformt zum Zwecke einer Bewegungserzeugung etwa nicht vorhandener oder ungenügender Bewegungen oder auch zur Änderung von falschen Bewegungen.

Entbehrliche, normale Bewegungen können auf bewegungslose Körperbezirke übertragen werden, zu starke auf abgeschwächte, zu schnelle auf verlangsamte. Nicht vorhandene Bewegungen lassen sich in den *Streifenapparat* einbauen. Wo eine Übertragung zu intensiver Bewegungen nicht angebracht erscheint, können wir dieselben im *Transformator (d. i. der Streifenapparat)* durch entgegengesetzt wirkende Mechanismen abschwächen, bremsen, binden oder auch anderweitig verwerten.

Mit dem Begriff „*Apparat*" ist bereits eine beabsichtigte, gleichmäßige, automatische Wirkung gegeben. Selbstverständlich müssen Konstruktion und Modellierung richtig sein. Dies ist dann der Fall, wenn der *Streifenapparat* auf die entsprechende *Bewegung genauestens abgestimmt* ist.

Als Träger der Bewegung betrachten wir das *Hülsensystem* mit seinen bewegungserzeugenden, bewegungsregulierenden und transformierenden Eigenschaften. Die Hülse sammelt, führt und richtet die verschiedenen Kräfte gleichsam in Form einer „biegsamen Welle", wie sie der Techniker kennt, ja sogar in der Art eines elastischen Rohres, dessen Wirkungsweise dem Willen des Konstrukteurs unterworfen ist.

Dieses *kinetische Hülsensystem* kann die gesamte Umformung bewirken oder mit anderen kinetischen Teilen, z. B. elastischen Zügen, zum Zwecke des Muskelersatzes oder mit beispielsweise starren Kräften (Schienen, Schnüren, Riemen) verbunden sein.

Die *kinetische Transformation* erfordert eine chirurgische *und zugleich* technische Arbeitsweise. Mit ihr sind die gleichen Bedingungen zu erfüllen wie mit *Sehnen-, Fascien-, Muskel-,* ja sogar *.gewissen Knochenoperationen* (Pseudarthrose, Fraktur). Dabei braucht *keine Durchtrennung der Haut* zu erfolgen, also keine Wunde gesetzt zu werden. Trotzdem können wir nicht von einer „unblutigen Operation" sprechen, weil dieser Begriff wiederum *mehr* umfaßt, z. B. die Osteoklasie, die Umpressung nach SCHULTZE usw.

Andererseits werden so gut wie alle Möglichkeiten erschöpft, welche Aufgabe der *mechanischen Orthopädie* sind. Äußerlich verglichen mit der *blutigen und unblutigen Operation* können wir die chirurgische Seite unserer Arbeitsweise eine „*supracutane Operation*" nennen. Da aber gleichzeitig mit dem chirurgischen Eingriff die Herstellung eines Apparates verbunden ist, sprechen wir am besten und kurz von einer „*technischen Operation*".

Die *technische Operation* definieren wir daher als ein *technisch-chirurgisches Verfahren*, welches *bewegungserzeugend, bewegungsumformend* und *bewegungsregulierend* auf Störungen der Körperbewegungen *einwirkt* und die durch falsche Bewegung verursachten krankhaften Zustände des *Wachstums* und der *Form* wiederherzustellen versucht. Soweit die Wiederherstellung der *Form* durch die der *technischen Operation* gesetzten Grenzen nicht gelingt, kann sie ergänzt werden durch die bekannten, blutigen und unblutigen Operationen. Andererseits ist die technische Operation eine Ergänzung — und zwar die *weitestgehende* — dadurch, daß sie, wie wir bereits gesehen haben und noch genauer sehen werden, sozusagen die gesamte mechanische Orthopädie umfaßt.

Die *kinetische Transformation* ist hervorgegangen aus Beobachtungen, die ich am überdehnten und kontrakten Muskel machen konnte. Während in der ersten Zeit der Anwendung von Streifenapparaten ein festes Schnüren, wie dies bei Bandagen und Schienenhülsenapparaten der Fall ist, durchgeführt wurde, sah ich verschiedentlich, u. a. in Fällen von spinaler Kinderlähmung, überraschend gute Erfolge, die jeglicher Theorie widersprachen. Dabei waren aber die Apparate durchaus nicht immer von den Patienten „exakt" angelegt worden. Sie rutschten zwar nicht ab oder hatten sich gedreht, aber ihre Schnürung erwies sich als zu lose. Und doch bewiesen die Tatsachen, daß derartige scheinbar sinnlos angelegten Apparate sich besser bewährten als die „vorschriftsmäßigen". Bei der Untersuchung der Ursachen fand ich schließlich eine *automatisch massierende Wirkung* heraus, welche regelmäßig bei denjenigen Streifenapparaten bestand, deren Schnürung in breiterer Distanz und in bestimmten Kurven erfolgte. Theoretische Überlegungen ließen die Möglichkeit offen, daß *der Rest von vorhandener Muskelaktion auf das segmentär angeordnete Hülsensystem übertragen wurde und in bestimmter, ziemlich gesetzmäßiger Weise auf geschwächte Muskelgruppen massierend und bewegend wirkte.*

Analogien in der Natur (Bewegung der Würmer, Schlangen, Mechanismus der Geburtswege, des Dickdarms) gaben mir Veranlassung zur Konstruktion rohrförmiger, in den einzelnen Segmenten unter verschieden starker Spannung zusammengesetzter Hülsen, in welche entsprechend der Rings- und Längsmuskulatur ganz bestimmte *„Kraft-linien"* und *„Kraftflächen"* eingelegt waren.

Nach einer Reihe von Versuchen, welche eine *Technische Lösung* des gestellten Problems anstrebten, gelang es, *die vorhandene oder überschüssige oder auch zu übertragende Bewegung in bestimmten Kurven und Flächen zu sammeln und zu verwerten.* Man mußte dabei vielfach andere Wege gehen, als sie durch die naheliegenden Pläne für Sehnen-, Muskel-, Fascienoperationen vorgezeichnet sind. Jmmerhin bieten gerade die Fascienplastiken mancherlei Anhaltspunkte, weniger die Sehnenüberpflanzung oder die Sehnenauswechslung. Man muß sich eben darüber klar sein, daß die jeweils gestellte Aufgabe technisch gelöst werden muß und dazu am bewegungskranken Körper!

Ein gewisses *Gleiten des Streifenhülsensystems* ist für die kinetische Wirkung erforderlich. Die Hülse darf aber nicht abrutschen, sondern muß jeweils wieder automatisch zurückbewegt werden. Die Hülse wird daher täglich gepudert (Vasenolpuder), um ein Wundscheuern der Haut durch die auf bestimmte Bezirke konzentrierte, reibende und knetende Bewegung zu vermeiden. Das Anlegen der Hülsen hat nach den für die Modellierung maßgebenden Gesichtspunkten zu erfolgen. In der *Modellierung* — und dazu gehört nicht nur ein richtiges Anordnen der Quer- und Längsstreifen, sondern vor allem das Heraus-finden der *verschiedenartigen Spannung der einzelnen Streifen in sich und in ihrer Gesamtheit* — liegt die Kunst und damit der Hauptinhalt dessen, was ein Buch nicht zu lehren vermag. Leichter verständlich machen läßt sich die Wirkung des *kinetischen Hülsensystems* bei manchen pathologischen Bewegungen der Gelenke: Man stelle sich als Beispiel ein Wackelknie vor, welches von einem elastischen Rohr derart geführt wird, daß falsche Bewegungen wie durch eine Anzahl von Zügeln gehalten und gebremst werden, bis schließlich die Muskulatur sich so umgestellt hat, daß sie die durch die frühere „zwangsläufige" Führung gewohnten Bewegungen wieder ohne weitere Hilfe (= Führung) aus-führen kann. Man denke auch an die „Haltung" der Pferde, welche durch Dressur (Zügel, Hilfszügel, Gewichtseinwirkung) erreicht wird und eine systematische Schulung der Bewegungen ermöglicht.

Die durch das *kinetische Hülsensystem* geführte Muskulatur läßt nach kürzerer oder längerer Zeit eine Wiederkehr normaler Muskelarbeit vielfach auch nach Wegfall der *kinetischen* Hilfe erkennen. Beob-achtung der Bewegungen, kinematographische Registrierung, Messung der Arbeitsleistung, Untersuchung der Muskelreaktion sind zuverlässige Methoden zur Prüfung der erreichten Resultate. Der Zustand der Ligamente, der Röntgenbefund der Gelenke bieten weitere Möglich-keiten, um die späteren Ergebnisse mit den anfänglichen zu ver-gleichen.

*Zusammenfassend* läßt sich sagen, daß das *kinetische Hülsensystem an Bewegung gebunden* ist, da seine Wirkung ausbleibt, wenn es in Ruhe angewandt wird. Die Wiederkehr normaler Bewegungen erfolgt durchschnittlich viel früher als die Wiederherstellung der Form. Die letztere muß nicht unbedingt wiederhergestellt sein, um normale Bewegungen zu sichern.

## Arbeitsbedingungen.

Die neue *Arbeitsweise* erfordert eine zweckentsprechende Einrichtung, die allen Ansprüchen der Hygiene genügen und eine *Kombination mit der chirurgischen Tätigkeit* gestatten muß. Helle, genügend große, saubere Räume, fließendes kaltes und warmes Wasser gehören genau so zu den Selbstverständlichkeiten wie das regelmäßige Wechseln der Wäsche und die Reinigung bzw. Sterilisation der Instrumente, die wir auch für die *technischen Operationen* benötigen.

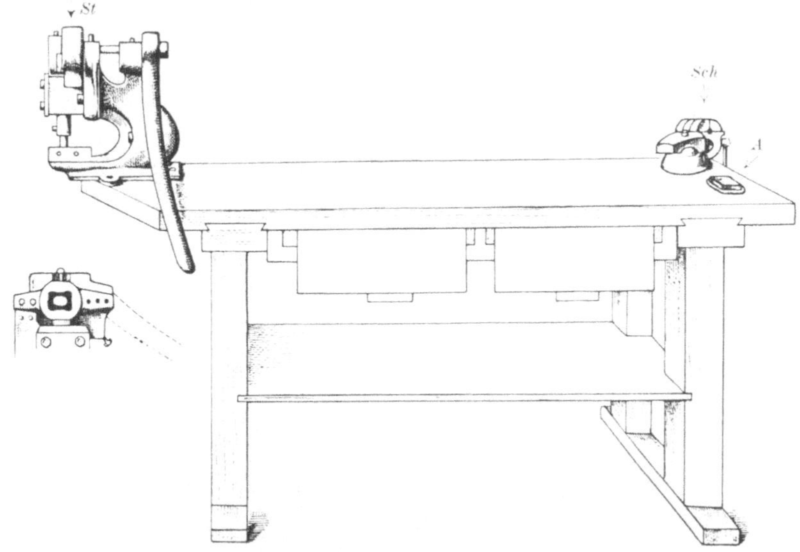


Abb. 11. Arbeitstisch mit Hebel-Lochstanze, Parallel-Schraubstock, Amboß.
In den Schubladen ist Raum für Werkzeuge.

Regelmäßiges Waschen der Hände, nötigenfalls Desinfektion in gewissen Fällen, vor allem aber Prophylaxe gehören zu den Grundbedingungen einer erfolgreichen Arbeit. Für den Orthopäden, welcher *eigenhändig* Apparate herstellt, die wie die unsrigen öfter mit Metallschienen kombiniert sind, ist neben der Prophylaxe der Hände für etwaige blutige Eingriffe weiterhin ein *Schutz gegen* die bei der Bearbeitung der Schienen oder Gerüste entstehenden *Metallsplitter* erforderlich. Da das Feilen die Haut sehr angreift, Gummi- oder Zwirn-

handschuhe, auch übereinander getragen, nicht genügend schützen,
selbst nicht Lederhandschuhe, welche zudem sehr störend wirken,
habe ich das Feilen ganz ausgeschaltet und durch
Schleifen ersetzt. Ein Schutz vor allem der Augen
ist entbehrlich, wenn man die zu schleifenden
Schienen und Gelenkteile derart einstellt, daß die
Splitter vorwärts und nach dem Boden zu geschleu-

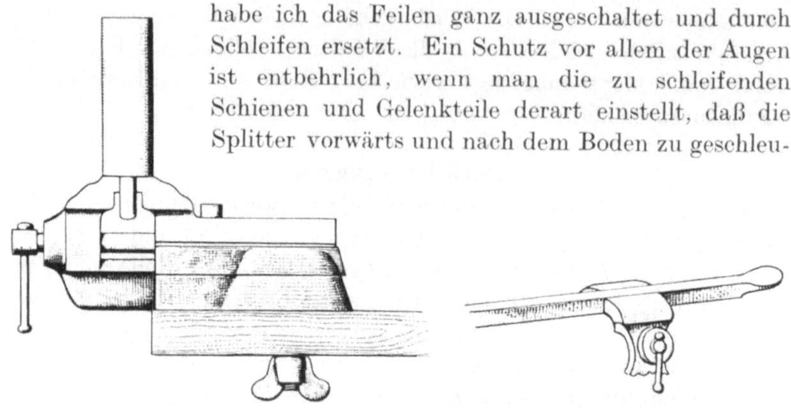

Abb. 12. Nietvorrichtung, in Schraubstock
eingespannt.

Abb. 13. Nietvorrichtung, sogenannter
„Schinkenknochen".

dert werden. Am besten erfolgt das Schleifen seitlich am Schleifstein,
desgleichen das Polieren an einer Scheibe oder rotierenden Stahlbürste.

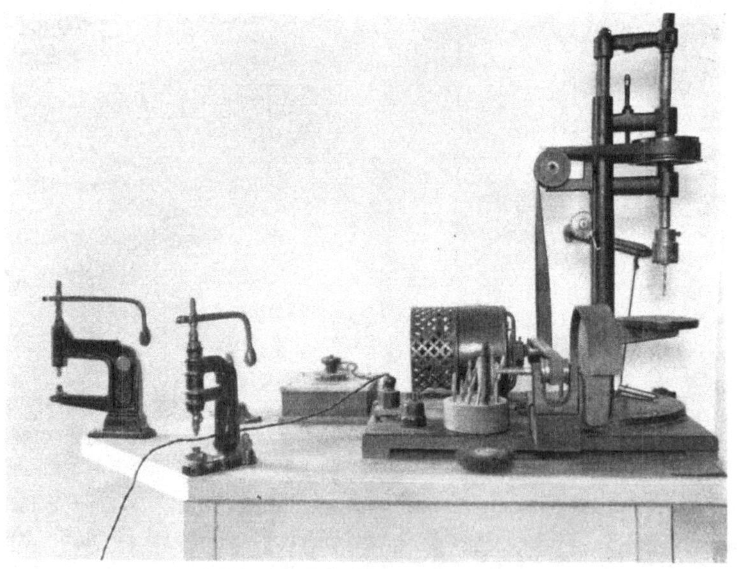

Abb. 14. Tisch mit Bohrmaschine, Schleifstein, Polierscheibe und Stahlbürste. Motorantrieb.
Lederstanze und Ösenmaschine.

Für die technische Bearbeitung des Materials richtet man sich
einen besonderen Raum ein, in welchem auch die Materialien untergebracht sein können (Wandschränke).

Die *Werkstatteinrichtung* besteht aus einem stabilen *Arbeitstisch:* Länge 160, Breite 50, Höhe 80, Dicke der Tischplatte 6 cm. Auf dem vorstehenden Teil der Tischplatte wird eine *Hebel-Lochstanze* (Abbildung 11, *St*) montiert. Dieselbe besitzt eine Vorrichtung zum gleichmäßigen Durchlochen und zum Schneiden der Schienen. Auf der anderen Seite des Tisches ist ein kleiner *Amboß* (*A*) auf Leder-Filzunterlage sowie ein *Parallel-Schraubstock* (*Sch*) befestigt. Dieser Schraubstock dient vor allem zum Einspannen der aus den Abb. 12 und 13 ersichtlichen *Nietvorrichtungen*, von denen die erstere für kleinere, runde Flächen bestimmt ist, die letztere mehr für längsverlaufende Nietstellen, z. B. Seitenschienen. Die Kanten der Nietvorrichtungen müssen, um eine Beschädigung des Leders zu vermeiden, etwas abgerundet sein und nötigenfalls mit Leder belegt werden.

Ein *zweiter Arbeitstisch* (Abbildung 14) trägt eine *Säulenbohrmaschine* mit verschiedenen Ansätzen zum Bohren und Fräsen, einen *Schleifstein*, eine *Polierscheibe* und eine drehbare Stahlbürste. All diese Geräte werden durch einen Motor bedient. Ferner sind auf dem Tische untergebracht eine *Lederstanze* sowie eine *Ösenmaschine*.

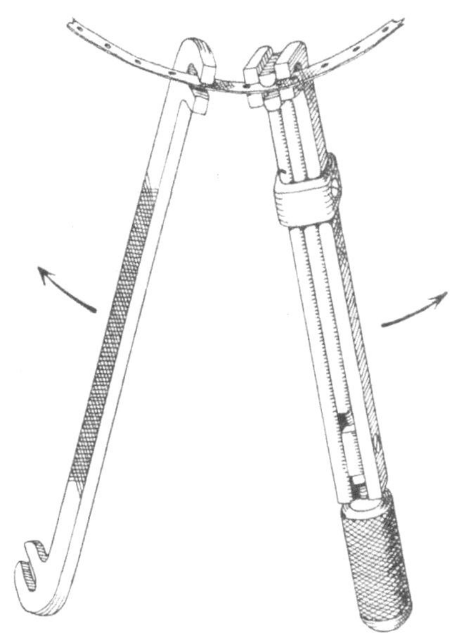

Abb. 15.  Schränkgeräte.

Eine *Steppmaschine*, die für ein exaktes, flottes Arbeiten unentbehrlich ist, findet in der Werkstatt einen besonderen gutbeleuchteten Platz.

An Werkzeugen benötigen wir *Schränkeisen* zum Flachkantbiegen oder Drehen des Bandstahles, den wir etwa in der Härte des Siemens-Martinstahls verwenden und in Form gleichmäßig durchlochter Schienen vorrätig halten. Die mit unserer Stanze erzeugten Löcher sind 4,5 mm weit und jeweils 12 mm in den Mittelpunkten voneinander entfernt. Das Schränken und Biegen der Metallstreifen erfolgt meist direkt aus der Hand. Abb. 15 und 16 zeigen die Anwendung verschiedener, zu diesem Zwecke verwendeter *Schränkgeräte*.

Zum Nieten dient ein kräftiger *Hammer*. Für vertiefte Stellen haben sich *Treibwerkzeuge* (nach Abb. 17) in verschiedener Größe als sehr praktisch erwiesen. Auch ein sogenannter Schusterhammer kann

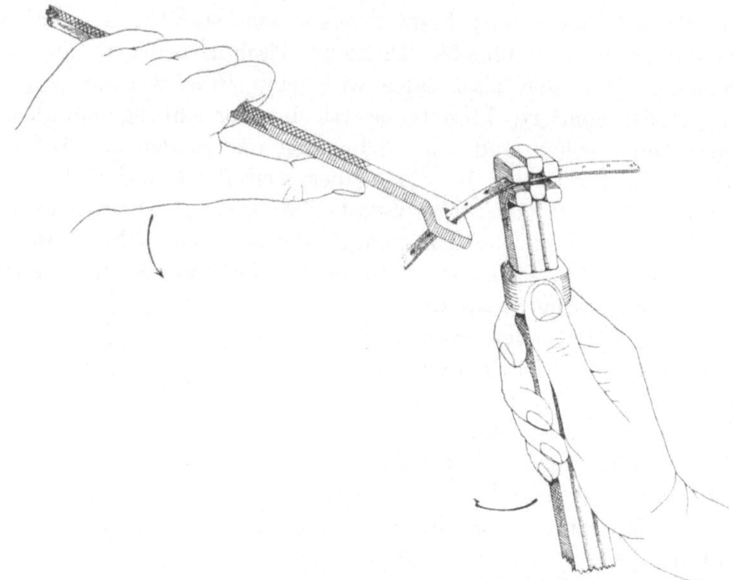

Abb. 16. Links geschlossenes Schränkeisen, rechts gleiches Gerät wie bei Abb. 15, jedoch anders eingestellt.

Abb. 17. Treibwerkzeug.

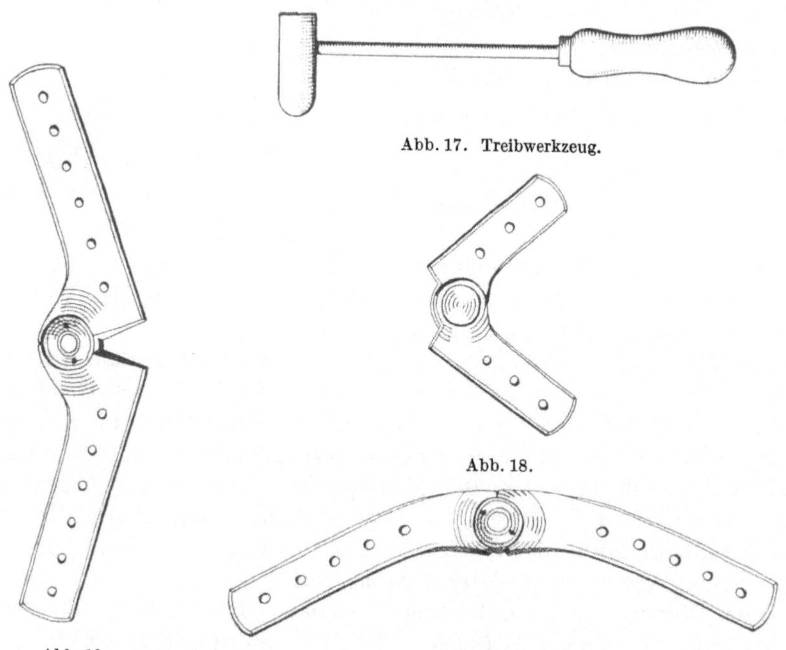

Abb. 18.

Abb. 19.

Abb. 20.

Abb. 18 bis 20. Metallgelenke, vielseitig verwendbar.

mitunter gute Dienste leisten. Falsch vernietete Stellen werden mit der Bohrmaschine oder einem *Durchschlag* bearbeitet. Eine *Kneifzange* und die bekannte *Kombinationszange*, einige *Schraubenzieher* und verschiedene *Reibahlen* sind noch für die Metallbearbeitung notwendig. Auf *Meßwerkzeuge* kann man bei gutem „Augenmaß" meist verzichten. *Metallgelenke*, wie sie die Abb. 18, 19, 20 zeigen, läßt man sich am besten im Vorrat herstellen. Sie bestehen aus härterem Stahl.

Stabilitätsprüfungen ergaben, daß man mit relativ dünnen, elastischen Schienen nicht nur voll auskommt, sondern daß dieselben in jeder Hinsicht den starren überlegen sind. Nach Bedarf kann man das *elastische* Schienen- und Gerüstsystem in ein *halbstarres* oder *ganzstarres* leicht umwandeln, wie frühere Arbeiten zeigten[1].

Die *Streifenlochschienen*, welche auch mitunter für Verbandzwecke (*Streifenverbände*) Verwendung finden, bestehen aus Siemens-Martinstahl von 16 mm Breite und 1—1,5 mm Dicke. Eine größere Tragfähigkeit — letztere nur für bestimmte Strecken — wird durch Aufeinandernieten erreicht. Zwischen die einzelnen Schienen wird jeweils eine Lage Leder eingeschaltet, wodurch sich die Festigkeit der Vernietung und der Stabilität erhöhen läßt. Es bedarf keines besonderen Hinweises darauf, daß zu ungleichmäßiges und zu starkes Hämmern in den Schienen zu Sprüngen und Rissen führt, welche nachträglich rosten und leicht brechen.

Will man die Schienen nicht vernickeln, was nicht unbedingt erforderlich und auch zeitraubend ist, so muß man dieselben gut polieren und durch Umkleiden mit fetthaltigem Papier oder besser mit Leder vor Rost und Bruch schützen. Die Stecknieten werden nur als verzinnte benutzt.

Mit dem Schienenmaterial selbst können wir Gelenkverbindungen herstellen, von welchen wir die *Gabelgelenke* in den aus den Abb. 21 und 22 ersichtlichen Konstruktionen bevorzugen. In Abb. 23 ist eines der vorrätigen Stahlgelenke zwischen ein Schienenpaar eingeschaltet.

Abb. 24 zeigt uns eine *feste*, in einem Winkel angeordnete *Verstrebung von Schienen*. Der Drehpunkt ($D$) an der Schiene $A$ ist mit je einem Loch der Schienen $A$ und $B$ durch ein Verbindungsstück $V$ in der Längsrichtung verstrebt. Querverstrebungen erfolgen in analoger Weise.

Für das *Hülsensystem* findet nur *weiches* Leder Verwendung. Dasselbe wird gewöhnlich in 6—8 cm breite Streifen in gerader oder Kurvenform geschnitten und vor dem Anlegen mit der *Hand modelliert*. Als Material benutzen wir Kalbleder, und zwar chrom- oder fettgegerbtes,

---

[1] FUCHS, J.: Die Streifentechnik für direkt am Körper modellierbare Stahl-Lederapparate. Arch. f. orthop. u. Unfall-Chirurgie 1922.

mitunter auch Glacé-Kid. Das Leder soll nicht abfärben und möglichst der Hautfarbe nahekommen.

Schadhafte Lederteile müssen beiseite gelegt werden, da bei ihrer Verwendung der ganze Apparat verdorben werden kann. Die *Prüfung der Elastizität und der Zugrichtung des Leders* gehört zu den wichtigsten Imponderabilien, von denen die *Güte des kinetischen Hülsensystems* abhängt. Die Hülsen werden in Quer- und Spiralsegmenten am Körper *in verschieden starker Spannung* angelegt, derart, daß sie selbst bewegend arbeiten, d. h. auch ohne die Zuhilfenahme elastischer Kräfte. Bei den *Korsettkonstruktionen* wird mitunter die *kinetische Wirkung z. T. von den Schienen mit übernommen* (Redressionsstreifenkorsett).

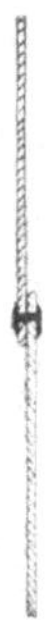

Abb. 21. 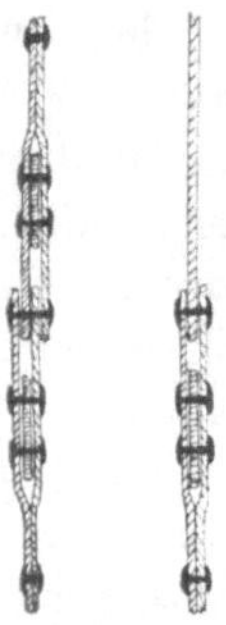      Abb. 22.

Abb. 21 und 22. Gabelgelenke, aus Streifenlochschienen hergestellt.

Die Modellierung der Lederhülsen geschieht unmittelbar am Körper nach vorheriger genauer Prüfung der Muskulatur und Überlegung der Konstruktion. Ein feingeschultes *Palpieren* der nicht kontrahierten und kontrahierten sowie der gelähmten und kontrakten Muskeln ist für das Gelingen einer *kinetischen Hülse* ebenso wesentlich wie die manuelle Übertragung des *Umformungsprozesses* auf die verschieden zu spannenden Lederstreifen. Wer dies nicht vermag, möge sich mit der Herstellung einfacher *Streifenapparate* begnügen, welche als fixierende, redressierende und entlastende bessere Dienste leisten als andere portative Apparate.

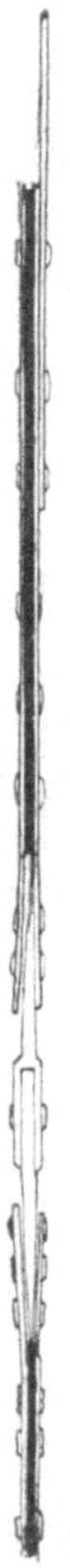

Abb. 23. Stahlgelenk, zwischen Streifenschienen eingeschaltet.

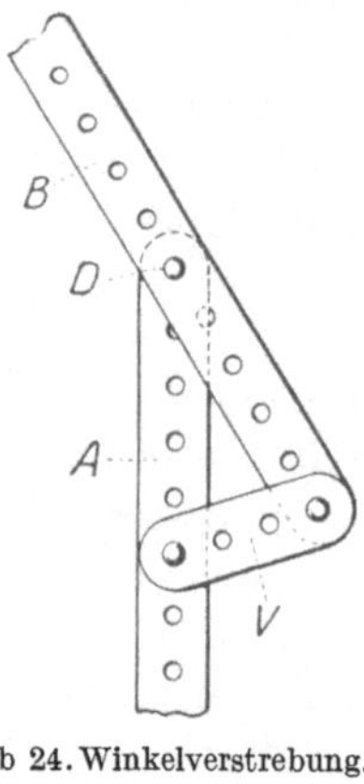

Abb 24. Winkelverstrebung.

Zur Herstellung sowohl der gewöhnlichen wie der kinetischen *Streifenhülsen* brauchen wir neben der Geschicklichkeit der Hand die Hilfe von chirurgischen Instrumenten zum Festhalten der Streifen am Körper und zu ihrer Zusammensetzung. Wir entnehmen die meisten dieser Instrumente einem gut ausgerüsteten chirurgischen Instrumentarium, z. B. Arterienklemmen in verschiedener Größe, Faßzangen,

Darmklemmen, Ovarienklemmen, winklig gebogene Verbandscheren, gebogene (COOPER) und geschweifte Scheren (an den Spitzen scharf geschliffene Nabelschnurschere) u. dgl. m. Außer diesen Instrumenten, welche in großer Anzahl bereitliegen und ebenso wie die Schränkvorrichtungen gut vernickelt sein müssen, damit sie nach jedem Gebrauch gereinigt werden können, ist das Bereithalten einer Lochzange (Revolvermodell) für das Arbeiten am Körper sehr empfehlenswert. Dies nicht nur, um bestimmte Stellen der Hülse für die verschiedensten Zwecke zu markieren, sondern auch wegen der genauen Abstimmung der Schnürlöcher, da dieselben nicht (wie bei Bandagen oder Hessing-Apparaten) gleichmäßig angebracht werden sollen.

Aus der Besprechung des speziellen Teiles geht Genaueres hervor.

Die technische Tätigkeit muß selbstverständlich unter *hygienisch einwandfreien* Bedingungen erfolgen. Reinhalten der Hände, Instrumente und Geräte sind die primitivsten Forderungen. Lederabfälle, die bei der Herstellung von Apparaten entstehen, dürfen für andere Kranke nicht verwendet werden, auch nicht „gebrauchte" Apparate oder Teile derselben (Schienen). Eine derartige Sparsamkeit wäre falsch. Sie würde den Gesamtbetrieb nur stören und mehr Zeitversäumnis zur Folge haben, als durch Materialersparnis gewonnen würde. Auch aus rein pädagogischen Gründen für die Assistenz darf ein unreinliches Verfahren nicht mit unserer übrigen Arbeitsweise verquickt werden, die ja jederzeit blutige und unblutige Eingriffe notwendig macht. Daß die letzteren unter Wahrung der Asepsis durchgeführt werden müssen, bedarf keiner besonderen Begründung.

Wenn *technische Operationen* selbständig, d. h. ohne Anschluß an die sonst bekannten orthopädischen Operationen, ausgeführt werden, ist eine Desinfektion der Haut nicht erforderlich, wohl aber Reinigung. Fälle mit Furunkulose stellt man bis zur völligen Abheilung zurück. Fisteln werden vor Beginn der technischen Behandlung mit einem Deckverband versehen. Nach Anlegung des Apparates nimmt man eine „Fensterung" vor. Diese kann bei gewissen Wunden, Geschwüren usw. sogar in der Weise erfolgen, daß eine gewisse Ödemisierung der Geschwürsränder entsteht, welche auf die Heilung günstig wirkt. Natürlich muß in solchen Fällen streng individualisiert werden. Auch bei frischen Wunden unmittelbar nach Operationen läßt sich der Streifenapparat verwenden. Die Hülse darf aber hierfür nicht als kinetische modelliert sein, da die Wundheilung in den ersten Tagen Ruhe verlangt. Man wartet am besten bis zur Entfernung der Nähte und Klammern, wenn man nicht, je nach Lage des speziellen Falles, einen *Streifenverband* anlegen will, welcher in analoger Weise hergestellt wird wie die von BETTMANN, v. FINCKH, GOCHT u. a. m. beschriebenen.

Da unter sämtlichen Trägern der Streifenapparate (rund 2800 Fälle) nicht ein einziges Mal Prothesenrandabscesse beobachtet wurden, die ZUR VERTH als Fadenpilzerkrankungen anspricht, andererseits bei Verwendung von Walklederhülsen derartige Erkrankungen nicht allzu selten waren und heute noch gelegentlich von mir angetroffen werden beim Tragen von Hessing-Apparaten, so mag die Frage offen bleiben, ob nicht das Walkleder als solches für die Entstehung des oft sehr lästigen und vor allem langwierigen Leidens in Betracht kommt. Jedenfalls ist der harte Rand derartiger Apparate nicht allein die Ursache für die Übertragung der Pilze auf die Haut. Denn in der ersten Zeit habe ich die Streifenapparate zum Teil auch mit festem Rand versehen, ohne dabei Randabscesse gesehen zu haben.

Es müßte denn sein, daß die *reinliche Bearbeitung* als solche schon die Übertragungsquelle ausschließt. Bei falschem Anlegen der *Streifenapparate* können insbesondere im Bereich von Gelenken Hautblasen entstehen. Es ist wichtig, die Kranken darauf aufmerksam zu machen, daß gleich sachgemäße Behandlung erfolgt (und nicht, auch nicht mit einer „goldenen Nadel", daran herumgestochen wird).

Die *Schmerzstillung* kann vielfach bei der *technischen Operation* durch die Art der Modellierung geschehen. In der Lokalanästhesie sehe ich eine Kontraindikation für die Vornahme supracutaner Operationen, dagegen können erforderlichenfalls *Narkose* oder *Leitungsanästhesie* herangezogen werden. Von *Blutleere* sehe ich stets ab.

Über die Lagerung lassen sich allgemeine Gesichtspunkte nicht aufstellen. Man muß hier von Fall zu Fall verschieden vorgehen. Ich benütze teils den Operationstisch nach BIESALSKI, teils ein senkrechtes Metallrohrgestell, teils einen 2,20 m langen, einfachen, festen Holztisch, der an beiden Enden aufklappbar ist, und lagere auf verschieden hohen Holzfilzblöcken u. dgl. m.

Die zurechtgelegten, roh geschnittenen Lederstreifen finden auf dem Tische genügend Platz. Die Instrumente, Metallschienen und Metallgelenke werden auf einem der gebräuchlichen Instrumententische bereitgehalten. An dem Instrumententisch wird aus Bequemlichkeitsgründen ein Behälter für das in Knäuel aufgerollte Schnürband so angebracht, daß man dasselbe in der passenden Länge bequem herausziehen und abschneiden kann.

Die gesamte Werkstatteinrichtung wird am besten in einem Raume neben dem Behandlungszimmer untergebracht. Letzteres muß natürlich von dem streng aseptischen Operationsraum getrennt sein.

## Arbeitsgebiet.

Wir wollen jetzt das Arbeitsgebiet kennenlernen, innerhalb dessen die *technischen Operationen* ihre Aufgabe erfüllen können, ja, dieselbe vielfach besser lösen als andere Methoden der bisherigen Therapie. In einzelnen Fällen habe ich die letzteren mit mehr oder weniger Einschränkung noch herangezogen. Vom Gipsverband und dem Brisement forcé wurde seit Jahren völlig Abstand genommen. Die Gründe hierfür ergeben sich aus der Lektüre.

Es wäre zu viel gesagt, wenn man die Behauptung aufstellen wollte, daß die *technischen Operationen* die gesamte orthopädische Behandlung umfassen würden. Halten wir aber den Begriff „**Orthokinetik**" fest, so können wir von diesem Standpunkte aus nahezu jede Bewegungsstörung mit Erfolg behandeln, wir können künstliche Bedingungen schaffen, welche die krankhaft veränderte Norm wieder in richtige Bahnen lenkt (typische Bewegungen) oder aus der Unzahl der zu analysierenden „potentiellen Beweglichkeit" im Sinne von Braus auch am bewegungskranken Körper *Ersatzbewegungen* herstellen. Dann, aber auch nur dann, wirken wir mit unserer Therapie bewegend und formend zugleich, und zwar nicht nur auf die *Weichteile*, sondern auch auf die *biologische Bildungskraft des Knochens*. Mit anderen Worten: Wir leisten den Anforderungen Genüge, welches an eine (im wahrsten Sinne des Wortes!) *funktionelle Orthopädie* gestellt werden können.

Natürlich hat auch diese ihre Grenzen, und die primäre Behandlung der *Deformitäten* erfordert in manchen Fällen gebieterisch ihr gutes altes Recht. Daher muß in jedem Einzelfall entschieden werden, wo der Hebel zuerst anzusetzen ist. Von einer ins Detail gehenden Beschreibung aller sonstigen Therapie, der psychischen, internen, chirurgischen, neurologischen usw., muß in Anbetracht des Umfangs der Monographie leider abgesehen werden, da sie ja nicht Krankengeschichten — ich möchte lieber sagen: einzelne Krankenschicksale — bringen kann, sondern nur allgemeine Richtlinien für unser therapeutisches Tun und Lassen.

Sieht man die ärztliche *Kunst* darin, dem *bewegungskranken Menschen* wieder normale *Bewegung im Sinne der Fortbewegung* (Lokomotion) *oder einzelner Teile seiner Bewegungsorgane zu geben*, dann müssen *alle* Krankheitsursachen erkannt und bekämpft werden. Aus dem sehr umfangreichen Material meiner behandelten und nach langer Zeit kontrollierten Krankheitsfälle lassen sich aus der regelmäßigen Wiederkehr des Gesetzmäßigen ganz bestimmte Gesichtspunkte erkennen, welche für die spezielle Therapie des Orthopäden in Betracht kommen.

Man kann diese zusammenfassend als *Orthokinetik* bezeichnen und innerhalb derselben drei große Gruppen unterscheiden:

1. Bewegungserzeugende bzw. bewegungsumformende oder richtiger *orthokinetische Eingriffe*.

2. Haltungsgebende oder *orthostatische Eingriffe*.

3. Formgebende oder *orthoplastische Eingriffe*.

Berücksichtigt man die Wechselbeziehungen von Form, Funktion und Wachstum und erwägt die Tatsache, daß die „Haltung“ nichts anderes bedeutet als einen temporären Ausdruck von Form und Funktion zugleich, so wäre praktisch mit dem Begriff *Orthokinetik* alles gesagt, was der Vertreter der Orthopädie zu leisten hat. Jedenfalls hätte diese Bezeichnung viel *mehr Sinn* als die traditionelle Definition „*Orthopädie*“ (von ὀϱϑός = richtig und παιδεία = Erziehung).

*Auch der soziale Gedanke würde bei der geistigen Übertragung dieses Begriffes zur Geltung kommen, wenn man sich vorstellt, daß unsere Therapie dem Ziele zustrebt, den bewegungskranken Menschen durch richtige Führung sowohl körperlich wie seelisch dahin zu geleiten, daß er aus eigener Kraft die ihm zukommenden Aufgaben innerhalb der menschlichen Gesellschaft selbständig und vollwertig erfüllen oder wieder erfüllen kann.* Theoretische Grundlagen, wie sie sich aus der funktionellen Anatomie von BRAUS bei Betrachtung der pathologischen Verhältnisse ergeben, wie sie ROST als „kinetische Kette“ und v. BAEYER als „Mechanologie“ und „Mechanopathologie“ bezeichnet hat, bilden wertvolle Bausteine für den praktischen *Ausbau der Orthokinetik.*

Wir sehen also das *Ziel der technischen Operationen* in der *Orthokinetik* d. h. der *richtigen Führung des bewegungskranken Menschen.*

Die *Diagnose* muß sämtliche Komponenten der Bewegungsstörungen erkennen und die *einzelnen Phasen* der krankhaften Bewegung zu *analysieren* imstande sein. Neben unseren sonstigen Hilfsmitteln der Diagnostik leistet uns hierfür die *Kinematographie* als *Laufbild* und als *Stillstandsprojektion* sehr gute Dienste. Auch Serienbilder, wie sie von manchen Orthopäden (STOFFEL) zum Festhalten nacheinander erfolgender Bewegungen als Vergrößerung von Filmstreifen Verwendung finden, sind für diagnostische und demonstrative Zwecke recht brauchbar. Man kann durch diese relativ billigen Mittel die sehr kostspielige Zeitlupe für die Aufnahme entbehren.

Bewegungsstörungen als Ausdruck von *Psychosen* liegen außerhalb des Rahmens unserer Betrachtung. Erwähnt sei aber, daß Störungen der Bewegung von psychiatrischer Seite (KLEIST) bereits als akinetische und hyperkinetische Formen von Motilitätspsychosen unterschieden werden, Bezeichnungen, welche zeigen, daß wir mit unserer Terminologie, speziell mit der Bezeichnung der „dyskinetischen Bewegung“, zum mindesten in ärztlichen Kreisen verstanden werden.

Die Bezeichnung „funktionelle Bewegungsstörung“ als Erscheinung der Hysterie wollen wir zur Vermeidung falscher Vorstellung streichen und dafür zur Kennzeichnung der Ätiologie besser von einer „psychogenen“ Erkrankung sprechen.

Geopsychische Ursachen (Einflüsse von Wetter, Klima, Boden und Landschaft) äußern sich nicht selten vorwiegend als Veränderung des *Bewegungsablaufs.* Derartige Erscheinungen, welche HELLPACH in einer ganz ausgezeichneten Monographie eingehend bearbeitet und PAYR in ihrer Bedeutung erkannt hat, müssen diagnostisch miterfaßt werden, wenn sie auch für unsere spezielle Therapie weniger in Betracht kommen.

Eine weitere Betrachtungsweise, welche von dermatologischer Seite ausgeht, ist für das Verständnis unserer Eingriffe sehr fördernd. W. TH. SACK hat die Haut als „Ausdrucksorgan" bezeichnet. Unter „*Ausdruck*" versteht SACK jeden, einem bestimmten seelischen Geschehen eindeutig zugeordneten körperlichen Vorgang, ohne Rücksicht darauf, ob er der willkürlichen oder unwillkürlichen Innervation unterliegt. Ein so exponiertes Organ wie die Haut muß nach SACK als Mittler von außen nach innen und umgekehrt im Selbsterleben des Trägers eine außerordentlich wichtige Rolle spielen. Für uns kommen vor allem die *sensorischen* Erlebnisse des Trägers in Betracht, da ja unser Eingriff direkt über der Haut erfolgt, permanent auf die Haut einwirkt und sie in gewissem Sinne als Überträger von Empfindungen benutzt.

Wichtiger jedoch für das Verständnis ist der „*Ausdruck*" der krankhaft veränderten *Bewegung*, die wir mit dem Kranken miterleben müssen, um alles zu verstehen und zu behandeln, was ihm Beschwerden macht. Diese Bewegung ist gebunden an den von Chorda und Muskelsegmenten gebildeten Bewegungsapparat, an ein Organsystem, welches den Ursegmenten angehört. Als primitivste Funktion eines Bewegungsapparates nennt BRAUS die schlängelnden Bewegungen des nur aus Chorda und Muskelsegmenten bestehenden Körpers, bei denen unter dem Einfluß zentraler Nervenregulationen die Myotome der einen Körperseite alternierend mit denen der anderen Seite sich spannen und entspannen.

Mit diesem primitiven und doch so inhaltsvollen Bewegungstypus läßt sich unser *kinetisches Hülsensystem* sehr schön vergleichen, da es in jeder Richtung des Raumes auf eine als einheitliches Ganzes aufzufassende, auch nur einigermaßen nachgiebige „Deformität" von außen so einwirkt wie die Muskelsegmente auf den biegsamen Stab der Chorda. Eine kinetische Wirkung ist aber nur dann zu erzielen, wenn es gelingt, die richtige *Spannung* sowohl innerhalb der einzelnen *Streifen* als auch in ihrer *gesamten Anordnung* modellierend zu bilden. Ferner muß die gesamte Deformität einer biologischen Umbildung fähig sein, wobei Ätiologie, Konstitution, Topographie eine viel wichtigere Rolle spielen als das Alter.

Ein deformierter Körperteil, welcher infolge absoluter Unnachgiebigkeit jeglicher Bewegung trotzt (knöcherne Ankylose), kann mittels des kinetischen Prinzips durchaus erfolgreich in den Gesamtmechanismus der Bewegung eingeschaltet werden; in diesem Falle wird er zwar nicht Träger der Bewegung, sondern übertragendes Organ.

Erscheint aber die vollkommene Wiederherstellung der Form oder
der Beweglichkeit — was nicht mit Funktion verwechselt werden soll! —
aus besonderen Gründen geboten, dann bietet die technische Therapie noch immer die sicherste Aussicht auf Erfolg, wenn wir sie an unsere
bewährten blutigen und unblutigen Eingriffe so schnell wie möglich
anschließen. Auch als vorbereitende Maßnahmen für Operationen
kommt ihnen weitestgehende Bedeutung zu, und ich entsinne mich einer
ganzen Reihe von Krankheitsfällen, wo die „Vorbereitung auf technischem Wege" den anderen gar nicht mehr erforderlich machte, weil
inzwischen die Wiederherstellung schmerzloser, freier Bewegung und
normaler Form gelungen war. Diese schon vor 4 Jahren gesammelten
Erfahrungen gaben mir andere Direktiven gerade für das chirurgische
Vorgehen und die sogenannte „Nachbehandlung". Die besseren Erfolge auf technischem Wege ließen im Laufe der Zeit einen hohen Prozent-
satz der Operationen entbehren zugunsten der technischen, vor allem
aber zugunsten der Kranken, denen ich immer besser und stets schneller
helfen konnte, bis endlich die Möglichkeit bestand, *durch das kinetische Hülsensystem mit einem Schlage die gestörte Bewegung zu regulieren, die Funktion in Gang zu bringen und all die Vorbedingungen
zu schaffen, welche für eine nahezu automatische Heilung erforderlich sind.*

In den folgenden Kapiteln wollen wir Richtlinien beschreiben, die
sich aus der praktischen Arbeit ergeben haben und gewissermaßen
„Typen" darstellen, da sie meist serienweise Verwendung finden konnten.
Natürlich liegt es mir völlig fern, „typische technische Operationen"
vorschreiben zu wollen. Im Gegenteil, nicht allzu selten erweist sich bei
den technischen Eingriffen gerade die atypische Lösung als die größte
*Kunst.* Und diese setzt Begabung, Intuition und Genie voraus und will
vom Kranken und dem Arzte zugleich *erlebt* sein. So muß beispielsweise
in dem einen Falle eine inkomplette Korrektur der Form für eine komplette Korrektur der Funktion, im anderen Falle eine inkomplette Wiederherstellung der Bewegung bei restloser Wiederherstellung der Form
gewählt werden, um die Gesamtbewegung als harmonisches Ganze
zu ermöglichen. In anderen Fällen hingegen ist ein etappenweises Vorgehen die wichtigste Voraussetzung des Gelingens. Auch der Zeitpunkt,
in welchem Umstellungen des Bewegungsmechanismus zu erfolgen
haben, läßt sich kaum schematisch festlegen.

Gewisse Schemata können wir jedoch aufstellen und zum Studium
der *technischen Operationen* und ihrer praktischen Anwendung benützen.

Von diesen Gesichtspunkten betrachten wir ihre Ausführung an
einzelnen *Organen,* deren *Orthokinetik* zuerst gesondert, dann im Zusammenhang mit den übrigen Bewegungsvorgängen besprochen werden
soll:

### Technische Operationen der Organsysteme:

Von den **Erkrankungen der Haut** kommen für den Orthopäden nur diejenigen in Betracht, welche bewegungsstörend wirken. Es sind dies Hautkrankheiten verschiedener Genese, deren Behandlung selbst außerhalb unseres Gebietes liegt, die wir aber erkennen müssen und nach Möglichkeit Vertretern anderer Disziplinen zur Behandlung überlassen. Wie schon früher erwähnt, kommen als bewegungsstörende Faktoren vor allem *sensorische* Funktionen der Haut in Betracht, seien es Schmerzen oder „Gefühllosigkeit", vermehrte oder verminderte Empfindungsqualitäten, Störungen der Kälte- und Wärmeempfindung, seien es Narben, Wunden, Fisteln, Hautdefekte oder Wucherungen der Haut.

Schmerzen, die von der Haut selbst ausgehen, können mit Hilfe der technischen Operationen durch fixierende und entlastende sowie durch ödemisierende Maßnahmen beseitigt werden. Für eine Reihe unangenehmer Empfindungsqualitäten leistet auch die *Kompression* gute Dienste und wird gewöhnlich außerordentlich angenehm empfunden. Von der Kompressionswirkung haben wir auszuschließen vor allem Wunden, Fisteln, Wucherungen der Haut, wie Hornhaut und empfindliche Narben, durch Überbrückung oder Fensterung. Andererseits vermögen wir die dermatologische Therapie zu unterstützen durch *Änderung der Hautspannung* vermittels *ruhigstellender* oder *mobilisierender Therapie*.

Am **Gefäßsystem** sind es in der überwiegenden Mehrzahl die *Varicen,* deren rein technische Behandlung durch die komprimierende Wirkung der Streifenapparate oder durch die Aktivierung der Muskulatur infolge der Einwirkung kinetischer Hülsen in Betracht kommt. Die *Erkrankungen der Arterien* bieten an sich keinerlei Anlaß zu technischen Eingriffen, soweit sie durch Verbände oder chirurgische Maßnahmen ausreichend behandelt werden können, jedoch schließen sie technische Eingriffe keineswegs aus. Technische Operationen können sowohl Verbände wie auch operative Eingriffe zugleich ersetzen, insbesondere in solchen Fällen, wo eine stetige Verbandkontrolle oder ein chirurgisches Eingreifen nicht möglich ist. In entsprechender Weise leisten technische Operationen auch Gutes bei gewissen Formen von *Lymphstauungen.*

Bei **Erkrankung der peripheren Nerven** kommt der technischen Operation eine *direkte* (kausale) und eine *indirekte* Bedeutung als sensibilisierende oder anästhesierende Wirkung zu.

Die direkte Nervenbehandlung ist überall da angebracht, wo eine falsche Gelenkstellung den Nerven irritiert. Die technische Operation hat die Aufgabe, die Schädigung des Nerven durch entsprechende *Einstellung des Gelenks* zu beseitigen.

Eine indirekte Behandlung von Erkrankungen der Nerven kommt in Betracht als *kinetischer Effekt* für die Regenerationsvorgänge vorzugsweise der sensiblen Elemente des Nerven, an denen ja auch die Wiederkehr der Funktion am frühesten bemerkt wird. Wenden wir *nicht-kinetische Streifenapparate* mit den Wirkungen der sonstigen Eigenschaften orthopädischer Apparate an (fixierende, redressierende, entlastende, komprimierende), so dürfen Massage, Elektrisieren und andere Heilfaktoren nicht in Wegfall kommen. Bei kinetischen Apparaten sind sie in der überwiegenden Mehrzahl der Fälle entbehrlich. Hier ist eben die permanente Massagewirkung ein dauernder sensibler Reiz auf den Nerven, eine Tatsache, welche schon von HOFFA seitens der *manuellen* Massage beobachtet wurde. Hemmungen der Muskelfunktion, die wir vor allem im Bereich der Gelenke erzeugen, können umgekehrt zu einer Ausheilung von Neuralgien führen. So behandelte ich beispielsweise eine entzündliche Erkrankung des Ischiadicus, welcher jeglicher Behandlung getrotzt hatte, lediglich mit einer Gelenkbremsung des Kniegelenks im Sinne der Streckung, die auf eine Exkursion bis zu 165° eingestellt wurde. Eine unblutige Dehnung des Nerven war zwar mehrfach vergeblich ausgeführt — eine blutige vornweg vom Patienten abgelehnt worden. Die technische Behandlung hatte den Erfolg, daß die Beschwerden sofort zurückgingen und nach 3 Tagen völlig verschwanden. Nach 12 Tagen konnte das Kniegelenk wieder freigegeben werden. Bis heute, nach 3 Jahren, ist die Patientin vollständig beschwerdefrei geblieben, wie mir deren Sohn (ein Neurologe), der trotz der Begründung des Heilplanes sehr skeptisch war, versichert. Natürlich hätte man eine Gelenkbremsung auch am Hüftgelenk vornehmen können, dieselbe wäre aber technisch komplizierter gewesen. Bei entsprechender Lagerung und Bettruhe war eine Ausheilung nicht gelungen.

Bei *spinaler Kinderlähmung*, auch in solchen Fällen, wo ich bei der zum Teil über 10 Jahre zurückliegenden Lähmung eine Wiederkehr der Funktion einzelner Muskeln und Muskelgruppen für ausgeschlossen hielt, stellte sich meist im Laufe eines Jahres aktive Muskelarbeit wieder ein. Die anfänglichen Erfolge fanden ihre Bestätigung durch die bewußt konstruktive Anordnung der bereits erwähnten „Kraftlinien und Kraftflächen" für die Bewegungstransformation.

*Krampflähmungen* der verschiedensten Ätiologie zeigten durch die *Regulierung der Geschwindigkeit, Steuerung* und leichte *Kompression* ganz überraschende Erfolge, ohne daß irgendwelche andere Maßnahmen als die der technischen Operation Anwendung fanden. Ein Kind mit Littlescher Erkrankung, welches mir auch unter dieser Diagnose zur Behandlung überwiesen wurde, konnte ich in einer einzigen Sitzung zum sicheren Stehen bringen. Nach 3 Tagen konnte es gehen, und sechs Monate später war die Gehfähigkeit auch ohne Apparat in normaler Weise möglich. Nach der technischen Operation wurde keine weitere Behandlung durchgeführt, als die *Dosierung* der Muskelbremsungen in anfangs wöchentlichen, später in mehrwöchentlichen Intervallen.

Von den **Erkrankungen der Muskeln** sind einer kausalen technischen Therapie die myogenen Contracturen zugänglich, soweit dieselben auch nur einigermaßen topographisch günstig für die Anwendung des kinetischen Hülsensystems liegen. Die *technische Operation* hat die Aufgabe, redressierend auf die falsche Gelenkstellung einzuwirken, die verkürzte Muskulatur durch die quer zur Faserrichtung der kontrakten Muskeln angeordneten Streifen zu dehnen und die Gegenmuskeln, welche in der Regel überdehnt sind, bis zur völligen Beseitigung aller bewegungshemmenden Momente zu kräftigen. Für die Kraftlinien resp. Kraftflächen müssen meist rhombische, elliptische und spiralförmige Anordnungen der Schnürung gewählt werden. Am schwierigsten ist dieses Problem bei der Schulter, wo es mir bisher nicht gelungen ist, auf die kontrakten Mm. pectorales unmittelbar einzuwirken. Eine redressierende Wirkung kann aber erreicht werden mit abduzierenden Streifen*verbänden* aus Stahl und Leder. Elektrotherapie, Massage, Gymnastik, Schwimmen müssen dann ergänzend zur Behandlung herangezogen werden.

Contracturen der Hüfte lassen sich in kombinierter Weise mit bestem Erfolg ambulant behandeln, wenn man das Becken breit und die kontrakten Muskelpartien so weit als möglich in rohrartiger, elastischer Führung faßt und „künstliche Muskeln" zwischenschaltet, welche vom Becken bis zum Unterschenkel verlaufen. Man kann sehr gut die feinsten Regulierungen der Bewegung durchführen, speziell wenn man das Kniegelenk als „Motor' benützt und von hier aus neben Beugung oder Streckung der Hüfte noch drehende und sperrende Wirkungen erzeugt.

Für den künstlichen Muskel, der den Ausfall einer speziellen Muskelwirkung ersetzen soll bei Muskelzerreißungen, Muskeldefekten, Abrißfrakturen und gewissen mit Atrophie bestimmter Muskeln einhergehenden Erkrankungen, sind *Bauart, Verlauf, Gleitwirkung* und *Kraft* sehr wesentlich. — Die *Dosierung* der Zug-, Halte- und Führungswirkung muß technisch einfach sein. Ein Griff soll genügen!

Im allgemeinen führe ich den *technoplastischen Muskelersatz* nach folgenden Gesichtspunkten aus:

Der Muskelersatz für *rasch* sich kontrahierende Muskelfunktionen wird derart hergestellt, daß zwei Hülsenteile durch ein Seide-Gummiband, welches in einer genügend weiten Lederscheide läuft, unter entsprechender Spannung verbunden werden, wobei der Ansatz und die Insertion (richtiger: die Ansätze) stets quer zur Muskelrichtung anzubringen sind. Soll die Kraftentfaltung eine größere sein, so werden mehrere Lagen relativ schmaler (5 cm breiter) derartiger Bänder zusammengesetzt und in toto von der Muskelscheide umkleidet. Für den Muskelersatz von den *langsamer* erfolgenden Kontraktionswirkungen wähle ich nichtumscheidete, etwa 8 cm breite Gummibänder in *schräger* oder *spiraler* Anordnung mit meist schrägen Ansätzen.

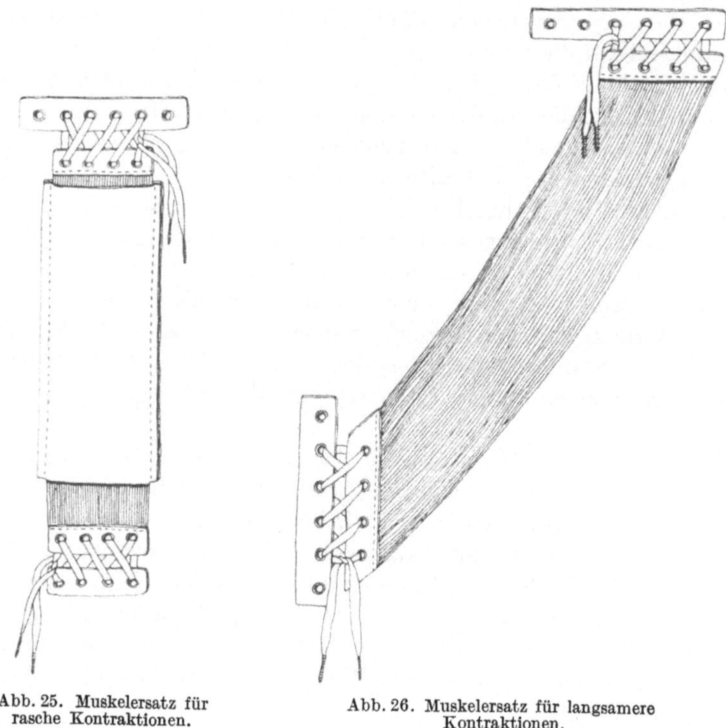

Abb. 25. Muskelersatz für rasche Kontraktionen.

Abb. 26. Muskelersatz für langsamere Kontraktionen.

Kombinationen der verschiedensten Art des Muskelersatzes sind natürlich jederzeit herzustellen und mit den verschiedensten Hülsen und Schienenhülsen je nach Notwendigkeit zu verbinden.

Abb. 25 zeigt einen „künstlichen Muskelersatz" für rasche Kontraktion,

Abb. 26 einen solchen für langsamere,

Abb. 27 einen „gefiederten Muskelersatz" als Beispiel.

Das *kinetische Hülsensystem* als solches bedarf natürlich keines Muskelersatzes, da es die Muskelwirkung in idealster Weise in sich enthält.

Es ist ohne weiteres möglich, auch bei ausgedehnten Rupturen der Muskeln der *unteren* Extremität, die Patienten sofort schmerzfrei und sicher gehen zu lassen und ein *Hämatom* zu vermeiden, wenn man die Zerreißungsstelle gesondert schnürt. Nach etwa 5 Tagen kann man lediglich ein einziges Schnürband verwenden. Muskelhernien wurden nach Muskelzerreißungen, die lediglich technisch behandelt wurden, nicht beobachtet. Obgleich die Kranken sofort nach Anlegung des Streifenapparates das Bett verließen, Spaziergänge machten und ihrem Berufe nachgingen, zeigte sich eine restlose Wiederkehr der Muskeltätigkeit nach wenigen Wochen. Aus Vorsichtsgründen wurde der Apparat jeweils noch zwei weitere Wochen getragen. Ob sich eine Regeneration von Muskelgewebe oder lediglich eine bindegewebige Brücke gebildet hatte, kann ich nicht entscheiden, da in keinem der Fälle Veranlassung bestand, nachträglich blutig einzugreifen. Narbige Verwachsungen mit der Haut oder mit den Nerven kamen in behandelten Fällen nicht zur Beobachtung, so daß die Mitteilungen von BIER, KÜTTNER und LANDOIS bis zu einem gewissen Grade durch diese Erfahrungen gestützt werden.

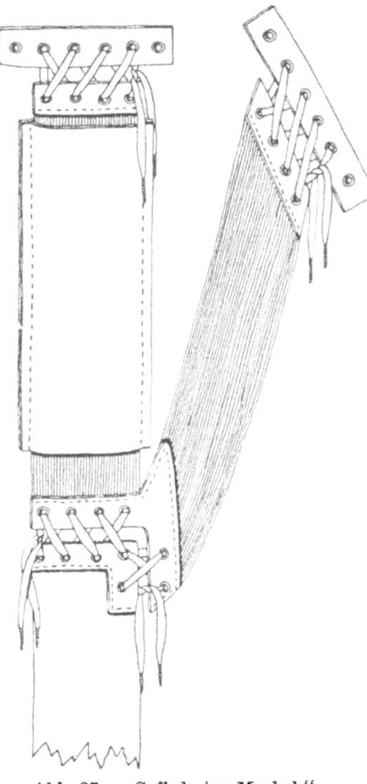

Abb. 27. „Gefiederter Muskel.“

Fälle, die mit Aneurysma oder Hämophilie kombiniert waren, habe ich nicht gesehen.

*Muskelhernien* nach Traumen und Operationen habe ich drei behandelt, von denen zwei ihren Sitz am Oberschenkel, eine am Unterschenkel (Wade) hatten. Die Beobachtungszeit ist aber zu kurz, um hier ein sicheres Urteil über den Enderfolg zu bekommen. Jedoch konnten die Beschwerden prompt beseitigt und die normale Funktion sofort wieder hergestellt werden durch Anlegen eines nur für das Gehen bestimmten Streifenapparates. Für Defekte der *Sehnen* halte ich das blutige Vorgehen noch immer für das beste. Zum einstweiligen Ersatz oder in Fällen, wo eine Operation kontraindiziert ist oder abgelehnt wird, sind mit der technischen Operation natürlich die gleichen Möglichkeiten für die Funktion gegeben.

Muskuläre Störungen im Bereich des Vorderarmes können im weitestgehenden Maße sogar von dem sehnigen Anteil aus in Angriff genommen werden, indem man am Handgelenk ein queres, ziemlich breites Gummiband anlegt. Dasselbe muß Hand und Vorderarm etwa drei Finger breit proximal und distal vom Handgelenk umfassen und so modelliert sein, daß die Hand in leichter Dorsalflexion elastisch gehalten wird. Nach dem Gebrauch wird der kleine Apparat einfach über das Handgelenk ellbogenwärts zurückgezogen und so ausgeschaltet.

Einer meiner Patienten hat für diese sehr einfache Vorrichtung, welche bei ihm und vielen anderen ein hochgradiges Zittern mit einem Schlage beseitigt hatte, die Bezeichnung *„Greifmanschette"* gefunden, die ich auch weiterhin beibehalten habe. Bei Bänderschwäche des Handgelenks wenden wir diese „Greifmanschette" nicht an, da wir in ihr eine Kontraindikation sehen und eine Aktivierung der Muskulatur des Vorderarms für erforderlich halten. Diese führen wir mit dem *kinetischen Hülsensystem* durch, da die „Greifmanschette" nicht mehr ist als eine Bandage. Wegen ihrer Einfachheit und Zweckmäßigkeit glaubten wir dieselbe aber erwähnen zu sollen. Beifolgende Abbildungen zeigen den kleinen Apparat vor (Abb. 28) und im Gebrauch (Abb. 29).

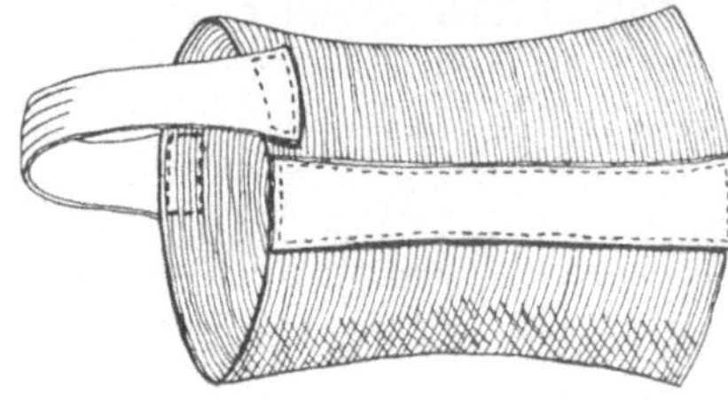

Abb. 28. Greifmanschette.

Bei den **Erkrankungen** im Bereich **der Sehnen** leistet die *Streifentechnik* insofern Gutes, als sie es ermöglicht, die sehr häufig vorkommende

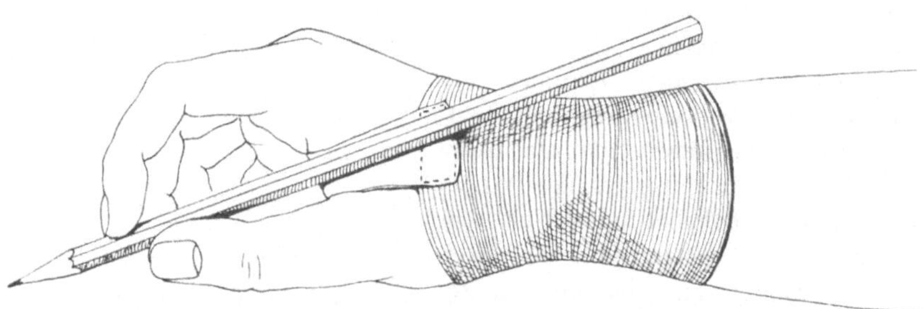

Abb. 29. Greifmanschette, angelegt.

krepitierende Form der Sehnenscheidenentzündung schnell auszuheilen, ohne daß eine Behinderung des Kranken im Gebrauch der Hand oder des Fußes einzutreten braucht. Ödemisierung oder auch Hyperämisierung lassen sich nebeneinander bei gleichzeitiger Ruhigstellung durchführen. Oft genügen auch Gelenkbremsungen an Stelle absoluter Fixation. Besonders Zahntechnikern konnte ich durch die lediglich technische Behandlung viel nützen, da sie bei Benutzung eines Gummihandschuhs ihre berufliche Tätigkeit nicht zu unterbrechen brauchten.

Bei stenosierender Tendovaginitis habe ich in einem Falle (Zahntechnikerin) lediglich durch Gelenkbremsungen (Daumen und Zeigefinger) die Erkrankung rasch abheilen sehen.

Weitestgehende praktische Bedeutung kommt der *technischen Operation* in denjenigen Fällen zu, wo eine traumatische oder konstitutionelle Schwäche der **Ligamente** besteht, gleichgültig ob es sich um Führungs- oder Haltebänder handelt. Bei den letzteren, auch den angeborenen Störungen, bewirkt unsere Therapie ein doppeltes Resultat:

1. *verkürzt* sie die *Bänder*, indem sie gewissermaßen leichte Contracturen herstellt;

2. *aktiviert* sie die entsprechenden *Muskeln*, so daß die sekundäre Überdehnung in Wegfall kommt.

Der umgekehrte Weg ist selbstverständlich genau so gut gangbar und bei Contracturen erforderlich. Hier hat die technische Operation als mobilisierende Therapie sich als die schonenste, sicherste und wirtschaftlichste erwiesen.

### Erkrankungen der Knochen und Gelenke.

Die *technischen Operationen* wirken nicht allein im Sinne einer „*muskulären Transformation*", sondern auf diesem Umwege auch transformierend auf das — in weit höherem Grade, als allgemein angenommen wird — *umbildungsfähige Knochengewebe*. Damit soll weder ein Beweis noch ein Gegenbeweis der von J. WOLFF begründeten Lehre geliefert werden. Das „*Gesetz der Transformation der Knochen*" wurde von JULIUS WOLFF sowohl für die *innere Struktur* als auch für die *äußere Form* aufgestellt und besagt, „daß jede Änderung der statischen Beanspruchung eines Knochens nicht nur zu einer für die neuen Verhältnisse mathematisch richtigen Architektur, sondern auch zu einer funktionellen und damit in gewissem Sinne physiologischen äußeren Form führen muß". Nach der Auffassung von WOLFF ist die Transformationskraft imstande, den härtesten Knochen des Erwachsenen ebenso leicht umzuformen wie den weichen Knochen des Kindes. Ich habe diese Anschauung mehr als hundertfach bestätigt gefunden, seitdem ich eine *funktionelle Therapie* $\varkappa\alpha\tau'\ \dot{\epsilon}\xi o\chi\grave{\eta}\nu$ durchführe, und habe diese Bestätigung bei den *technischen Operationen* an den langen Röhrenknochen, viel häufiger aber im Bereiche der *Gelenke* gefunden. Allerdings betreffen meine Beobachtungen nur die äußere Form. Ob die Änderung der inneren Struktur des Knochens dabei das Primäre ist, wie JULIUS WOLFF annimmt, vermag ich nicht zu entscheiden. An einer Reihe von Röntgenaufnahmen, die sowohl vor wie nach der Behandlung (am stehenden Patienten) aufgenommen wurden, konnte ein Unterschied in der Architektur vielfach nicht festgestellt werden, während doch eine schon dem bloßen Auge auffällige Formverbesserung bestand.

Zur Vermeidung subjektiver Irrtümer wurden dabei Kontrollen der Umrißzeichnungen und der übereinandergelegten Röntgenbilder vorgenommen. Daß die Zeichnungen und Röntgenaufnahmen unter den jeweils gleichen Bedingungen erfolgten, bedarf keiner weiteren Erwähnung.

Ich nehme an, daß ganz einfach die *Wiederherstellung der Funktion oder die Bildung einer neuen, brauchbaren Funktion das eigentliche Agens für die endgültige Heilung der Bewegungs-, Wachstums- und Formveränderungen darstellt*, wie ja auch die *Funktion* bewußt als *Heilmittel*, und zwar in physiologischem Sinne, bei den *technischen Operationen* angewandt wurde. Wir dürfen dabei jedoch nicht vergessen, welch wichtige Rolle die Bänder spielen und daß denselben bei den Gelenkkomplexen eine ganz wesentliche Aufgabe zukommt.

Roux hat die von Wolff aufgestellte Lehre dahin zusammengefaßt, daß die normalen Knochen des Erwachsenen zugleich mit ihrer funktionellen Struktur auch eine funktionelle Gestalt haben, und die Forschungen Wolffs als das Fundament der „*Lehre von der funktionellen Anpassung*" bezeichnet.

Für diese funktionelle Anpassung kommen nach Roux die von den Muskeln und Bändern ausgehenden Zugwirkungen sowie die Druckwirkungen auf die mit Periost und Endost bekleideten Flächen in Betracht.

Roux steht auf dem Standpunkt, daß die letztgenannten weniger Einfluß auf die Struktur, aber einen unverhältnismäßig hohen Einfluß auf die äußere *Gestalt* besitzen. *So würden unsere Erfahrungen eine ebenso wertvolle Begründung erhalten durch grundlegende Forschungen auf dem Gebiet der Entwicklungsmechanik wie durch die Beobachtungen an Kranken.* Wir wissen, daß die mit Periost versehenen Knochenpartien auf *Druck* anders reagieren, daß Druckatrophie und Wachstumshemmung erfolgt. In relativ wenigen Fällen kann die Kenntnis dieses Verhaltens therapeutisch verwertet werden, jedoch nur temporär. Ich habe davon nur Gebrauch gemacht bei hochgradigen rachitischen Verbiegungen des Unterschenkels, bei welchen ohne weiteres eine Osteotomie oder Osteoklasie indiziert, aber zunächst abgelehnt war. Manche dieser Fälle ergaben eine noch verhältnismäßig gute funktionelle Gestalt. Für das Verständnis aller am Knochen sich abspielender Prozesse ist, wie uns Roux gezeigt hat, die *Funktionsausübung* der Ausgangspunkt. Die funktionellen Momente sind nach Walther Müller die Faktoren, welche die Reaktionen des Knochengewebes auslösen. Zu einer „Reaktion auf mechanische Beanspruchungen" kann es nach W. Müller sowohl am *gesunden* wie am *kranken Knochen* jederzeit kommen (am fertigen Knochengewebe, an den Wachstumszonen, an einer Regenerationsstelle), wenn ein Mißverhältnis zwischen funktioneller Beanspruchung und der Leistungsfähigkeit des Knochens geschaffen ist. Der Ausgleich des beim pathologischen Knochen bestehenden Mißverhältnisses scheint mir aber auf Grund der gemachten Beobachtungen — wenigstens öfter — eine weitere Reaktion auszulösen, welche korrigierend (orthoplastisch) wirkt. Leider war es mir nicht möglich, spezielle histologische Untersuchungen in dieser Richtung durchzuführen.

Daß der *Knorpel* einen ganz wesentlichen Anteil an Gestaltung und Wachstum des Knochens besitzt, ist bekannt. Roux nennt den Knorpel den passiv bildsamsten Teil des Skelettes. Druck-, Zug- und Gleitwirkung sind die auf ihn einwirkenden Kräfte. Erfolgen dieselben in abnormer Weise (Inkongruenz der Gelenkflächen, PREISER), so entsteht eine Schädigung der Knorpelsubstanz in verschiedenartigster Weise.

In doppelter Weise kann die *technische Operation* bei derartigen Reaktionszuständen des Knochen- und Knorpelgewebes therapeutisch herangezogen werden:

1. als *formbildender* bzw. *umbildender Faktor,*
2. als *formerhaltender.*

Die Angriffsflächen können sowohl an die Diaphyse als auch an die Gelenkregionen gelegt werden. Zumeist erfolgte beides gleichzeitig.

Die *formbildende* Wirkung hat ihre Ursache in dem in die richtigen Bahnen geleiteten funktionellen Reiz.

Die *formerhaltende* Behandlung dient als Unterstützung allzu großer Beanspruchung, welcher der Knochen unter den veränderten Verhältnissen nicht gewachsen wäre (Erkrankungen verschiedener Art, Kontinuitätstrennungen nach erfolgter Reposition, verzögerte Callusbildung, gewisse Formen der Pseudarthrose).

In allen Fällen suchen wir möglichst flächenhaft und unter elastischer, rohrartiger Führung ohne jegliche Schädigung der Weichteile auf Knochen und Knorpel einzuwirken und in weitestgehendem Maße die Funktion zur Heilung zu benützen, indem wir die Wiederherstellung derselben so früh wie nur möglich durchführen und als funktionellen Reiz für das Wachstum ansehen.

Es war nicht uninteressant, beobachten zu können, daß gerade das Knorpelgewebe sehr prompt auf derartige Reize antwortet, insbesondere in der Lebensperiode bis zum 33. Lebensjahre. Innerhalb dieser Zeit habe ich sowohl das Verschwinden als auch das Auftreten einer Inkongruenz der mit Knorpel überkleideten Gelenkkörper gesehen bei und nach Wiederkehr absolut freier und ungestörter, ausgiebiger Funktion. Mit PAYR, welcher die PREISERsche Hypothese in bezug auf die ersten Ursachen der *Arthritis deformans* kritisch geprüft hat, möchte ich den Standpunkt vertreten, *daß wir die Inkongruenz nur unter Vorbehalt als Ursache pathologischer Verhältnisse betrachten dürfen.* Vielfach ist sie nichts anderes als eine *temporäre Phase* der Gelenkform, welche genau so gut als gesund wie als krankhaft angesprochen werden kann. Insbesondere muß dieser Standpunkt gegenüber der Arthritis deformans vertreten werden, für welche Payr m. E. mit Recht betont, daß die Röntgenuntersuchung nicht frei von Fehlerquellen ist und durch autoptische sowie mathematisch - physikalische Untersuchungen ergänzt werden muß. Dann erst läßt sich nach Payr feststellen, ob die Inkongruenz das Primäre ist oder sich erst sekundär aus einer Arthritis deformans entwickelt hat.

Eine gründliche *Funktionsprüfung* kann über vieles Aufschluß geben. Hierzu gehören nicht nur Messungen der Bewegungsexkursionen, sondern genaueste und vergleichende Prüfung der Muskelaktion. Die Gelenkpunktion und -palpation können ergänzend herangezogen werden. Ein flächenhaftes Palpieren mit der ganzen Hand orientierte mich so gut wie immer über die Beschaffenheit des Gelenkinnern, des Gleitgewebes, der Muskelarbeit in denjenigen Fällen, die Payr neuerdings durch die Verschiedenheit in der unmittelbaren *Reaktion auf das Trauma* als „trockenen" (adhäsiven) und als „feuchten" (hydropischen) Typus eines Gelenkes unterscheidet. Bei der ersteren Form: erschwerte Gelenkarbeit unter Krachen und Reiben, mit straff gespannten, z. T. bremsenden Muskeln, die sich gegen bestimmte Gelenkbewegungen gleichsam wehren. Hält man derartige Bewegungsphasen im Röntgenbild fest, so findet man meist Wucherungen am Knorpel, die gegeneinander gepreßt sind, während die nächste Phase wieder eine größere Distanz (Defekte) aufweist. Mitunter sieht man speziell an seitlichen Aufnahmen regelrechte Sperr- und Zahnradformen.

Technisch erinnert ein solches Gelenk an ein stark abgenutztes, verstaubtes Maschinenlager, welches schwer läuft und schlingert.

Werden derartige Gelenke ohne vorherige Beseitigung der Widerstände und der Ursachen einer weiteren Abnützung gewaltsam bewegt, so wird der Schaden nur noch größer. Weder die Extension noch die Entlastung kann hier eine nachhaltige Abhilfe schaffen. Medikomechanik auch unter Extension erhöht nur die Schmerzhaftigkeit, Massage wird meist nicht vertragen. Sie kann auch höchstens indirekt wirken durch Besserung der Resorption und durch Hyperämie.

Was aber nottut, ist die *Füllung* und *Entfaltung* der *geschrumpften*, vielfach *schmerzhaften* und *bewegungshemmenden Kapsel*. Die Biersche Stauung leistet hier Gutes; universeller, weil an jedem Gelenk anwendbar, ist die *Kapselfüllung nach* Payr. Von einer *Ödemisierung* mit dem Hessingschen Leim- und dem Leim-Bandeisenverband nach K. Port habe ich speziell am Ellbogengelenk recht erfreuliche Resultate gesehen. Ambulant lassen sich diese Maßnahmen aber kaum durchführen.

Indes gelingt es durch die *technische Operation* derart auf solche Fälle einzuwirken, daß mit einem Schlage die *Funktion* mehr oder minder vollständig *wiederhergestellt* ist, jedenfalls aber *in Gang gebracht wird*, wenn wir mittels eines *Streifenapparates kinetisch und gleichzeitig ödemisierend* die Hindernisse beseitigen können.

*Fuß-*, *Knie-*, *Hand-* und *Ellbogengelenk* sind dieser Therapie leicht zugänglich, da wir hier von allen Seiten angreifen können. Am *Hüftgelenk* und an der *Schulter* ist dem proximalen Gelenkbezirk nicht in dem Grade beizukommen, daß eine direkte Einwirkung auf die Weichteile möglich wäre. Wir helfen uns daher mit *Bremsungen* der schädlichen Gelenkbewegungen und müssen weitere Heilfaktoren heranziehen. Eine andere Einstellung des Oberschenkelkopfes zur Hüftpfanne kann mitunter auf technischem Wege gut gelingen, wenn wir am Kniegelenk, in sagittaler oder frontaler Richtung vorgehend, die Gelenkbewegungen der Hüfte regulieren. Vor dem Entstehen eines Wackelknies schützt das Tragen des *Streifenapparates*, welcher dann ganz präzis auf *Bewegung* reguliert sein muß.

### Technik der Ödemisierung.

Die Ödemisierung der Gelenke, wie sie von uns durchgeführt wird, ist meist an Bewegung gebunden. Sie kann zwar bei *Streifenapparaten* vom Typus der Abb. 2, 3, 5, 8 ausgeführt werden, indem man die Schnürung etwas straffer als sonst anlegt und redressierende Kräfte (Federn, Gummizüge) auf das Gelenk einwirken läßt. Dann soll das Gelenk teigig anschwellen, darf nicht rot und blau verfärbt sein und nicht schmerzen. Die Temperatur über dem Ödem kann leicht erhöht sein. Fälle mit Anästhesie sind von dieser Art der Ödemisierung auszuschließen. Wir führten diese Ödemisierung jeweils bis zu zwei Stunden täglich aus und kontrollierten sie nach dieser Zeit. Sie wirkt schmerzstillend, entzündungswidrig und mobilisierend, indem sie offenbar durch die *Quellung des Gewebes* die Wirkung der Zugkräfte erleichtert.

Seit der Erfindung des *kinetischen Hülsensystems* haben wir aber diese Technik der Ödemisierung verlassen und kombinieren sie mit den *Kraftlinien* bzw. *-flächen* der rohrartig das Gelenk umgreifenden Hülse, in welche wir eine spindelförmige Erweiterung der Schnürung in bestimmter Weise einschalten, was ganz leicht durch weiter medianwärts anzubringende Ösen möglich ist. In bestimmter Entfernung lateral von diesen befinden sich die in der eigentlichen Kraftlinie liegenden Ösen. So läßt sich der Grad der Ödemisierung von einigermaßen intelligenten Patienten gut *dosieren*, wenn die Gesamtschnürung ganz gleichmäßig ausgeführt wird. Natürlich muß die *Spannung der Lederstreifen* ganz genau bei der Modellierung in der Weise abgestimmt sein, daß beim „Durchschnüren“ d. h. der Einschaltung der Kraftfläche, eine kinetische Wirkung erfolgt, welche bei der „Umschaltung für die Ödemisierung“ nicht aufgehoben oder illusorisch wird, sondern

tatsächlich die richtige Quellung ermöglicht. Ihr ist *räumlich* durch
das Rohr der Hülse eine Begrenzung gegeben, wofern nicht der ganze
Streifenapparat zu lose oder zu fest angelegt wird. Dieser Fehler kommt
jedoch nur selten vor, da die Patienten schon innerhalb 2 Tagen mit
der Anwendungsweise gut vertraut sind. Bei richtiger Konstruktion

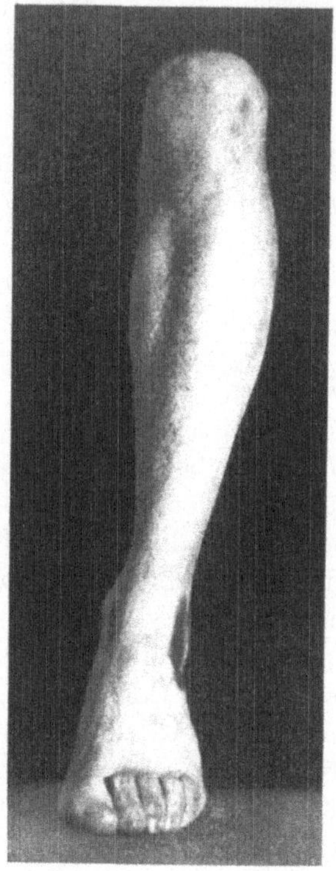
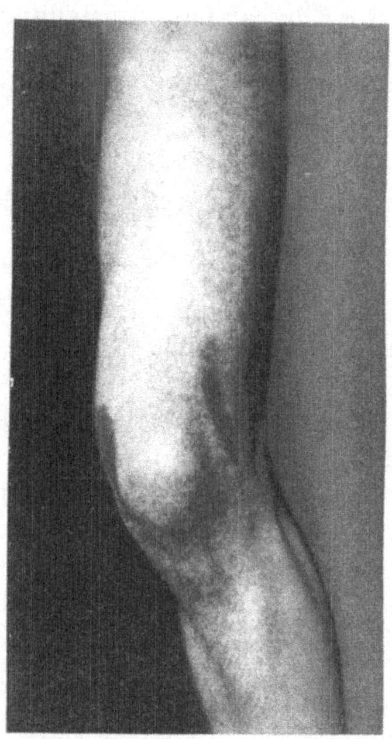

Abb. 30.         Abb. 31.

Abb. 30 und 31. Ödemisierungsflächen des Fußgelenks und des Kniegelenks.

des *kinetischen Streifenapparates* kann also im schlimmsten Falle die
Ödemisierung unterbleiben, niemals aber schaden (ischämische Muskel
contractur!)

*Zeitlich* lasse ich die Ödemisierung nicht länger als 2 Stunden durch-
führen, nach Bedarf aber 2- bis 3 mal jeweils 1½ Stunden pro die. Die
Gesamtdauer der Ödemisierung beträgt durchschnittlich 2 Wochen.
Nötigenfalls wird sie nach Ablauf einiger Wochen wiederholt.

Am *Fußgelenk* liegt die Ödemisierungsfläche in etwa dreimarkstück-
großer Ausdehnung am vorderen Rand des Malleolus externus. An
der hinteren Kapseltasche ist eine ausgiebige Ödemisierung ohne weiteres
möglich. Auf der Innenseite wählen wir etwa die Stelle, wo der Tibial.

antic. sich mit dem Gelenkspalt kreuzt. Entgegen der Injektionstechnik von PAYR müssen wir das Gelenk zur Anbringung der Ödemisierungsösen in leichte Dorsalflexion bringen, sonst würden beim Abrollen des Fußes am Apparat leicht Falten entstehen und die Haut wundscheuern.

Vielfach kann übrigens am Talocrualgelenk auf eine symmetrische Ödemisierung verzichtet werden, da man mit der lateralen in der Regel auskommt, weil die zarte Beschaffenheit der Kapsel meist schon auf die massierende Wirkung des Streifenapparates reagiert.

Abb. 30 zeigt die Ödemisierungsflächen des Fußgelenks.

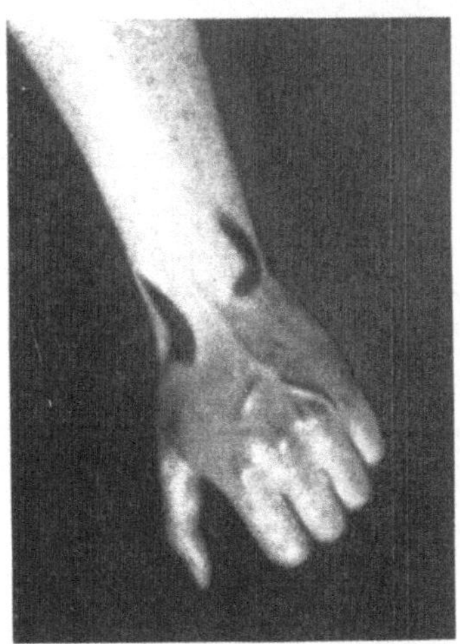

Abb. 32. Ödemisierungsflächen des Handgelenks.

Am *Knie* bietet das obere Drittel der Außen- und Innenseite der Kniescheibe den Wegweiser für die Ödemisierung. Man muß jedoch ein bis zwei Querfinger seitlich abrücken, mitunter noch mehr, um die Führung des Gelenks zu sichern. Bei fettreichen Patienten, auch bei Kindern, kann dieses scheinbar so einfache Problem in der technischen Ausführung sehr große Schwierigkeiten machen.

Aus Abb. 31 sind die Ödemisierungsflächen am Kniegelenk ersichtlich.

Im Bereich des *Handgelenks* läßt sich auf das mit einer besonderen Kapsel umkleidete Radiocarpalgelenk medial und lateral von der Sehne des langen Daumenstreckers im Bezirke der „Tabatière" einwirken. Die ulnare Seite ist ebenfalls leicht zugänglich (Abb. 32).

Dem *Ellbogengelenk* kommen wir am leichtesten von der lateralen Seite bei. Es empfiehlt sich, die Ödemisierung bogenförmig, nach der Dorsalseite konvex, vorzunehmen (Abb. 33).

*Schulter* und *Hüftgelenk* scheiden von diesen Betrachtungen aus.
Eine gewisse Berücksichtigung verdienen aber die *Mittelfingergelenke*.
Bei diesen kann eine Ödemisierung unter Einschränkung der Scharnier-
bewegungen ermöglicht werden, indem der proximale oder distale Teil
jeweils einen Widerstand bei der Beugung oder Streckung von der gewählten Gelenkstellung aus am Widerstand der spindelartig das Gelenk
umgreifenden Hülse findet.

Für Apparate zum Zwecke der Mobilisierung von Fingergelenken
kann wegen der räumlichen Begrenzung von einer kinetischen Wirkung

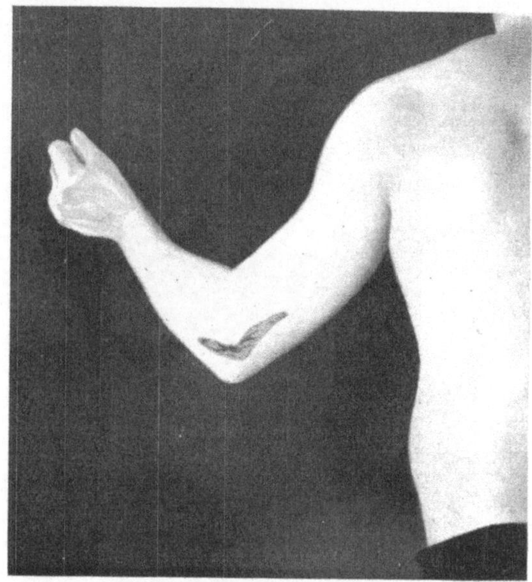

Abb. 33. Ödemisierungsflächen des Ellbogengelenks.

keine Rede sein. Wir müssen uns daher mit der Ödemisierung, Bremsung
und rohrartigen Führung begnügen und die kleinen Apparate öfter neu
herstellen in weiterer Beug- oder Streckstellung.

Eine andere Möglichkeit bietet eine ringartige Anordnung der Lederstreifen an Fingergrund-, Mittel- und -Endphalangen in Kombination
mit handschuhartigen Vorrichtungen, welche der Muskel- und Sehnen-
wirkung entsprechende elastische Züge tragen und als Angriffspunkte
oder Überträger der Kraftwirkung zum Ellbogengelenk dienen. Andererseits kann auch das Ellbogengelenk als Motor benutzt werden, wie wir
dies beim Knie kennengelernt haben, wobei neben der Streckung und
Beugung naturgemäß Pronation und Supination als Kraftquellen
dienen.

# V. Spezielle technische Operationen.

Dieselben können in Betracht kommen überall da, wo ein *Gelenk* vorhanden ist. In diesem Sinne müssen wir sogar die primitivste Form eines Gelenkes als die knöcherne oder durch Bänder zusammengehaltene Verbindung von mindestens zwei Knochen betrachten. Von diesem Gesichtspunkte aus können wir eine praktisch sich ohne weiteres ergebende Einteilung wählen, welche die *Orthokinetik* des menschlichen Körpers „von der Sohle bis zum Scheitel" umfaßt. Eine derartige Reihenfolge ergibt sich auch deshalb, weil wir die Bewegungsstörungen des gehenden Menschen mit unserer Therapie behandeln wollen, nicht des liegenden, sitzenden oder stehenden. Daher tritt auch die Betrachtung der *Form* mehr in den Hintergrund, abgesehen von den früher erwähnten wissenschaftlichen Überlegungen.

Bedenken wir, daß für den *gehenden* Menschen eine geringfügige *Störung der kinetischen Kette* (Rost) eine weit größere Bedeutung besitzt als beispielsweise für denselben Menschen bei Betrachtung in Ruhe, im Sitzen oder im Liegen, so ist der Gesichtskreis ungleich größer für die von uns zu erfüllende therapeutische Aufgabe. Man denke nur an eine Hammerzehe oder eine Erkrankung im Großzehengrundgelenk, die dem Kranken im ruhenden Zustand gar keine oder nur geringe Beschwerden verursachen, während sie für das Gehen eine komplette Funktionsstörung bedeuten können, die auch dem geübten Betrachter an der Disharmonie der Bewegungsexkursionen und des Geschwindigkeitsablaufs sogar der Schulterbewegungen auffallen muß.

So wird für die *Orthokinetik* die Störung der Funktion über die Wiederherstellung der Form hinaus Gegenstand der Therapie nicht lediglich eines Organes des Bewegungsapparates, sondern der Bewegungsstörung des ganzen Körpers.

## Technische Operationen der unteren Extremität:

### Die technischen Operationen des Fußes.

In einer 1925 erschienenen Abhandlung über den „Plattfuß" hat Cramer die zahlreiche Literatur über diese Erkrankung gesammelt und besprochen und mit vollem Recht auf die großen Widersprüche in der Auffassung des ganzen Problems hingewiesen. Cramer stellte auch mit Bedauern fest, daß praktisch-therapeutisch keine festen Normen bisher gefunden sind, während vorwiegend durch Duchenne und Biesalski die theoretischen Grundlagen gefördert wurden.

Es soll nicht bestritten werden und ist den Kranken weniger bekannt als dem Fachmann, daß die blutige und unblutige orthopädische Chirurgie vielfach ideale Erfolge in der Wiederherstellung der durch den

Plattfuß verursachten Bewegungsstörungen aufzuweisen hat. *Aber* nur relativ wenige Patienten entschließen sich zu der immerhin nicht ganz von Gefahren freien Operation und stellen mit Recht an den Operateur vielfach die Frage, ob er auch garantieren könne, daß das Resultat ein gutes würde. Abgesehen von den auch der einfachsten Operation immer anhaftenden Gefahren, wird es kaum einen Arzt geben, der auch im Falle eines glatten Heilverlaufes ein funktionell gutes Resultat verbürgen könnte. Dazu kommt die wirtschaftliche Not und der für die Nachbehandlung erforderliche Aufwand an Zeit und Geld.

So kommt es, daß die Patienten die bisher bekannten Hilfsmöglichkeiten von ärztlicher Seite vielfach — und nicht ganz mit Unrecht — unberücksichtigt lassen, um so mehr wenn ihnen von nichtspezialistischer Seite ein „Plattfuß" oder mit höflicheren Worten ein „Senkfuß" oder etwas Ähnliches diagnostiziert und zur Anschaffung von Einlagen geraten wird. Der Kranke hat dann wenigstens den Trost, ein ungefährliches Leiden und „entsprechende Stützen" zu tragen. In seltenen Fällen sieht man, daß die mehr oder minder starken ursprünglichen Beschwerden auch zeitweise verschwinden. Dann haben die Einlagen ihren Zweck erfüllt und werden für Familienangehörige, Verwandte und Bekannte bei der nächsten Gelegenheit verwendet, wenn sie nicht noch weiter von dem Träger benötigt und nach dem Defektwerden durch „ein Paar neue" ersetzt worden sind.

Aber auch den „Modelleinlagen" haften vielfach erhebliche Mängel an, trotz des exakten Gipsabgusses von seiten des Spezialisten und der sachgemäßen Ausführung von seiten des Technikers. Weshalb? Weil jede Einlage nur für den „*Standfuß*" und nicht für den „*Bewegungsfuß*" bestimmt ist. Es ist merkwürdig, daß die berechtigten Zweifel, welche Michaelis auf dem 15. Orthopädenkongreß im Jahre 1920 über den „statischen Plattfuß" äußerte, da er diesen Begriff in einen „kinetischen Plattfuß" umgeändert wissen wollte, nicht in weitesten Kreisen ein therapeutisches Zweifeln auslösten, welches zum mindesten zu dem Versuch geführt hätte, einer Verlängerung der plantaren Bänder kausal entgegenzuwirken. Daß dies bei *keiner* Einlage außer derjenigen von Spitzy der Fall ist, lehrt die einfache Überlegung, wie denn eigentlich eine Festigung des Bandapparates möglich sein kann, wenn derselbe zwischen eine sattelförmige Sohle und der Last des Körpergewichts eingepreßt wird. Gerade das Gegenteil einer Verkürzung der plantaren Bänder muß eintreten: eine noch größere Dehnung! Dazu kommt die gleiche Wirkung auf die der Einlage aufliegenden Muskulatur, welche gleichsam gewalzt und gepreßt werden muß, soweit der erstere Vorgang nicht durch das Versagen der Einlage bei *Bewegung* überhaupt ganz außer Aktion tritt, wie beim Abrollen des Fußes. Diese wenigen Erwägungen mögen zeigen, daß die Einlagenbehandlung und -nachbehandlung zum mindesten kein ideales Mittel ist, daß es vielfach rein illusorisch und sogar schädlich wirkt. Verbände und Bandagen haben jedenfalls mehr Sinn und Effekt. Aber sie lösen unsere Aufgabe auch nur unvollkommen. Anders das kinetische Prinzip der jetzt zu beschreibenden *technischen Operation*.

Dieselbe greift etwas porximal vom Chopartschen Gelenk, der Articulatio talo-navicularis und talo-cuboidea, an und umfaßt mittels eines die leicht herzustellende Wölbung festhaltenden Rings-Streifens aus manuell modelliertem Leder die Region bis über das Lisfrancsche Gelenk, die Tarsometatarsallinie, hinaus.

Abb. 34 zeigt diese erste Phase.

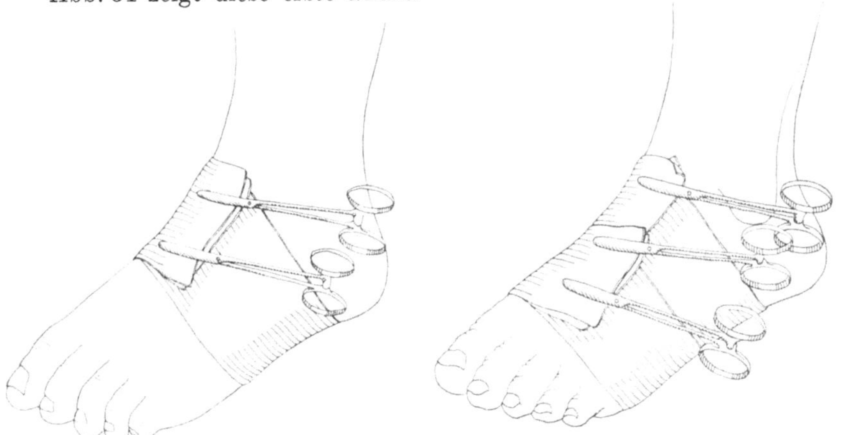

Abb. 34. 1. Phase.Abb. 35. 2. Phase.

*Herstellung eines kinetischen Streifenapparates für den Fuß.*

Dann führen wir unter Anlegung eines zweiten, den Vorfuß umfassenden Streifens (Abb. 35) die Pronation des Vorfußes aus, indem wir den distalen Streifen um den erst angelegten rotieren. Wie weit diese Rotation zu gehen hat, ergibt sich aus der jeweiligen Funktionsprüfung.

Jetzt modellieren wir den Fersenstreifen in der Weise, daß der untere, plantare Teil weiter gedehnt wird als derjenige, welcher in Knöchelhöhe oder ein bis drei Querfinger höher seine obere Grenze findet. An der Außenseite des zu allererst angelegten Streifens wird der Fersenstreifen mittels zweier Klemmen fixiert und zur *Redression des Calcaneus* medianwärts gedreht. Mit dieser Bewegung kann eine Steilstellung des Fersenbeins gleichzeitig kombiniert werden. Nach Notwendigkeit läßt sich hier durch Druck von der Plantarseite aus nachhelfen und das oft nicht ganz leicht mit dieser Methode zu reponierende Os naviculare in die richtige Lage bringen.

Ist dieser Akt vollendet (Abb. 36), dann folgt die Anbringung der *Ösenstreifen* mittels Darmklemmen, wie wir sie für chirurgische Zwecke benützen (aus der gleichen Abbildung ersichtlich).

Die Lage der für die Schnürung bestimmten Ösenstreifen ist keineswegs gleichgültig. Werden dieselben parallel auf dem Fußrückenteil des nun entstehenden *Streifenapparates* angebracht, etwa wie die Schnürvorrichtung eines Schuhes, dann entsteht günstigenfalls ein Gebilde wie eine Bandage, ein Fußkorsett od. dgl., aber niemals ein *kinetischer* Streifenapparat. Hierfür ist und bleibt das Herausfinden der *Kraftflächen* die für jenen einzelnen Fall herauszufindende *Kunst* der *muskulären Transformation* in dem früher dargestellten Sinne.

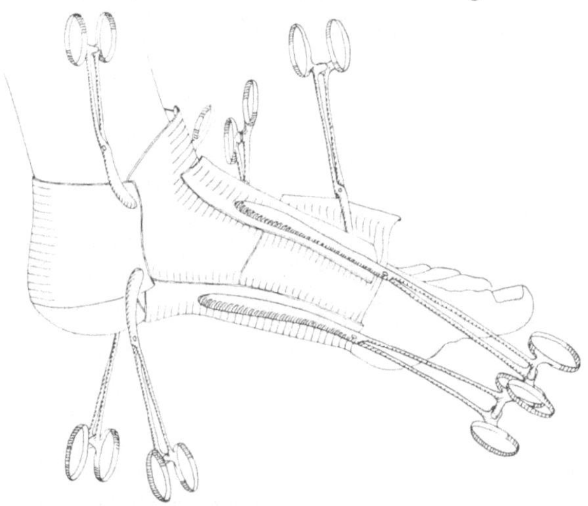

Abb. 36. Anbringen der Ösenstreifen und einer plantaren Tasche nach Anlegung des Fersenstreifens.

Die physiologischen Forschungen von BIESALSKI und MEYER über die Sehnenverpflanzungen geben uns manche Direktiven für die Konstruktion, wobei man aber nie vergessen darf, daß für die *technischen Operationen* vieles *technisch-konstruktiv* gelöst werden muß, was physiologisch-operativ uns leichter fällt. BIESALSKI und MEYER kamen zu folgendem Ergebnis: „Bei jeder Fußbewegung sind stets sämtliche Muskeln beteiligt, sei es als Mithelfer, sei es als Bremser. Der Zug eines Muskels bewirkt stets einen Fußausschlag nach allen drei Richtungen des Raumes in kurvenförmig gleitender Bewegung. Diese drei Komponenten sind niemals gleich, sondern meist sind zwei, jedenfalls aber eine der anderen unterlegen. Obwohl (oder vielleicht weil) der Tibialis ein kräftiger Extensor ist, wird seine viel schwächere Adduction und Supination leicht von anderen Muskeln überwunden. Richtunggebend dabei ist in erster Linie das Talotarsalgelenk mit seinen einzelnen Gelenkflächen. — Ist dies nicht mehr normal durch Schlaffheit oder Starre der Bänder, durch Veränderungen der Gelenkflächen selbst (arthritische Prozesse, Asymmetrie, Subluxationen), so werden die physiologischen Fußbewegungen eingeschränkt oder in ihr Gegenteil verändert. Die Hacke geht nicht immer sinngemäß mit dem Vorderfuß wie mit einem harten Stabe, der an der Grenze seines hinteren und mittleren Drittels an einem Punkte aufgehängt ist, sondern die Vorderfußbewegungen gehen in dem Talotarsalgelenk öfters verloren oder werden in ihr Gegenteil abgeändert. Zwar wird die hauptsächlich im oberen Sprunggelenk stattfindende Extensions- (Flexions-) Bewegung des Vorderfußes von der Hacke nach der entgegengesetzten Seite, dem Ausschlag des kürzeren Hebels entsprechend, mitgemacht, aber von den überwiegend zum unteren Sprunggelenk gehörigen Kantungs- (Prosupination) und Seitenbewegungen (Abduction, Adduction) geht von der Kantung häufig schon so viel verloren, daß diese Bewegung in der Hacke auf Null sinkt; und die Seitenbewegung kann sogar ins Gegenteil umschlagen, z. B. beim Peronäus, der ein Plattfußmuskel katexochen ist, weil er den Vorderfuß sowohl als Hacke nicht nur proniert, sondern auch abduziert. Beim Tibialis anticus ist die extensorische Komponente weit größer als die supinatorische und adduktorische. — Umgekehrt ist beim Tibialis posticus die Kantung und Seitenbewegung weit stärker als sein Plantarzug. — In manchen Fällen macht ein Muskel eine Bewegung, die ihm sonst nicht zu eigen ist, z. B. kann der Tibialis anticus abduktorisch wirken. Das ist aber stets nur relativ. Wenn er nämlich über seine eigene Abductionsgrenze durch einen Synergisten hinausgeführt ist und er bekommt jetzt das Übergewicht über diesen, so führt er den Fuß bis an seine (des Tibialis) äußerste Abductionsgrenze zurück, was als eine relative Abduction zum Ausdruck kommt. Ähnliches wird u. a. bei den Peronei bezüglich der Pronation beobachtet. Beim Flexor digitorum ist die abduktorisch-supinatorische Komponente erheblich stärker als die plantarflektierende. Wirken Tibialis anticus und Achilles zusammen, so erreichen sie, während Extension und Flexion sich ungefähr die Wage halten, und Adduction und Supination eine Höchstgrenze, die weit über die Summe der gleichartigen Einzelbewegungen dieser Muskeln liegt. Man kann das einen „kompensatorischen Kräftezuwachs" im mechanischen Sinne nennen, einen ‚ausgleichenden Richtungswechsel der Bewegung'. Dasselbe gilt für die Pronation beim Zusammenwirken von Peronaeus longus und Extensor hallucis."

Der *Verlauf* der verschiedensten Unterschenkel- und Fußmuskeln muß also weitgehendst in der Wiederherstellung einer normalen Aktion beachtet werden, auch dann, wenn wir die *technische Operation* nur *am Fuße* selbst ausführen. Bei empfindlichen und schmerzhaften

Stellen bestehen oft Schwierigkeiten, vor allem für die Anbringung der Kraftflächen. Man kann durch Parallelverschiebung der Ösenstreifen und geschickte Anordnung der Schnürung in derartigen Fällen so gut wie immer zum Ziele kommen. Manche Patienten sind selbst gegen die den fertig modellierten Streifenapparat zusammenhaltenden Nähte sehr empfindlich. Hiergegen hilft Hämmern und reichliches Pudern der Nahtstellen.

Der Fersenstreifen des fertigen *Streifenapparates* der beschriebenen Art erfordert nach eineinhalb- bis zweistündigem Gehen, welches in der ersten Stunde in der Regel flott und ohne jegliche Ermüdung auf beliebigem Gelände möglich ist, eine Regulierung, da er sich als einziger Teil des Streifenapparates noch etwas dehnt. Dies kommt daher, daß wir in der Absicht, eine gute Führung auch der Achillessehne zu bewirken, beim ersten Modellieren des Streifens keinen allzu großen Druck auf die Ferse ausüben und andererseits die Elastizität des Fersenstreifens nicht beeinträchtigen wollen.

Mit dem Lösen der medianen Naht des Fersenstreifens und einer Parallelverschiebung von einigen Millimetern bis zu etwa 1½ cm ist dann der *Fußstreifenapparat* der einfachsten Konstruktion fertig und wirkt automatisch in der beabsichtigten Weise fort. Wir lassen für die einfachen Formen der Senk- und Knickfußbeschwerden oder deren häufig vorkommende Kombination die Apparate nur zum Gehen tragen. Meist genügt für derartige Fälle die Zeit von acht Wochen bis zur Heilung. Dann braucht der Streifenapparat nicht mehr regelmäßig getragen zu werden. Selbstverständlich darf kein schädliches Schuhwerk getragen werden, welches ja als solches auch einen gesunden Fuß verdirbt.

Vorsichtshalber geben wir den Rat, für außergewöhnliche Anstrengungen (Sport) beim Auftreten von Ermüdungserscheinungen die Streifenapparate vorbeugend oder vorübergehend wieder zu tragen.

Tägliches Pudern des Apparates ist wie bei allen kinetischen Streifenapparaten schon der Gleitwirkung wegen erforderlich. Verträgt die Haut ausnahmsweise wegen zu großer Trockenheit das Pudern nicht, so lassen wir dieselbe fachärztlicherseits behandeln. Häufiger ist das Gegenteil: eine zu große Feuchtigkeit der Haut. Soweit diese der Ausdruck der Überanstrengung ist, verschwinden die Erscheinungen beim Tragen der auf *Bewegung* abgestimmten *Streifenapparate* oft innerhalb weniger Tage, während die nichtkinetischen diese Wirkung nur selten beobachten ließen. Es sei noch erwähnt, daß das Leder perforiert wird zum Zwecke größerer Luftdurchlässigkeit. Das Anbringen der Luftlöcher darf natürlich die Elastizitäts- und Kraftwirkung nicht stören.

Zuvor war die Rede vom Plattfuß, Knickfuß und Senkfuß. Wenngleich die Therapie bei den einfachen ligamentären Formen vielfach praktisch die gleiche ist, weil dieser Ausdruck des asthenischen Körperbaues gewöhnlich kombiniert vorkommt, so ist für die Behandlung des Einzelfalles natürlich eine genaueste Diagnose für Bewegungsstörung, Formveränderung, Ursache und erforderliche Leistung d. h. Beanspruchung erforderlich.

So lassen wir den *Plattfuß*, soweit er lediglich einen Schönheitsfehler darstellt, also keine Beschwerden macht, völlig unbehandelt, falls nicht eine besondere kosmetische Indikation besteht.

Der *Senkfuß* — als Erscheinung einer Funktionsstörung — wird nach der früher geschilderten Methode *kinetisch* in Angriff genommen. Ist die Dorsalseite des Fußes gegen die Bewegungsänderung sehr empfindlich (zarte Haut, Exostosen, allzu großes Körpergewicht) oder besteht eine Arteriosklerose der vorderen Schienbeinschlagader u. a., so erleichtern wir die Umformung durch eine in die plantare Tasche eingeschobene Filzplatte entsprechender Größe und Dicke. Abb. 37 zeigt einen derartigen *Streifenapparat* für Senkfuß. Der nicht ersichtliche Fersenstreifen darf der Wirkung wegen nicht fehlen.

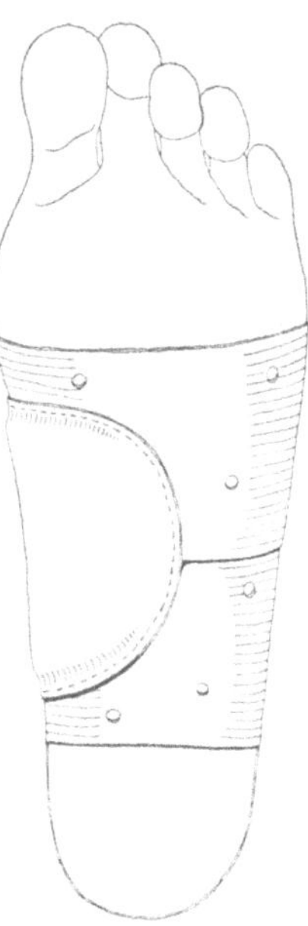

Abb. 37. Streifenapparat für Senkfuß.

Für den *Knickfuß* im Sinne des lediglich pronierten und abduzierten Fußes ist die *technische Operation* nach Abb. 33 bis 36 ausreichend. Schwierigere Fälle erfordern eine etappenweise Transformation, deren Vorbedingungen wir in folgender Weise herstellen können:

1. Modellierung und Anbringung eines Streifens vom Chopartschen bis über das Lisfrancsche Gelenk.

2. Modellierung und Anlegen des distalen Streifens unter Pronation des Vorfußes.

3. Modellierung des Fersenstreifens, Redression des Calcaneus.

4. Anbringen der entsprechend zugeschnittenen Ösenstreifen.

5. Modellierung und Fixation eines medial schnürbaren zweiten Fersenstreifens, der den unteren Teil des Unterschenkels noch umfaßt.

6. Naht der modellierten Streifen, Anbringen der Ösen.

Die „Zunge" des fertigen Streifenapparates wird am besten so gelegt, daß der laterale Teil zu unterst und der medianwärts (nach der Großzehenseite) gelegene über diesen zu liegen kommt.

Schnürung: proximal-distal oder umgekehrt.

Auf Abb. 38 sehen wir einen derartigen Apparat im fertigen Zustande.

Später Lösen des medialen Ösenstreifens und Einnähen des zweiten Fersenstreifens in denselben.

Als letzte Phase Entfernen des proximalen Teiles des Streifenapparates, also des oberen Fersenstreifens, der plantaren Filzplatten, der proximalen Ösenstreifenteile, Nachmodellieren des unteren Fersenstreifens.

So entsteht wieder der zuerst beschriebene Apparat.

Nach durchschnittlich zehn Wochen ist wieder volle Funktion erreicht, so daß der Streifenapparat weggelassen werden kann.

Die Etappenkorrekturen können jeweils in wenigen Minuten ausgeführt werden. Ein erstmaliges Nachrichten des unteren Fersenstreifens ist bei dieser Modifikation nicht erforderlich.

Die *technische Operation* beim *Spreizfuß* vollzieht sich sinngemäß nach der erstgenannten Weise mit dem Unterschied, daß der Schnitt und die Anbringung der Ösenstreifen so beschaffen sein müssen, daß sie die gespreizten Metatarsalknochen auch wirklich adduzieren. Die Schnürung des fertigen Streifenapparates *muß* für diese Fälle vom Fußgelenk nach den Zehen zu (also proximal-distal) erfolgen.

Die *Metatarsalgie* behandeln wir nach dem Postulat Hohmanns stets mit dem *Redressement* des *ganzen Fußes.*

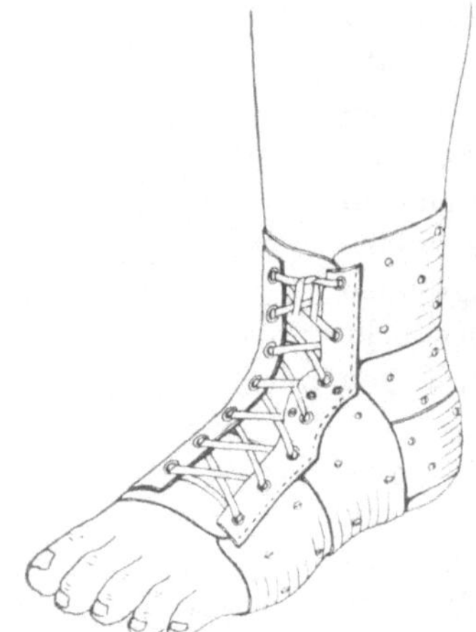

Abb. 38. Streifenapparat für Knickfuß.

Wir sind uns dabei bewußt, daß unter dem Vorfußschmerz Krankheitsbilder verschiedener Ätiologie zusammengefaßt sind (Metatarsalgie, Mortonsche Neuralgie, Fußgeschwulst, Deutschländersche Erkrankung).

In das Gebiet der Vorfußerkrankungen rechnen wir noch Periostiden und die von Köhler beschriebene Osteoarthritis deformans metatarsophalangea, welch letztere wir mit Hohmann als eine sekundäre Arthritis deformans betrachten.

Für die *Behandlung* unterscheiden wir:

1. eine primär orthokinetische Wiederherstellung des Quergewölbes,

2. eine sekundär orthokinetische Korrektur.

Die letztere betrachten wir nur als temporär und wenden sie so früh wie möglich nach Ruhigstellung nachweisbarer Metatarsalfrakturen oder entzündlicher Prozesse an. In den anderen Fällen wird die *funktionelle* Redression des Quergewölbes wirksam unterstützt durch runde, längs- oder querovale Filzpelotten (Beispiele hierfür zeigen Abb. 39 und 40).

Für unsere Therapie ist die Feststellung der Druckempfindlichkeit des unbelasteten und belasteten sowie des gehenden Fußes wichtig. Die Prüfung der empfindlichen Bezirke mit dem *Perkussionshammer* wird ergänzt durch *direkte Spiegelbetrachtung*. Zu diesem Zweck stellen wir die Kranken auf ein mit Blaulicht beleuchtetes Gerät, welches oben eine dicke Glasplatte, unten einen Spiegel trägt (Abb. 41). Mit Hilfe dieser einfachen Vorrichtung läßt sich die Sohlenfläche des Fußes

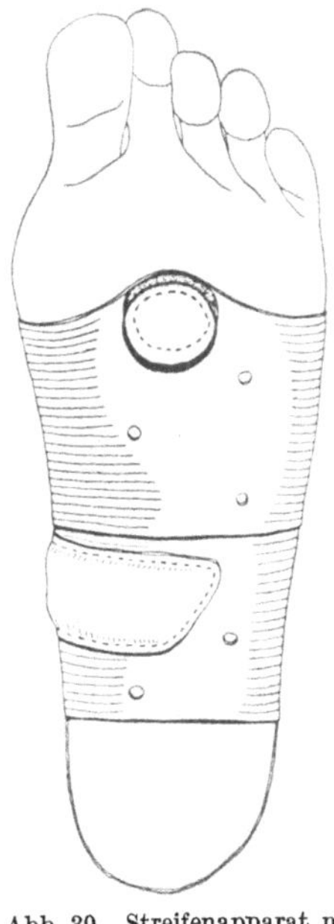 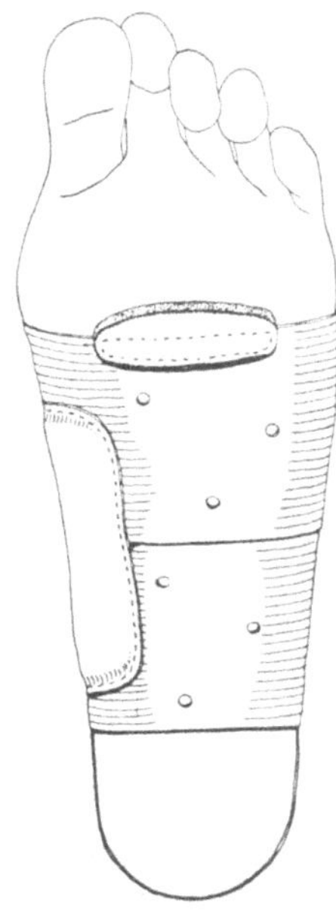

Abb. 39. Streifenapparat mit runder Filzpelotte.

Abb. 40. Streifenapparat mit quer- und längsovaler Filzpelotte.

in jeder belasteten Gangphase direkt betrachten und auch die Beschaffenheit der Weichteile (Schwielen, Weichteilpolsterung) erkennen.

Die Spiegelbetrachtung leistet natürlich auch gute Dienste *nach* Ausführung der technischen Operation, da wir feststellen können, ob die Stellungsänderung und Entlastung richtig ist.

Nach SCHANZ und auch nach eigener Erfahrung gibt es kaum einen Punkt am Fuße und auch am Unterschenkel, welcher frei von Schmerzen bleiben kann, ohne daß ein objektiver Nachweis möglich ist. Indessen gibt uns das Röntgenbild über vieles Aufschluß und wird vor allem für die Prognose und etwaige Allgemeintherapie nötig. Die Entlastung der verschiedensten empfindlichen Stellen kann temporär durch auswechselbare Filzplatten erfolgen. Die Abb. 42 und 43 zeigen solche Beispiele.

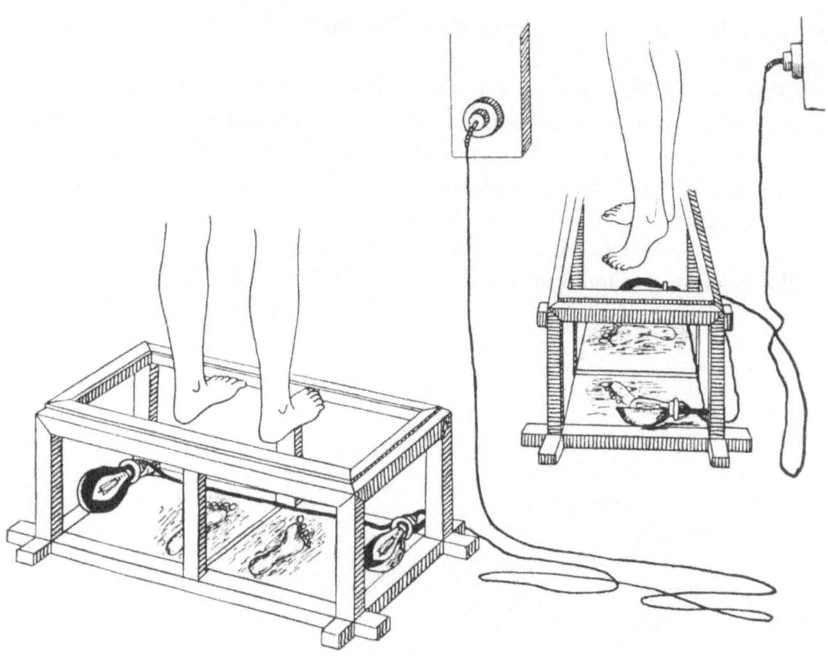

Abb. 41. Einfaches Gerät für Spiegelbetrachtung.

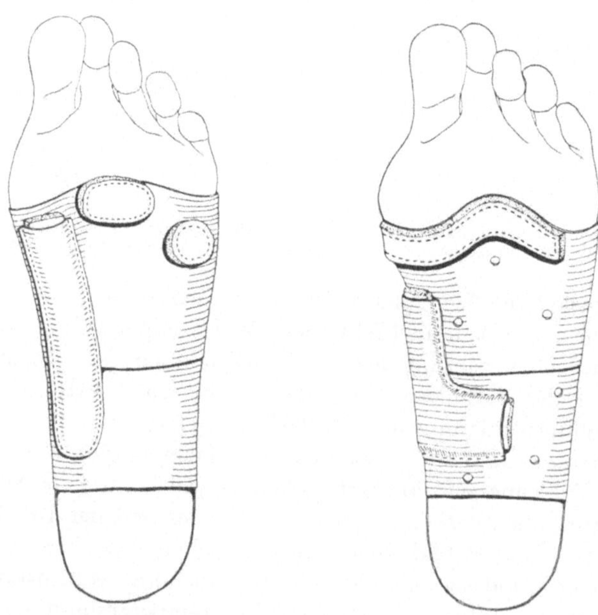

Abb. 42.                        Abb. 43.

Abb. 42 und 43. Streifenapparate mit verschiedenen Filzpelotten zur temporären Entlastung.

*Technische Operationen* an den *Zehen* werden, wie ja die Veränderungen der Zehen selbst nur ein Symptom der Bewegungsstörung des Fußes bedeuten, in Verbindung mit der Korrektur des Fußes ausgeführt. Abb. 44 und 45 stellen die Behandlung beispielsweise einer Hammerzehe beim Senkfuß dar. Sie zeigen auch die redressierende Wirkung auf einen Hallux valgus mit „Exostose".

Nach Lage des Falles kann am Großzehengrundgelenk noch ein adduzierender Zügel angebracht werden, der ebenfalls in die Schnürung der Ösen einbezogen wird.

Mit diesen Maßnahmen kommen wir selbst für die mittelschweren Fälle aus, soweit es sich um Störungen des Fußes selbst und der Zehen handelt.

Beim sogenannten *kontrakten* Plattfuß, bei dem eine reflektorische Muskelspannung besteht — nicht etwa eine „Entzündung", wie die vielfach gebräuchliche Bezeichnung „entzündlicher Plattfuß" erwarten läßt —, kommen wir technisch nur dann zurecht, wenn wir auf das *Fußgelenk* einwirken.

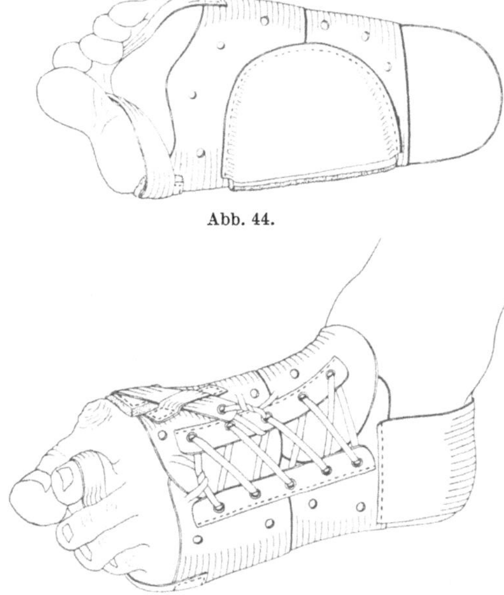

Abb. 44.

Abb. 45.

Abb. 44 und 45. Streifenapparat für Senkfuß mit Hallux valgus und Hammerzehe.

Der in Pronation fixierte Fuß, welcher dem Erfahrenen als regelrechte Contractur erkenntlich ist, läßt nur Beugung und Streckung bis zu mäßigem Grade zu, jedoch keine seitlichen Bewegungen. Beim Versuch, die letzteren auszuführen, werden Schmerzhaftigkeit und Fixation größer. Narkose und Lokalanästhesie werden entbehrlich, wenn wir folgendermaßen vorgehen:

In horizontaler Lagerung des Unterschenkels wird zuerst oberhalb der Knöchel ein Streifen unter guter Kompression angelegt, dann folgt der Chopart-Lisfranc-Streifen, wie wir ihn früher kennengelernt haben, hernach distaler Streifen unter Rotation, welche erst planarflektierend, dann adduzierend, endlich pronierend ausgeführt wird. Der nächste Akt ist die Redression des Calcaneus. Hernach

Anbringen zuerst des lateralen, auf Ödemisierung eingestellten Ösenstreifens, dann des medialen, welcher gegebenenfalls auch der Ödemisierung dient. Man läßt zunächst etwa eine Stunde dieselbe einwirken und kann dann gewöhnlich die Redression spielend ausführen,
wonach die „Führungsösen", welche die Pronation vollständig beseitigen, angebracht werden (Abb. 46).

Die meisten Patienten können nach Umstellung der Schnürung
in die definitive Redressionsstellung sofort beschwerdefrei gehen.

Für die Weiterbehandlung lassen wir die Ödemisierung noch einige
Tage, jeweils ein bis zwei Stunden täglich, ausführen und warme

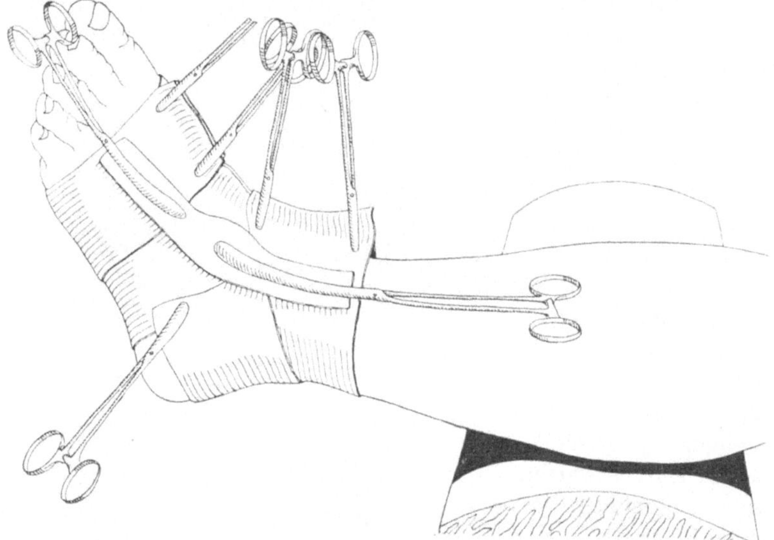

Abb. 46. Technische Operation des kontrakten Plattfußes. Streifenapparat fertig zur Garnierung.

Fußbäder nehmen, in welchen aktive Streckung, Beugung und Supination auszuführen ist. Ob der Streifenapparat auch des Nachts getragen werden soll, wird jeweils im einzelnen Falle entschieden. Niemals aber lassen wir die Ödemisierung die ganze Nacht über wirken,
sondern in die Bewegungsstellung „umschnüren".

Die Behandlung der *Arthritis deformans* des Fußgelenks geschieht
in analoger Weise. Äußerlich sieht der Streifenapparat genau so aus.
Die Einwirkung auf die Gelenkkapsel erfordert jedoch viel Erfahrung
und Geschicklichkeit beim Modellieren.

Ödemisierung eineinhalb bis zwei Stunden nacheinander oder zwei-
mal am Tage je eineinhalb Stunden. Gewöhnlich muß die ödematöse
Durchtränkung der Gelenkkapsel und des Gleitgewebes des Fuß-
gelenkes vier Wochen lang täglich für die obenerwähnte Zeit durch-

geführt werden. Wir unterstützen die Funktion durch reichliches Gehen und sehen davon nur für die kurze Zeit des Ödemisierens ab. Weitere für die Therapie der Arthritis deformans wichtige Fragen sollen in späteren Kapiteln noch besprochen werden.

Erwähnt sei noch, daß *Distorsionen des Sprunggelenks, Knöchelfrakturen* unmittelbar nach dem Trauma mit bestem Erfolg der Therapie zugänglich sind. Selbstverständlich muß bei den frischen Fällen eine Ödemisierung unterbleiben und an deren Stelle die Kompression unter gleichzeitiger Bremsung gewisser Bewegungen treten. Man braucht dann keine Bedenken zu haben, die Verletzten sofort zum Gehen zu ermuntern, welches bei richtiger Ausführung der *technischen Operation* auch gut gelingt und die sogenannte Nachbehandlung entbehrlich macht. Eine zeitweise Kontrolle des Apparates und des Röntgenbefundes darf natürlich nicht unterbleiben.

Aber auch veraltete Fälle dieser Art sind keineswegs für unsere Therapie ungünstig. Im Gegenteil! Gerade hier kann sie zeigen, was sie zu leisten vermag, und ich verfüge über eine Reihe von Beobachtungen, bei denen auf den ersten Sitz normale Funktion innerhalb eines Tages wieder zu erreichen war und ohne Rückfall erhalten blieb.

*Die Einwirkung auf die Gelenkkapsel ist die wichtigste Voraussetzung,* um die gestörte *Funktion wieder in Gang zu bringen!* Den Forderungen PAYRS, welcher gelenkchirurgisch an dieses Problem mit geradezu frappanten Erfolgen heranging, kann ich an dieser Stelle nur beistimmen und auf Grund der eigenen Erfahrungen und mehrjähriger Beobachtungszeit (bis zu sechs Jahren) die Unterlassung nahezu als Fehler bezeichnen.

*Technisch-operativ* kommt in Betracht:

*Ödemisierung* für { *Kapselschrumpfung,*
*Bewegungsbehinderung;*

*Gelenkbremsung* für { *Überdehnung der Kapsel,*
*Bewegungsunsicherheit.*

Von diesen Gesichtspunkten gehen wir mit bestem Erfolg auch an scheinbar aussichtslose Fälle von Funktionsstörungen heran und behandeln sie nach *orthokinetischen Prinzipien,* wie wir dieselben im allgemeinen Teile der technischen Operationen kennengelernt haben.

Vorübergehend kann auch eine *Fixation* geboten erscheinen. Hier gibt uns die *technische Arthrodese* die Möglichkeit, ein Gelenk ruhig zustellen und trotzdem noch heilend durch die Ödemisierung auf dasselbe einzuwirken. Da wir kein starres Hülsensystem anwenden, müssen die ebenfalls elastischen Schienen in drei Ebenen angelegt werden, um ein Ausweichen nach einer Seite zu verhindern.

Analog der *Verriegelung,* wie sie HASS an Hüfte und Knie anwandte, kann *technisch-operativ* eine — allerdings nur *relative* — Fixation des

Fußgelenks ausgeführt werden. Wir „verriegeln" entweder das Gelenk durch eine in den Streifenapparat eingeschaltete Streifenlochschiene in Form eines regelrechten *Riegels* oder überbrücken das Gelenk mittels eines Schienenwinkels (Doppelverriegelung) oder nehmen eine *Verstrebung* vor.

*Technische Operationen* zum Zwecke der *Entlastung* des ganzen Fußes werden wir später noch kennenlernen.

Soweit die Entlastung jedoch nur eine umschriebene Stelle betrifft, wurde sie bereits in Form der von der Sohle her wirkenden, aber auch seitlich angreifenden Filzpelotten geschildert. Abgesehen davon, daß in dem einzelnen *Streifen* und seiner Gesamtheit *entlastende Kräfte* vorhanden sind und die Filzpelotten eine gleichzeitig *redressierende* Kraft besitzen, kann eine *Fensterung* bestimmter Stellen des Streifenapparates der Entlastung dienen. Wir sind außerdem imstande, die Ränder des Fensters durch entsprechend aufgenähte Lederringe (ovale usw.) bis zur beliebigen Höhe zu verstärken. Eine weitere Möglichkeit bietet die Anwendung ring- oder hufeisen- oder ellipsenförmiger Filzplatten, welche entweder an bestimmter Stelle aufgesteppt oder in taschenartigen Vorrichtungen des Streifenapparates untergebracht werden können.

Vorwiegend machen wir davon Gebrauch bei der Entlastung der *knopf*förmigen Exostosen, wie sie am Fersenbein anzutreffen sind. Zu diesem Zwecke bedarf der Fersenstreifen noch einer die Sohle umgreifenden Lederverbindung, die wir nach der zweiten Modellierung des Fersenstreifens anbringen.

Den *spornartigen* Auswuchs am Fersenbein, unter welchem eine zacken-, gräten- oder sägeartige Ausziehung des Processus med. tub. calcan. zu verstehen ist, *formen wir kinetisch* zu einer regelrechten „*Tuberositas*" des Fersenbeines *um.* Dies gelingt in denjenigen Fällen, wo der „Sporn" als Symptom des Knicksenkfußes oder auch des Knickhohlfußes auftritt und als mechanische Irritation des Periostes aufzufassen ist, welches, entzündlich gereizt, zur Knochenwucherung und Schleimbeutelentzündung führt. Besteht nun einmal eine derartige „sporn-" oder „dorn"artige Wucherung, so bohrt sie sich beim Stehen und Gehen in die plantaren Muskel-, Bänder-, Fascienansätze ein, abgesehen davon, daß auch eine Reizung der Bursa und etwaiger Nervenanteile vorkommen.

Unsere Therapie hat hierbei die Aufgabe, einen Bewegungsmechanismus herzustellen, bei dem solche Reizzustände vermieden werden. Vielfach ist dies mit der kompletten Redression möglich. In anderen Fällen muß eine inkomplette gewählt werden, natürlich mit *Wiederherstellung der Bewegung.* Meine Beobachtungen ergaben, daß die Entspannung der Plantarfasciè, der Ligamente und Muskeln (Flexor digitorum brevis, Abductor hallucis longus) schmerzlindernd und nach gewöhnlich wenigen Tagen, mitunter aber auch sofort, schmerzbeseitigend wirkt.

Macht man die Probe, indem man entweder eine ungenügende Plantarflexion des Vorfußes oder eine inkomplette Supination und Steilstellung des Fersenbeines beim Knicksenkfuß ausführt, so gelingt es niemals, den Schmerz *sofort* zu beseitigen, auch wenn wir die Stelle des Sporns mit einem Filzring entlasten. Wir haben dies teils mit einem besonderen Heftpflasterverband, teils dadurch ausgeführt, daß von dem Chopart-Streifen eine Lederzunge mit Filz nach der schmerzhaften Stelle zurückgeführt wurde. Auch die Beobachtungen beim *Hohl*knickfuß stützen diese unsere Ansicht: Führt man hier eine weitere Steilstellung des pathologisch schon steilgestellten Fersenbeins aus, so wirkt eine derartige weitere „Deformierung" schmerzbeseitigend, während die Korrektur der Form die Schmerzen nicht aufhebt, sondern verstärkt.

Selbstverständlich gibt es eine Reihe von Fällen, wo mit der *kinetischen Korrektur alle* Ursachen des Fersenbeinsporns nicht zu beseitigen sind. Es kam uns lediglich darauf an, zu zeigen, in welchen Fällen die technische Operation *kausal* und in welchen sie *unterstützend* den Kranken einen „dornenvollen" Weg ersparen kann. Andererseits gibt die Schilderung ein Bild davon, wie eine Entspannung der gezerrten Weichteile (analog der zu straff gespannten Sehne eines Bogens) mit unserer Methode ausführbar ist und auch am Knochen, wenigstens beim Knicksenkfuß, eine funktionelle *Transformation* bewirken kann. Ist aber eine künstliche Tuberositas gebildet und eine Schrumpfung der Bänder und überdehnten Muskeln eingetreten, die nur durch Entspannung denkbar sein kann, dann sind die Kranken imstande, ohne jeden Apparat flott und schmerzfrei zu gehen. Es ist bekannt, daß vielfach der *beginnende* Sporn des Fersenbeins Schmerzen bereitet. Man könnte daher mit Recht einwenden, die Beschwerden wären auch ohne *technische Operation* wieder verschwunden. Demgegenüber muß betont werden, daß der Beweis der Hilfe bei solchen Patienten liegt, welche eine einwandfreie Einlage vergeblich getragen und *sofort* nach der oben dargestellten Therapie ihre Schmerzen und Gehstörungen verloren hatten. Daß auch richtig modellierte Einlagen helfen können, sei jedoch nicht bestritten, seltener aber habe ich von Filz-, Leder- oder Gummikissen einen nachhaltigen Erfolg gesehen.

Eine weitere Form des Fersenbeinsporns findet sich teils allein, teils mit der beschriebenen vereint an dem Ansatz der Achillessehne. Meist ist eine Behandlung wegen des Fehlens der Schmerzen nicht erforderlich. Kommt sie aber in Betracht, dann genügt meist eine kurzdauernde *Bremsung* der Fußbewegung im Talocruralgelenk und örtliche Entlastung.

Das gleiche Verfahren wirkt auch ganz ausgezeichnet bei der *Apophysitis calcanei*, einer Wachstumsstörung des jugendlichen Lebensalters. Die meist periodisch auftretenden Schmerzen verschwinden zwar mit Eintritt der Verknöcherung von selbst. Wir können aber den jugendlichen Patienten und den oft allzusehr besorgten Eltern viel nützen durch Förderung der Ossification mittels geeigneter Bewegungen, der besten „Reiztherapie". Zugleich verhindern unsere Maßnahmen den Stiefeldruck, vorausgesetzt daß das Schuhwerk genügend weit ist, und machen die Beschaffung neuer, anfangs oft unbequemer Stiefel entbehrlich.

Nachdem wir nunmehr verschiedene Formen des Fußes kennengelernt haben, welche, abgesehen von den Gestaltveränderungen, Beschwerden, Schmerzen, teilweise oder vollständige Bewegungsstörungen bereiten, dürfte rückblickend eine Gruppierung in:

1. *dyskinetische,*
2. *hypokinetische,*
3. *akinetische* Zustände des
   a) *Senk-,*
   b) *Knick-* und
   c) *Spreizfußes* gestattet sein.

Zu den dyskinetischen rechnen wir alle mit Beschwerden (Ermüdungsschmerzen, Neuralgien, Exostosen, Spornbildung usw.) verbundenen Störungen der Funktion (Bewegung und Wachstum), zu den hypokinetischen diejenigen Fälle, bei denen keine Beschwerden, aber Herabsetzung der Leistung (Einschränkung der Bewegungsdauer, der Bewegungsexkursion, der Kraft) besteht. Als akinetischen Zustand haben wir die Aufhebung der Bewegung zu bezeichnen und rechnen hierzu — im strengsten Sinne des Wortes — auch den knöchern-fixierten, „verhakten" oder ankylotischen Fuß.

Dieser bedarf in der Regel operativer Behandlung, wofern es nicht gelingt, ihn als eigentlichen Fuß in toto am Fußgelenk anzugreifen und von hier aus als zweiarmigen (allerdings unelastischen) Hebel in die gesamten Beinbewegungen einzuschalten.

Alsbald *nach* blutigen oder unblutigen Eingriffen orthopädischer Natur bieten die *technischen Operationen* der neugeschaffenen Form die beste Möglichkeit zur *Erlangung* der *richtigen Bewegung.*

Lähmungen am Fuße selbst sind relativ selten. Sie erfordern keine besondere Besprechung, da sie teils chirurgisch (Verletzungen), teils neurologischerseits zu betrachten sind und der Knick-, Senk- und Spreizfuß als Folge einer schlaffen oder spastischen Lähmung Gegenstand einer zugleich am *Unterschenkel,* ja sogar *Kniegelenk* gleichzeitig vorzunehmenden technischen Operation ist und in späteren Kapiteln seine Besprechung findet.

Wir wenden uns jetzt zu einer Bewegungsstörung des Fußes, welche, als „Hohlfuß“ bezeichnet, genau die entgegengesetzten Eigenschaften von Form und Bewegung des Knicksenkfußes aufweist.

Vom Standpunkte der Funktion gesehen ist der

*Hohlfuß*

ein Knickfuß im konträren Sinne. Er besitzt eine über die Norm hinausgehende Supinationsstellung des Fersenbeins, vermehrte Plantarflexion, übergroße Pronation und Adduction des Vorfußes. In der Form erscheint der Hohlfuß als kurz, gedrungen, mehr oder weniger hoch, mit erhöhtem Gewölbe, welches „hohl“ gebaut ist und dieser Varietät oder Deformität den Namen gegeben hat.

Im Gegensatz zu der ein funktionelles Geschehen ausdrückenden Bezeichnung „Senkfuß“ kann für dessen Gegenteil, den *Hohlfuß*, der Name „*Spannfuß*“ vorgeschlagen werden, womit jedoch nicht ein Fuß mit „hohem Spann“ sondern die Ursache, die vermehrte *Spannung des Gewölbes*, i. e. die Wirkung der *Plantarflexion*, als *dyskinetische Erscheinung* zum Ausdruck kommen soll.

Ein derartiger „*Spannfuß*“ macht Schmerzen im Gewölbe durch die beim Stehen und Gehen hervorgerufene Dehnung der plantaren Muskeln und Fascien. Sind diese Beschwerden die einzigen und besteht sonst eine gute Funktion, so *kann* man den status quo ante wiederherstellen, indem man wie beim Senkfuß vorgeht. Dauererfolge dürfen wir uns dabei aber nicht versprechen.

Vielmehr müssen *alle* Komponenten, auch die Pronation des Vorfußes, korrigiert werden. Sie ist es ja, welche beim Auftreten das Fersenbein zu einer Supination zwingt. Und diese über das Normale hinausgehende Supinationsstellung des Calcaneus hat das häufige Umknicken zur Folge, auch ist die Pronation des Vorfußes mit einer verstärkten Wirkung auf die Plantarflexion des medialen Strahles verbunden.

In anderen Fällen beginnt die Funktionsstörung am Fersenbein, das durch eine Schädigung der Mm. peronaei in vermehrte Supination gedrängt wird.

Die *technische Operation* wird folgendermaßen ausgeführt:

1. Chopart-Streifen zur Dehnung des medialen Strahles.

2. Modellierung des distalen Streifens zur Rotation des Vorfußes unter Aufrichtung, Abduction und Supination.

3. Modellierung des Fersenstreifens. Redression des Calcaneus.

4. Anbringen entsprechend zugeschnittener Ösenstreifen.

5. Anbringen von etwa erforderlichen Taschen für Filzpelotten (Vorfuß, lateraler Fußrand).

6. Nähte.

Macht die Redression erhebliche Schwierigkeiten, so gehen wir nach einem Modus vor, analog wie wir ihn beim kontrakten Plattfuß kennengelernt haben:

1. Modellierung und Anlegung eines Streifens um die Knöchel.

2. Chopart-Streifen. Dehnung des medialen Strahles.

3. Steigbügelartiger Streifen. Pronation des Calcaneus.

4. Vorfußstreifen. Dorsalflexion, Abduction und Supination.

5. Zweiter Fersenstreifen zur Verstärkung der Pronation und zur Abflachung.

6. Ösenstreifen, zugleich für Ödemisierung.

7. Nähte.

Schnürung proximal-distal.

Während der anfangs etwa zwei Stunden pro Tag durchzuführenden Ödemisierung distal-proximale Schnürung, am besten früh *vor* dem Gehen.

Apparat bleibt anfangs auch nachts angelegt, jedoch nie unter Ödemisierung.

Nötigenfalls können Etappenkorrekturen vorgenommen werden. Man erreicht im allgemeinen sehr schnell gute oder doch wesentlich gebesserte Gehfähigkeit.

Erforderlich ist für die nach dem zuletzt geschilderten Verfahren behandelten Füße die Beschaffung guter, über dem korrigierenden *Streifenapparat* gearbeiteter Schuhe oder Stiefel.

Schwerste Fälle von Hohlfuß erfordern primär blutige Eingriffe, vor allem der Klauenhohlfuß.

Die paralytischen Formen des „Spannfußes" finden später ihre Besprechung, weil sie wie die entgegengesetzt sich verhaltenden Funktionsstörungen im Zusammenhang mit Unterschenkel und Kniegelenk in die *kinetische Kette* eingereiht werden sollen.

Wir wenden uns jetzt einer weiteren Art von „*Spannfuß*" zu, der dadurch entsteht, daß nach *Ausfall* speziell der *Wadenmuskulatur* die noch arbeitenden Muskeln des Unterschenkels und Fußes eine Steilstellung des Fersenbeins und ein torbogenartiges Fußgewölbe hervorrufen. Nach NIKOLADONI ist diese Deformität auf eine Lähmung der Zehen und tieferen Wadenmuskeln zurückzuführen, während die Plantarmuskeln sowie die Mm. peronaei und die dorsalen Strecker noch funktionieren.

Wie bereits LITTLE betonte, erinnert ein derartiger Fuß in seinem Skelettbau an den Chinesenfuß, welcher, wie wir wissen, infolge der bis vor wenigen Jahren noch üblichen Bandagierung bei weiblichen Angehörigen der oberen Gesellschaftklassen sytematisch verkrüppelt wurde.

In einem praktisch analogen Falle, in welchem aber eine operative
Steilstellung des Fersenbeins vor vielen Jahren (anderweitig) vorgenommen war und zu einer festen Verwachsung von Unterschenkel
und Calcaneus mit plantarer Contractur des Fußrestes geführt hatte,
habe ich die hochgradigen Gehbeschwerden der zwanzigjährigen Patientin durch eine Kombination der beim Hohlfuß geschilderten *technischen Operation* in Verbindung mit Bremsung des operativ gesetzten
Gelenkes (Pseudarthrose statt Ankylose?) beseitigen können. Der

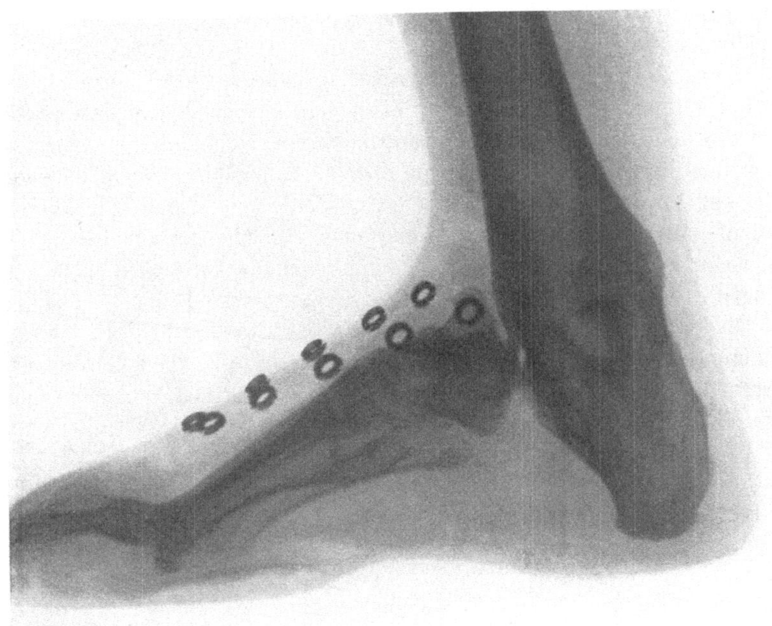

Abb. 47. Streifenapparat bei plantarer Contractur des Fußes und operativ steilgestelltem
Fersenbein.

Zustand hatte sich in den letzten Jahren erheblich verschlechtert und
hochgradige Schmerzen am Vorfuß, am künstlichen Gelenk bis zum
Knie herauf bereitet. Patient trat mit dem zu einem Proc. inferior
umgebildeten Fersenteil und sämtlichen Köpfchen der Mittelfuß-
knochen auf. Die Zehen waren mit Ausnahme der zweiten stark dorsal-
flektiert. Abb. 47 zeigt im Röntgenbild die Korrektur des nunmehr
für Gehen und Stehen gut verwendbaren Fußes im *Streifenapparat.*
(Man beobachte die Anordnung der Ösen!) Nach etwa einem Jahre
wurde der abgetragene Apparat erneuert, da er der Patientin unentbehrlich geworden und eine feste Verbindung nicht eingetreten war,
wohl aber eine Abflachung des Gewölbes und gute Zehenstellung.

Nach der Nomenklatur von HOFFA und seiner Schule rechnen wir die zuvor als „Spannfuß“ beschriebene Bewegungsstörung vom Standpunkte einer Deformitäteneinteilung zum sogenannten

*Hackenfuß,*

und zwar speziell zu der als *Pes calcaneus sensu strictiori* bezeichneten Deformität. Sie findet sich nur bei Erwachsenen, ist nie angeboren und nie mit einer Dorsalflexion des Fußes verbunden, sondern durch den Zug der gesunden Plantarmuskeln hervorgerufen, welcher den Processus post. calcanei in einen inferior verwandelt d. h. plantar- und zehenwärts abbiegt.

*Die technische Operation* hat hier die Aufgabe, die Plantarmuskulatur zu dehnen und den Proc. post. mittels eines nußschalenartig modellierten Fersenstreifens zu halten und nach rückwärts umzuformen, was allerdings nur selten ganz gelingen dürfte. Immerhin sollte gegebenenfalls ein Versuch gemacht werden, der wenigstens die Spannfußkomponente ausgleicht und dann immer noch die Möglichkeit offen läßt, entweder einen geeigneten Stiefel oder einen der üblichen operativen Eingriffe anzuwenden.

Die anderen Formen des *Hackenfußes* sind mit einer Dorsalflexion des Fußes verbunden. Eine Bezeichnung als Charakteristikum der Bewegungsstörung dieser Deformität ist bisher nicht gefunden.

In therapeutischer Hinsicht können wir *hypokinetische* und *dyskinetische* Störungen sowie eine *Kombination* dieser Formen unterscheiden, ferner solche, bei denen wir die

*technische Operation*

1. als *kausale,*

2. als *unterstützende Behandlung* durchführen.

Eine Kausalbehandlung ist möglich beim *angeborenen Hackenfuß,* den Pes calcaneo-valgus congenitus, und zwar in folgender Weise:

1. Modellierung und Anbringung eines Streifens von Chopart- bis über das Lisfrancsche Gelenk unter Entspannung der Plantarmuskeln.

2. Distaler Streifen.

3. Fersenstreifen mit plantarem Zügel ohne irgendwelche Einwirkung auf den Calcaneus.

4. Anbringen von Ösenstreifen in paralleler Anordnung auf der Dorsalseite.

5. Modellierung von plantaren Schienenstreifen, die vorn und hinten länger sind als die Fußsohle. (Der über den Calcaneus hinausreichende Teil soll möglichst lang sein.)

*Technische Operation des Hackenfußes* (Abb. 48 bis 50).

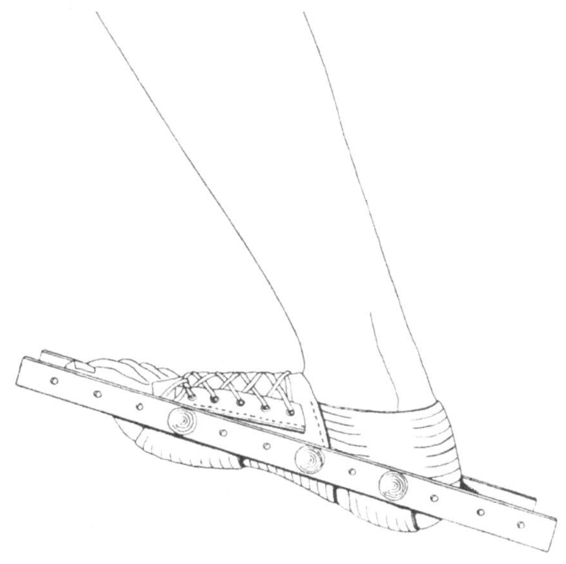

Abb. 48. Kinetischer Streifenapparat A. 1. Akt.

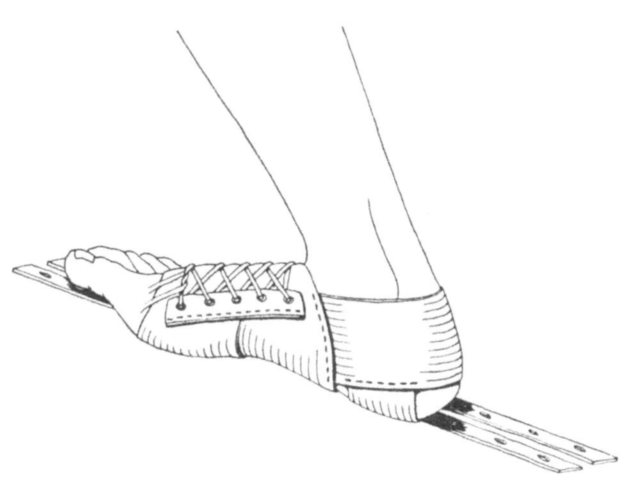

Abb. 49. Kinetischer Streifenapparat A. 1. Akt (Modifikation).

6. Vernieten der Metallstreifen mit den so entstehenden
*Streifenapparat A.*

Modellierung einer nichtkinetischen *Streifenhülse*, welche von den
Knöcheln bis zu dem Kniegelenk reicht. An dieser Hülse werden
Ösenschnürung und Seitenschienen angebracht, welche vom oberen
Drittel des Unterschenkels beginnen und in distaler Richtung um etwa
Fußlänge über die Knöchel hinausreichen. (Eventuell am Ende Quer-
verstrebung nach Art eines Bügels.)

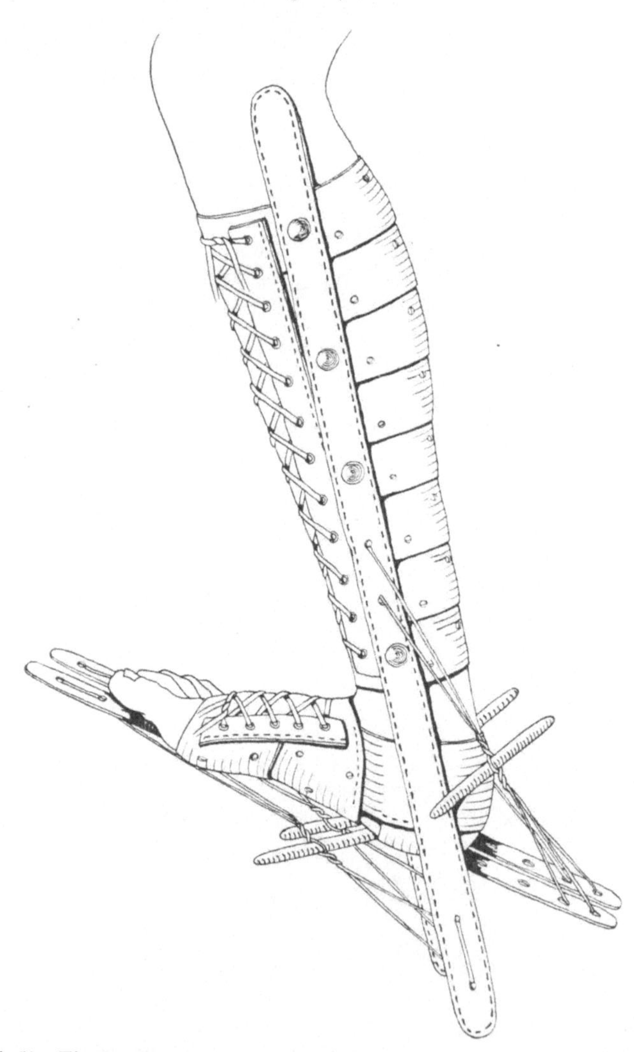

Abb. 50.  Kinetischer Streifenapparat A mit nichtkinetischer Stahl-Lederstreifenhülse
durch MOMMSENsche Quengelzüge verbunden.  2. und 3. Akt.

Damit ist der

*Streifenapparat B*

fertig und wird nun zuerst angelegt. Nach Anlegen des Streifenapparates *A* verbinden wir die über die Zehen hinausragenden Enden
der Plantarschienen durch Mommsensche Quengelzüge mit den über-
stehenden Enden der Seitenschienen des Streifenapparates *B*, wonach
in analoger Weise die nach hinten gerichteten, spornartig verlänger-
ten Plantarschienen proximal gespannt werden.

Ein Supinationszug um die Ferse wird anfangs provisorisch und
entspannt angelegt, später als Quengelzug angewandt, um so die Wirkung zu verstärken.

Die Abb. 48 bis 50 veranschaulichen das Verfahren.

Ehe wir die zweite Möglichkeit beschreiben, wenden wir uns zur
Darstellung der entgegengesetzten Bewegungsstörung, die als vermehrte Plantarflexion und als sogenannter

*Spitzfuß*

durch ihre Formveränderung in Erscheinung tritt. Man könnte den
Spitzfuß sehr gut als „*Streckfuß*" bezeichnen und damit den vulgären
Begriff des „Streckens" als Ausdruck der falschen Funktion im Sinne
einer vermehrten Plantarflexion kennzeichnen.

Eine in entgegengesetzter Richtung wie zuvor geschildert wirkende
Anordnung von Quengelzügen eignet sich sehr gut zur Behandlung
solcher „*Streckfüße*", bei welchen die Therapie nicht im Gehen durchgeführt werden muß oder kann, wie bei längerem Krankenlager aus
anderen Ursachen oder schwersten Verletzungen der Wade, welche dem
Anlegen des Apparates zu große Schwierigkeiten bereiten würden.

Als *vorbereitende* Therapie aber leistet dieses Verfahren selbst bei
den schwersten Formen ausgezeichnete Dienste, mit Ausnahme derjenigen Fälle, bei denen eine Ankylose besteht.

Soll der *Streckfuß* im *Gehen* behandelt werden, so tritt die *kinetische
Behandlung* an die erte Stelle, und zwar sowohl bei den cicatriciellen,
myogenen, desmogenen, neurogenen und selbst arthrogenen Formen.

Bei den letzteren muß zugleich dem Entzündungsprozeß entgegengewirkt werden, was z. T. durch die *Ödemisierung* allein erfolgen kann.
Die Ödemisierung erleichtert aber auch die *Redression* dadurch, daß
sie anästhesierend wirkt und die spastische Gelenksperre aufzuheben
imstande ist, wie ich dies früher schon in einer Arbeit über „Funktionelle
Behandlung der chronischen Gelenkerkrankungen"[1] dargelegt habe.

In solchen Fällen ist ein *kinetisches Hülsensystem* mit Abschwächung
der Flexoren und Übertragung der Kräfte auf die Extensoren der ge-

---

[1] Zentralblatt für Chirurgie 1925, Nr. 50.

eignete Apparat, welcher, hinter den Zehen beginnend, bis mindestens zum Knie herauf angelegt wird.

In anderen Fällen hinwiederum genügt die Kombination eines *Fußsteifenapparates* mit einem die Kniebewegungen nicht hemmenden Knieteil unter Anwendung des *technoplastischen Muskelersatzes* (Abb. 51). Die eingeschalteten, beliebig regulierbaren Muskelzüge können nach Notwendigkeit auch weiter distal am Fuße, wie die Abbildung zeigt, angebracht und so — abgesehen von dem Grade der Spannung — auch in der Hebelwirkung verstärkt werden. Weitere Möglichkeiten bieten zwangsläufige Bewegungen des Fußes mit den Kniebewegungen oder auch denjenigen der Hüfte (Kupplung).

Für ganz leichte Formen (Schwäche der Extensoren) bietet sogar eine gewisse Verstärkung des Bandapparates des Talocruralgelenks durch einen *redressierenden Streifenapparat*, welcher den Überschuß der Flexionswirkung und des Gewichts aufhebt, ein Mittel zur Beseitigung der Funktionsstörung unmittelbar nach der ersten Behandlung.

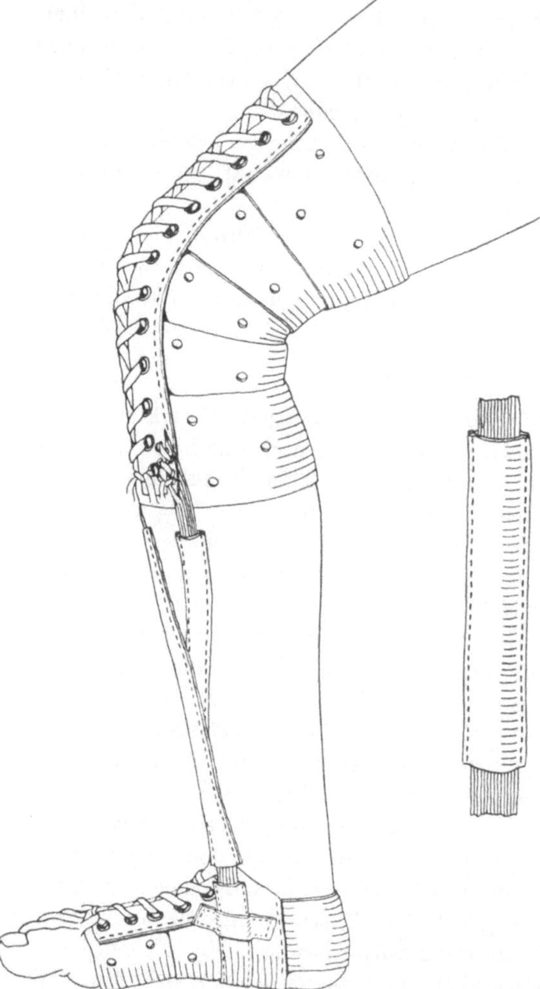

Abb. 51. Technoplastische Korrektur des Spitzfußes (Streckfußes).

Bei dem „*kompensatorischen*" Spitzfuß oder Streckfuß soll die „Streckung" natürlich nicht ausgeglichen werden, wenn es sich darum handelt, eine Verkürzung auszugleichen. Eine durch die Fußstellung verursachte Schwäche des Fußgelenks kann durch die *technische Arthro-*

*dese* behoben werden, um so den Patienten das Tragen selbst von Halb-
schuhen zu ermöglichen.

Wir sprachen vorhin noch von einer weiteren Möglichkeit der
*technischen Operation* beim *Hackenfuß*, unter welchem Begriff die
dem „Streckfuß“ entgegen-
gesetzte Funktionsstörung zu
verstehen wäre, also der *Ausfall der Wadenmuskulatur* bei
isolierter Lähmung der langen
Plantarflexoren, nach Sen-
senverletzungen der Achillessehne und nach Tenotomien
bei spastischen Contrac-
turen.

Wir müssen bei derartigen
Zuständen dafür sorgen, daß
die fehlende Wadenmuskulatur ersetzt wird und ein Umknicken des Fersenbeines nach
vorn unterbleibt.

In manchen Fällen mag
dies gelingen durch den technoplastischen Muskelersatz der
Wade: Wir legen einen Fußstreifenapparat an unter Dehnung der Plantarmuskeln,
dann einen Kniestreifenapparat (nach Abb. 52), der die
Kniebewegungen nicht behindern darf. Durch zwei Muskelzüge, welche noch an der
Sohle ansetzen, sich auf der
Beugeseite des Unterschenkels überkreuzen und in Richtung der Kniescheibe ver-
laufen, werden Fußteil und
Knieteil verbunden. Der Muskelzug ist regulierbar, soll

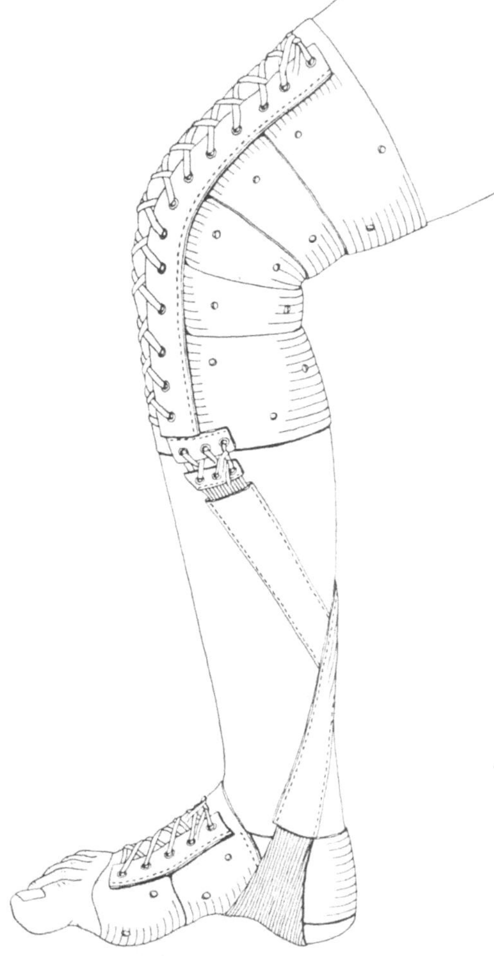

Abb. 52. Technoplastische Korrektur bei Hackenfuß
(isolierte Lähmung der langen Plantarflexoren).

nur langsam verstärkt werden und gute Gleitwirkung besitzen.

Das Verfahren bietet ziemlich viele Schwierigkeiten in technischer
Hinsicht und kommt in der Hauptsache als vorbeugende oder er-
gänzende Therapie in Anwendung.

Aus den früheren Darstellungen der von uns durchgeführten Be-

handlung speziell des „Spannfußes" (Hohlfußes) und der als „Streckfuß" (Spitzfuß) bezeichneten Funktionsstörung ergibt sich die beim

*Klumpfuß*

auszuführende *technische Operation* von selbst aus dem vorhergehenden.
Jedoch zeigt die praktische Erfahrung, daß eine „*Radikaloperation*
*auf technischem Wege*" nur *in Etappen* ausführbar ist, und wir bezeichnen als technische Radikaloperation eine *kinetische Transformation*
*mit dem Ziele einer vollständigen Beseitigung der Störungen von seiten*
*der Bewegung, der Form und des Wachstums.*

Gerade das letztere ist maßgebend für unser Vorgehen in Etappen.
Daher wählen wir für die

*funktionelle Behandlung des „Spann-Streckfußes"*, wie wir diese Bewegungsstörung nennen wollen, den von K. Port betretenen Weg, der
sich uns früher auch in der Behandlung mit dem Portschen *Leim-Band-*
*eisenverband* als gangbar erwiesen hat, und korrigieren zuerst die

*Adductionsstellung*, die sowohl am Fußgelenk als auch am Vorfuß
besteht.

Zu diesem Zwecke ist eine Überführung in äußerste *Streckstellung*
des Fußes (Plantarflexion, Equinusstellung) erforderlich. Von hier
aus läßt sich relativ leicht die Adductionscontractur des Fußes *und*
des Vorfußes in Angriff nehmen. Wir beginnen mit einem Knöchel-
streifen und führen von hier aus die Anlegung der weiteren zirkulären
Lederstreifen zunächst in proximaler Richtung aus bis über das Knie
hinaus. Dadurch gewinnen wir genügend Halt am Unterschenkel, um
den Fuß in Plantarflexion schonend und doch kräftig genug umzu-
stellen und eine *Dehnung* des medialen Strahles unter Anlegung des
Chopart- und distalen Streifens auszuführen. Ein von der medialen
nach der lateralen Seite angebrachter Fersenstreifen hält zugleich den
Calcaneus im Apparat fest, daß ein Herausschlüpfen nicht möglich,
aber doch jeder Druck auf die Ferse vermieden ist. Schnitt und Anbringen der Ösenstreifen hat unter einer weiteren Korrektur im Sinne
der Abduction zu erfolgen.

Jetzt Abnahme der Streifen. Nähte. Dann Anlegen des Apparates.
Die Schnürung führt man in zweifacher Richtung aus:

1. vom Fußgelenk beginnend kniewärts,
2. vom Fußgelenk beginnend zehenwärts.

Der Streifenapparat muß öfters kontrolliert werden. Durchnässung
kann seine Wirkung verderben. Es ist deshalb empfehlenswert, das
ganze Beinchen einzuwickeln oder mit einer Art Strumpf aus wasser-
dichtem Stoff unter Freilassung der Zehen zu schützen, wenn es sich
um die Behandlung ganz kleiner Kinder handelt. Wir beginnen damit sofort nach Feststellung der Diagnose, soweit nicht ein Haut-

ausschlag oder eine besondere Gegenindikation besteht. Denn der Eingriff ist in jeder Hinsicht schonend.

Die Wirkung des *Streifenapparates* bleibt so lange belassen oder wird so weit verstärkt, bis das Füßchen überkorrigiert ist, und nach Ablegen des Apparates die Überkorrektur zehn Tage lang bestehen bleibt. In der letzten Zeit genügt mehrstündiges Anlegen des Apparates.

Die zweite Etappe der Behandlung stellt die

*Beseitigung der Supination* des Fußes dar.

*Technische Operation des Klumpfußes (Spannstreckfußes)* (Abb. 53 bis 55).

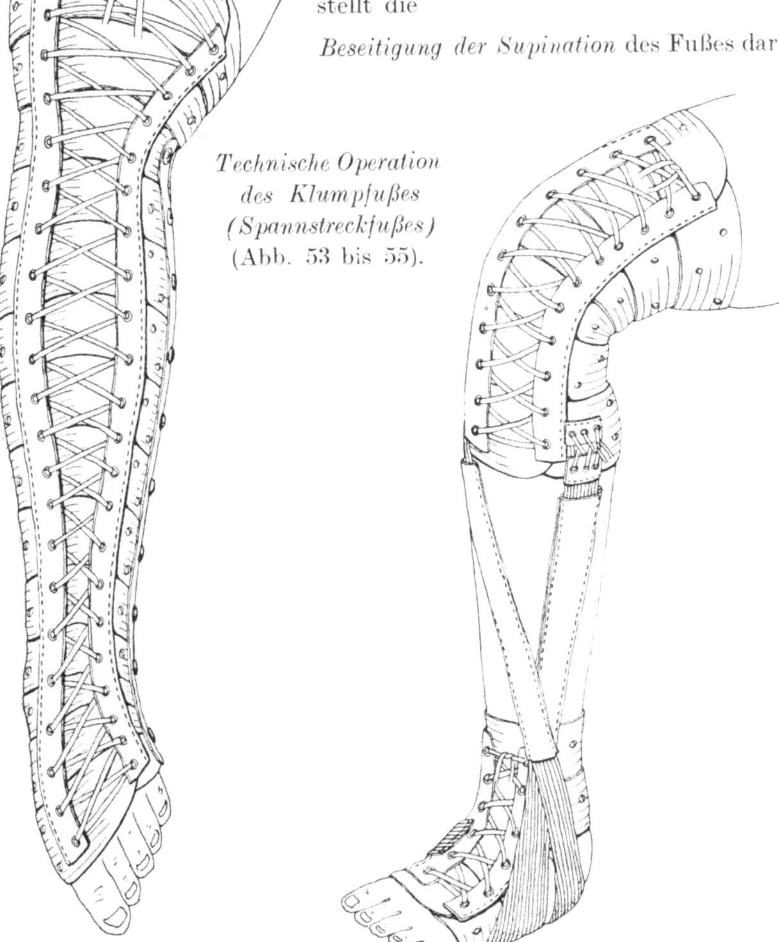

Abb. 53. Korrektur der Adductionscontractur des Fußes und Vorfußes.

Abb. 54. Korrektur der Supination.

Hierzu genügt oft der gleiche Apparat, falls er nicht inzwischen unbrauchbar geworden ist.

Es ist nur die Ösenschnürung mehr lateralwärts und unter einem größeren Bogen neu anzubringen, gegebenenfalls die pronierende Wirkung durch einen plantaren Lederzügel zu erhöhen. Verbindung mit der Unterschenkelschnürung durch Quengelzug. Eine am Sohlenteil des Apparates angebrachte *Streifenwinkelschiene* kann die pronierende Wirkung ebenfalls verstärken. Dann ergibt sich aber leicht Faltenbildung im Bereich der Schnürung, so daß man besser einen Fuß- und einen Knieunterschenkelstreifenapparat von nichtkinetischer Wirkung anwendet und analog der LEXER-KRASKEschen oder der *Methode* von MOMMSEN vorgeht.

Die letzte Etappe dient der

*Beseitigung der Streckfußkomponente,*

die keine wesentlichen Schwierigkeiten macht und nach den bereits bekannten Prinzipien erfolgen kann.

Wir überblicken nochmals die einzelnen Phasen der technischen Radikaloperation an den Abb. 53 bis 55:

Abb. 53 zeigt die Korrektur der Adductionscontractur von Fuß und Vorfuß.

Abb. 54 veranschaulicht die Beseitigung der Supination.

Abb. 55 veranschaulicht die Beseitigung der Plantarflexion.

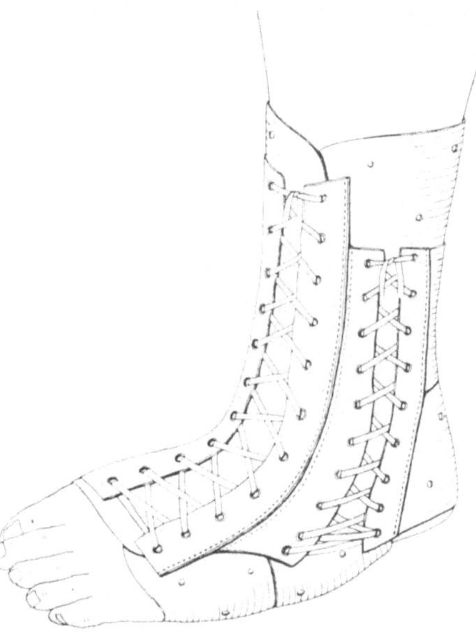

Abb. 55. Korrektur der Plantarflexion.

Nicht unerwähnt möge bleiben, daß dieses Verfahren selbst bei Adolescenten noch anwendbar ist und gute Erfolge geben kann. Gründlichkeit und Geduld dürfen aber nicht fehlen, sonst wird man immer wieder Rezidive sehen. Nötigenfalls können manuelle Redressionen und solche mit Hilfe des Osteoklasten herangezogen werden.

Nur in ganz hartnäckigen Fällen empfehlen wir die blutige Operation am Knochen (Keilresektion aus dem Tarsus, Talusexstirpation).

Wo nach Abschluß unserer technischen Behandlung ein vollkommenes Resultat vermißt wird, treten Sehnenoperationen und Fascienplastiken in ihr Recht.

Bei bereits behandelten Fällen, in welchen eine restlose Heilung mit anderen Methoden nicht erreicht werden konnte und noch irgendwelche *Komponenten des Spannstreckfußes* übriggeblieben sind, wenden wir eine *kinetische Hülse* an. Diese beginnt dicht oberhalb der Zehen und reicht bis zur Mitte des Oberschenkels. Die *Kniebewegungen* werden entweder frei gelassen oder als *Motor* für die Transformationen der Fußbewegungen verwendet.

Für die leichteren Grade des Klumpfußes genügt dieses Verfahren allein und führt mitunter im Laufe von etwa neun Monaten zur restlosen Heilung. Voraussetzung für die letzterwähnte Methode ist, daß die Kranken überhaupt gehen können.

Der *Pes adductus* kann, wenn er Beschwerden macht, entsprechende Behandlung finden. Es genügt jedoch meist eine *kinetische Behandlung*, die den Unterschenkel nicht mehr zu umfassen braucht.

## Technische Operationen des Unterschenkels.

Ein Teil dieses Abschnittes wurde bereits im vorhergehenden mitbesprochen, da die zahlreichen Bewegungsstörungen des Fußes bei unserer Betrachtung vom Standpunkte der

„*Orthokinetik*"

gemeinsam mit dem nächstgelegenen, ja sogar entfernteren Gliedabschnitt behandelt werden müssen (Lähmungen, Contracturen).

Wir setzen die Kenntnis der schon im Allgemeinen Teil der *technischen Operationen* erwähnten Bewegungsvorgänge innerhalb der *kinematischen* (BRAUS, v. BAEYER) und *kinetischen Kette* (ROST) unter normalen und krankhaften Verhältnissen voraus, verzichten auch auf nochmalige und genauere Schilderung von technischen Operationen, welche *gleichzeitig* am Unterschenkel vorzunehmen sind, wie die Eingriffe am Fuß oder an proximal befindlichen Teilen der Bewegungsorgane.

Es sollen vielmehr nur solche Eingriffe besprochen werden, deren Angriffspunkt der Unterschenkel ist als Sitz von *Kontinuitätstrennungen* (Frakturen, Pseudarthrosen, Defekte) oder von

*Verkrümmungen* (Rachitis, Lues, Tuberkulose, eitrige und andere Infektionen und deren Folgen, PAGETsche Knochenerkrankung usw.) und *Erkrankungen der Weichteile* (Muskeln, Nerven, Gefäße, Haut).

Die Gelenkerkrankungen des Fuß- und Kniegelenks sollen hier nur skizzenhaft erwähnt und wegen ihrer Wichtigkeit in einem Sonderabschnitt am Schlusse dieser Ausführungen eine gemeinsame Besprechung finden.

Am Unterschenkel können *technische Operationen als kausale Therapie* bei frischen und vorbehandelten *Frakturen* deshalb in Frage kommen, weil diese Behandlungsweise die gesamte Bewegungsstörung am schnellsten und sichersten zu beseitigen vermag, da sie ohne Schädigung der Weichteile und ohne temporäre Gelenkversteifungen die Verletzten nicht an das Bett fesselt, sondern eine *funktionelle Behandlung* im wahrsten Sinne des Wortes darstellt, d. h. ein sofortiges, schmerzfreies Gehen mit beweglichen Gelenken gestattet und die sichersten Chancen für eine vollkommene Heilung in kürzerer Zeit bietet.

In erster Linie ist also die Indikation eine Zeitfrage und damit von großer wirtschaftlicher Bedeutung, da die Ausübung des Berufes auf schnellstem Wege — sofort oder nach mindestens ein paar Tagen — ermöglicht werden kann. In zweiter Linie kommt für unsere Therapie die Vermeidung längeren Bettliegens bei älteren Leuten in Betracht, teils aus gesundheitlichen Rücksichten von seiten des Allgemeinbefindens und der späteren Funktion, teils aus Ersparnis einer Pflege, kurz, aus Gründen des möglichst sofortigen Gebrauchs der Gliedmaßen.

Es gibt eine Reihe von Gründen, welche den Arzt oder Kranken zu einer raschen Wiederherstellung der Bewegungsstörung veranlassen können, wo eben eine Art „Not dazu drängt“. Mag dieselbe durch die Psychologie, Physiologie oder Pathologie des Unfallverletzten bedingt sein, kurz und gut, es gibt im menschlichen Leben Situationen, bei denen die Zeit dem Arzte genau so gut wie dem Feldherrn gebieterisch neue Bedingungen für sein Tun und Lassen vorschreibt.

So hat auch unsere Technik ihre Kraftprobe bestanden, als ich durch die Situation genötigt war, einem Industriellen vor Jahren eine frische Unterschenkelfraktur mit einem „Notverband“ zu versorgen, daß er am übernächsten Tage eine größere Seereise machen konnte.

Die guten Ergebnisse mit der *Streifentechnik* bei Distorsionen des Fußgelenks und schlecht geheilten sowie anderweitig übersehenen Knöchelfrakturen hatten mir gezeigt, daß solche Verletzungen ohne Bedenken eine Beweglichkeit des Fußgelenks im *kinetischen Streifenapparat* gestatten, selbst wenn das Röntgenbild vor Beginn der Behandlung Dislokation der Fragmente aufwies. Diese verschwand vielmehr ebenso wie Schwellung und Erguß so schnell, daß die Patienten buchstäblich vom Operationstisch aufstanden und ohne Schmerzen gehen konnten. Die Kontrollen ergaben schnelle und restlose Heilungen ohne „Nachbehandlung“.

So konnte ich es auch wagen, den dringenden Wunsch des sehr intelligenten und gebildeten Patienten zu erfüllen und ihm einen idealen Notverband anlegen. Die Diagnose hatte der Patient selbst gestellt und einstweilen das Bein hochgelagert und mit feuchten Umschlägen versorgt. Erschwert war der Fall durch die beträchtliche Abduction des Fußes, die starken Schmerzen und das erhebliche Körpergewicht.

Die hochgradige Schwellung ließ eine DUPUYTRENsche Abductionsfraktur nicht mit Sicherheit feststellen, nur vermuten, da die Fibula oberhalb des Knöchels frakturiert und disloziert war. Das Röntgenbild ergab Abriß des medialen Knöchels und Fraktur der Fibula.

Therapie: Reposition in Normalstellung. Kinetischer Streifenapparat mit dicht anliegendem Bügel. Patient kann sofort schmerzfrei gehen. Nach zwei Stunden Kontrolle: Zehen nicht verfärbt, Schwellung geringer. Schnürung wird straffer angezogen.

Abends: Keine nennenswerten Beschwerden, hat Gehversuche im Halbschuh gemacht.

Am folgenden Tag: Noch mäßige Schwellung, keine Schmerzen, geht ohne Stock. Zehen gut beweglich, nicht verfärbt. Fußbewegungen frei bis auf das Abrollen des Fußes, welches noch mühsam erfolgt, aber im Schuh nach geringer Erhöhung beider Absätze gut ausführbar ist.

Auf dringendes Anraten bleibt Patient noch bis zum nächsten Morgen, reist nach nochmaliger Kontrolle, die nichts Besonderes ergibt, mit Arztbericht und Röntgenbildern ab.

Trotz meiner Anordnung, sich bei den geringsten Beschwerden an den nächsten Arzt zu wenden und sich auf jeden Fall nach Ankunft einem Chirurgen vorzustellen, hatte der Verletzte weder einen Arzt aufgesucht noch mir über sein Befinden Nachricht gegeben, sondern persönlich mitgeteilt, als ich ihn zufällig nach einem halben Jahr wiedersah: „Morgen wollte ich wieder einmal zu Ihnen, ich hatte bisher keine Zeit für einen Arzt, da ich die ganze Zeit beruflich zu tun hatte. Massieren ließ ich mich auch nicht. Ich habe nur den Apparat nachgeschnürt und nach acht Wochen ganz abgelegt."

Die Kontrolluntersuchung ergab freie Beweglichkeit, ideale Stellung, keinerlei Anzeichen arthritischer Veränderungen. Beschwerden waren nie aufgetreten und auch weiterhin nicht vorhanden, wie eine persönliche Mitteilung im folgenden Jahre ergab.

Gleichgute Erfahrungen machte ich mit dieser funktionellen Behandlung auch bei anderen Unterschenkelfrakturen und Pseudarthrosen.

Einer meiner Patienten mit Pseudarthrose der Tibia im oberen Drittel fuhr nach der Behandlung Motorrad. Die Pseudarthrose befand sich am linken Bein, welches gerade beim Absteigen mehr beansprucht wurde. Ob eine völlige Heilung der Pseudarthrose eintrat, weiß ich nicht, da der Fall allen anderweitig vorgenommenen Operationen zuvor getrotzt hatte und deshalb ärztlicherseits die Indikation für einen Apparat gestellt worden war, und da aus verschiedenen Untersuchungen in dieser Richtung hervorgeht, daß selbst geheilte Pseudarthrosen nach vielen Jahren wieder neu entstehen, neu verknöchern und wieder rückfällig werden können.

Jedoch konnte ich meist eine alsbaldige Verknöcherung bei der Pseudarthrose (mit Ausnahme derjenigen des Vorderarms) sowie bei verzögerter Callusbildung durch die funktionelle Inanspruchnahme beobachten.

Was wir bei der Pseudarthrose anstreben, sind die

1. *örtliche Ruhigstellung*

2. *relative Entlastung* $\Big\}$ = Adaptierung,

und 3. die *Muskelarbeit* = funktionelle Reize.

In gleicher Weise dient die letztere der *Frakturheilung*, nur muß die

*lokale Ruhigstellung*

*exakteste Reposition*

*genaueste Retention* $\Bigg\}$ der Fragmente

*völlige Entlastung*

bis zum Stadium vorgeschrittener Callusbildung peinlichst beachtet werden. Die Muskelarbeit selbst ist kein Heilungshindernis, sondern kürzt den Heilungsprozeß ab durch vermehrte Resorption und die Vorbeugung der Atrophie und Gelenkversteifungen.

Soweit keine Gegenanzeige von seiten des Allgemeinbefindens besteht, kann die *technische Operation* auch bei frischen Frakturen im Bereich des Unterschenkels ohne Bedenken ausgeführt werden, wenn die vorgenannten Bedingungen zu erfüllen sind.

Unsere Methode schreibt Gesetze vor, die teils durch den Gehgips, teils durch den PORTschen Leim-Bandeisenverband (eines Ersatzes des HESSINGschen Schienenhülsenapparates), teils durch die BARDENHEUERsche und STEINMANNsche Extensionsbehandlung, teils durch die funktionelle Behandlungsweise von BÖHLER in ihren Grundzügen ihren Niederschlag gefunden haben.

Trotzdem bestehen gewisse Besonderheiten, welche das Verfahren verlangt, wenn es vollkommen sein soll:

Es sind dies die jeweils zu regulierenden Bewegungen der beiden Nachbargelenke (erst Gelenkbremsung, dann Freigabe) und der entfernter liegenden, soweit irgendwelche Muskelwirkungen in Aktion treten, welche die *Nachbargelenke als Fernwirkung* beeinträchtigen. Eine *Ruhigstellung der benachbarten Gelenke soll* aber *unterbleiben*. Es genügt vielmehr eine Überbrückung der Frakturstelle durch eine, zwei oder drei Längsschienen, die nötigenfalls durch divergierende oder konvergierende Metall- oder Lederstreifen unverrückbar verbunden sind. Würden wir diese Verbindungsstreifen parallel anbringen, so wäre (nach dem Gesetz vom Parallelogramm der Kräfte) immerhin nicht die absolute Ruhigstellung gesichert, die trotz der kinetischen Wirkung auf die Muskulatur für die Fragmente erforderlich ist. Daher wenden wir bei schweren Splitterbrüchen erst *nach* Beginn der Callusbildung das kinetische Prinzip an und versorgen die Fraktur primär nach den sonstigen Gesetzen der Frakturbehandlung mit einem *Streifenbrückenverband*.

Dieser wird angelegt wie der Brückengipsverband, nur mit dem Unterschied, daß nach erfolgter Reposition der distale und proximale Teil schnürbar eingerichtet sind, und der zwischen den (meist drei) Bügeln vom Verband noch freie Raum nach der Röntgenkontrolle und etwaigem Nachrichten der Bügel durch Schränken nachträglich durch ein Streifenzwischenstück mit den beiden anderen Teilen der Hülse zu einem organischen Ganzen verbunden wird. Wir erhalten so einen rohrartigen, weichen und doch sicheren Halt, der durch die Schienen an der Frakturstelle so weit verstärkt ist, daß er der Festigkeit bzw. Tragfähigkeit des Knochens entspricht. Bei Eiterungen kommt das Zwischenstück ganz oder teilweise in Wegfall.

Indes braucht die Überbrückung nur bei Frakturen *beider* Unterschenkelknochen vorgenommen zu werden. Bei einer Fraktur der Fibula oder Tibia allein kann man gut mit einer oder zwei Längsschienen auskommen, die in die Hülse eingenietet sind und nur unilateral angebracht zu sein brauchen. Die Gelenkenden kann man vielmehr in breitere Lederstreifen auslaufen lassen und diese mit dem Hülsensystem entsprechend vernähen.

Erscheint eine *Entlastung* des Unterschenkels in toto nötig, so ist es ein Leichtes, den ganzen Streifenapparat an einem *Gehbügel* zu befestigen.

Die *Extension* kann mit Hilfe des Apparates selbst ausgeführt werden, da das Hülsensystem ungepolstert ist, fester und viel weicher als ein ungepolsterter Gips anliegt und einen weit besseren, gleichmäßigeren Halt gibt als weiches Bindenmaterial mit Schienen zusammen (BETTMANN) oder der dem Streifenapparat in seiner Wirkung am meisten nahestehende Leim- oder Leim-Bandeisenverband. Der HESSINGsche Apparat leistet auch bei bester Konstruktion und Ausführung nicht so viel und wirkt ja auch ganz anders.

In nachstehenden Abb. 56/57 und 58/59 zeigen wir als Beispiele eine frische Tibiafraktur im Streifenapparat und eine Fraktur beider Unterschenkelknochen im Streifenapparat mit Gehbügel.

Selbstverständlich sind eine Unzahl von Modifikationen unserer Technik für den einzelnen Fall möglich. Sie müssen streng individualisiert werden.

So früh als möglich soll das *kinetische Verfahren* angewandt werden, da dieses allein eine funktionelle, man kann sagen: *die* funktionelle Behandlung darstellt. Bedeutet doch dieser Eingriff eine *Beseitigung der „functio laesa"*, oder positiv ausgedrückt, die *volle Wiederherstellung von Bewegung, Belastung* (= Gebrauch) *und* dazu der provisorischen *Form*.

Da wir eine große Zahl brauchbarer Methoden für die Behandlung *frischer* Frakturen besitzen, besteht praktisch nur vereinzelt ein Bedürf-

nis nach der unsrigen. Aber ·in der Nachbehandlung kann sie sehr
viel nützen, und zwar schon von dem Zeitpunkte an, wo die Knochen-
narbe noch weich und modellierbar ist. Und auch späterhin können wir

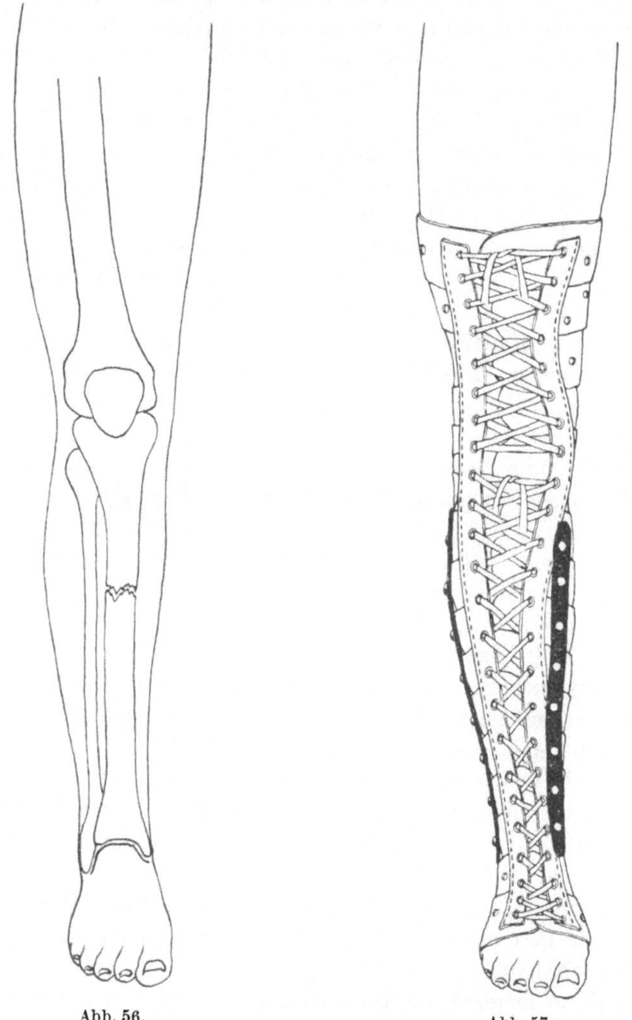

Abb. 56.                    Abb. 57.
Abb. 56 und 57. Streifenapparat für frische Fraktur der Tibia.

mit bestem Erfolg drohenden Versteifungen der Gelenke, Gang-
störungen, Fußdeformierungen, die gar nicht allzu selten nach Knochen-
brüchen im Bereich des Unterschenkels beobachtet werden, mit viel
Erfolg entgegenwirken und derartige bereits vorhandene Schäden
schnell, sicher und gefahrlos beheben.

Unsere Methode ist daher stets am Platze, wenn der Kranke sich eingreifenden Operationen zur Beseitigung von Folgen schlecht geheilter Frakturen nicht weiter unterziehen will oder kann, und überall da,

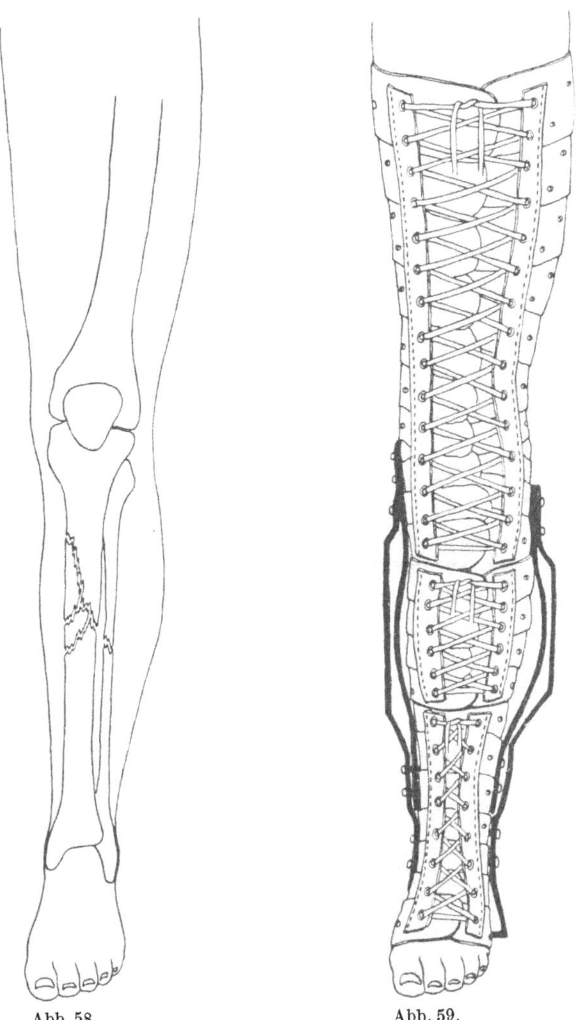

Abb. 58.      Abb. 59.

Abb. 58 und 59. Streifenapparat für frische Fraktur beider Unterschenkelknochen.

wo lange Kuren in Form der Nachbehandlung mit Massage, Heißluft, Diathermie, Medikomechanik, Bädern usw. aus Mangel an Zeit und Geld vermieden werden sollen.

Nicht viel anders liegen die Dinge bei Knochendefekten in der Zeit bis zu ihrem plastischen Ersatz, der natürlich stets anzustreben ist.

Auch bei bereits konsolidierten traumatischen Deformierungen des Unterschenkels kann durch die *Korrektur des Ganges* den Verletzten noch viel geholfen werden. Wir gehen dann ähnlich vor wie bei Störungen der Form infolge des Wachstums oder infolge von Systemerkrankungen und Infektionen.

Unsere Behandlungsweise bietet eine ganze Menge *kausaler* und *unterstützender* Heilfaktoren, von denen als wichtigste genannt sein sollen:

1. *die Ausschaltung des Muskelzuges*
a) durch Dehnung,
b) durch Transformation,
c) durch technischen Ersatz von Gegenmuskeln (Technoplastik).
2. *Die Gestaltsänderung der Knochen,*
a) durch Extension,
b) durch Redression,
c) durch Entlastung,
d) durch Stützung,
e) durch Kombination von a—d,
f) durch *kinetische Transformation,*
g) durch musculo-ossäre Eingriffe (a—f).

Die *Ausschaltung* eines einfachen Muskelzuges geschieht durch permanenten weichen Druck auf den Muskelbauch. Am besten verwendet man zu diesem Zweck eine *Streifenhülse,* in welche entlang des Muskelverlaufs eine Tasche mit Zellstoff, Filz, Watte, Faktis, Wollfäden u. dgl. angebracht ist. Natürlich muß die Druckfläche auf der Innenseite der Hülse liegen, damit sie durch die Schnürung fein dosiert werden kann. Auch das Einnähen weicher Lederlagen (aus Glacé-Kid) kann genügen. Die Ränder des Leders dürfen nicht rauh oder hart sein. Man näht daher nicht im Bereich der Muskelumrisse, sondern sucht mit ein oder zwei medialen Nähten auszukommen. Gefäße und Nerven dürfen keinem (auch keinem leichten) Druck ausgesetzt werden. Diese Art eignet sich gut für die oberflächlich gelegenen Muskeln.

Eine *Dehnung* eines Muskels oder mehrerer, in gleicher Richtung verlaufender Muskeln kann auch durch Verlängerung des Weges erfolgen (Anlegen einer Streifenschiene).

Sicherer, aber konstruktiv schwieriger ist die *muskuläre Transformation,* mit der wir regelrechte Muskeltransplantationen supracutan vornehmen können (*kinetisches Hülsensystem* mit *rohrartiger Führung*).

Die *Technoplastik* schaltet einfach einen neuen, künstlichen Muskel auf der Gegenseite ein, dessen Entwurf sich aus den im Allgemeinen Teil besprochenen Beschreibungen ergibt.

Sind die Knochen noch relativ weich, so kommt man am besten und schnellsten mit den *kinetischen Hülsen* durch. Ich wende dieses

Verfahren am liebsten an und habe damit recht erhebliche Verkrümmungen insbesondere rachitischer Art auch *nach* dem sechsten Lebensjahre geraderichten können. Es gelang um so leichter, wenn zuvor
Gipsverbände verwendet wurden, mit denen die Korrektur vergeblich
versucht worden war. Wir wissen ja, daß ein etwa vier Wochen liegender Gipsverband den Knochen so weich machen kann, daß er mit
Leichtigkeit von der Kraft der Hand zu biegen ist. Von dem RABLschen
Verfahren der Knochenerweichung haben wir nie Gebrauch gemacht,
dagegen den *ohne* Korrektion der Verkrümmung angelegten Gipsverband als Vorbereitung einer orthoplastischen und orthokinetischen
Therapie nicht nachteilig gefunden.

Wenn wir auch wissen, daß leichtere Grade von Unterschenkelverkrümmungen bei rachitischen Kindern unter Allgemeintherapie sich
noch „verwachsen“ können — als oberste Grenze wurde das sechste
Lebensjahr betrachtet —, so ist es doch besser, sich nicht darauf zu
verlassen. Man kann den Kindern und deren Eltern große Freude bereiten, wenn Gebrauch und Wachstum der Beine nicht sich selbst
überlassen bleiben und einer Therapie unterzogen werden, die den
Kindern ein müheloses, richtiges Gehen und damit eine bessere Haltung,
vor allem aber den Aufenthalt in frischer Luft und der Sonne ermöglicht. Die Behandlung ist für die Kinder absolut schmerzlos, ohne
jegliche Gefahr bei der nötigen Sauberkeit und richtigem Schnüren.
Die Kinder können gebadet werden, brauchen nachts gar keinen Apparat oder Verband, sind infolgedessen keiner großen Pflege bedürftig.
Lediglich das Anlegen des Streifenapparates muß am Morgen erfolgen,
das Abnehmen lernen selbst jüngere Kinder (besonders Mädchen) sehr
schnell.

Vielfach haben mir Eltern erzählt, daß sich das Kind seit dem erst-
maligen Tragen des kinetischen Apparates viel besser entwickelt habe,
es sei munterer geworden, habe besser gegessen und auch geistig allerlei
Fortschritte gemacht.

Wir können derartige „*auf Bewegung abgestimmte Streifenapparate*“
auch bei ziemlich harten Knochen anwenden und vielfach konstatieren,
daß der Knochen sich wider Erwarten durch die allseitig und permanent
wirkende Kraft der weichen Hülse ganz nach unserem Wunsche formen
läßt. Die Muskelarbeit trägt wesentlich dazu bei!

Genügt die *muskuläre Transformation* nicht, so bleibt uns noch
immer die Möglichkeit einer technischen Operation am Knochen:

Extension, Entlastung und deren einseitige Applikation als „Stützung“ bedürfen keiner genaueren Darstellung mehr. Dagegen geben
wir schematisch zwei Beispiele für eine wirksame Redression erheb-
licher Unterschenkelverbiegungen bei älteren Patienten, welche eine
scheinbar unvermeidliche Osteoklase oder Osteotomie manchmal doch

noch zu ersetzen vermag. Dazu kommt, daß diese permanente

„*federnde Redression*“

sehr gut mit der *kinetischen Transformation* verbunden werden kann und auch gerade auf diesem Wege von seiten des distalen und proximalen Gelenks eine Einwirkung auf Form, Bewegung, Wachstum in beliebiger Weise gelingt.

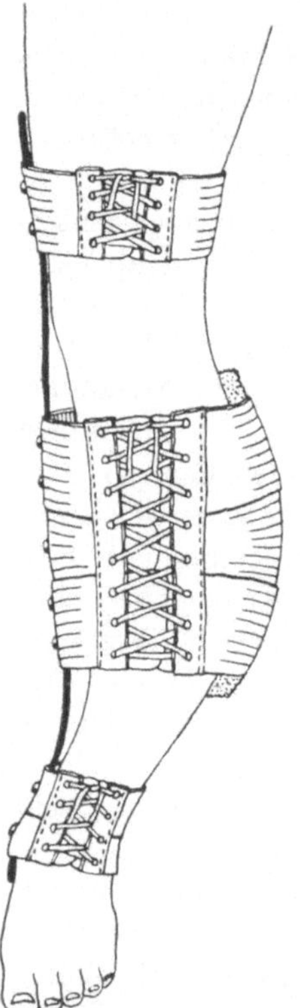

Damit können wir sehr *weitgehend den Knochen gestalten*, nämlich durch einen gleichzeitigen Eingriff:

a) am Ort der Verkrümmung,
b) an der Muskulatur,
c) am distalen Gelenk (Fußgelenk),
d) am proximalen Gelenk (Kniegelenk).

Die Abb. 60 und 61 zeigen Beispiele der Redression.

Verkrümmungen mit ihrem Sitz an der Schienbeinkante werden durch Filzpelottendruck, niemals mittels der Metallschienen geradezurichten versucht. Zu diesem Zwecke legen wir in die aus Streifen bestehende „Zunge“ der Hülse Filz ein, der am besten mit einer kurzen Naht gegen Verrutschen gesichert wird.

*Orthokinetische Eingriffe zur Behandlung von Lähmungen, Contracturen* und deren Verhütung erfordern die Mitbehandlung der — beiden — Nachbargelenke, oft auch eine *Regulierung* der *ganzen* Körperbewegungen. Einen Teil dieser Maßnahmen haben wir bereits kennengelernt. Nur soviel sei noch betont, daß auch eine Wirkung auf ein angrenzendes Gelenk (vorwiegend in proximaler Richtung) auch möglich ist, ohne daß der Apparat dasselbe umfaßt. Es ist diese Tatsache nicht lediglich auf die veränderte und korrigierte Statik zurückzuführen, sondern z. T. auf die Richtungsänderung der Bewegungen, auf Bewegungskupplung oder Bewegungsbremsung im Sinne der Exkursion und Geschwindigkeit.

Abb. 60. Korrektur der Unterschenkelverkrümmung durch Streifenverband (federnde Redression).

*Muskelzerreißungen* am Unterschenkel werden zu Beginn mit einem weichen, nur örtlich komprimierenden, schnürbaren *Streifenapparat* behandelt, der den Muskelausfall beseitigt. Diese Wirkung muß an den einzelnen Streifen genauestens modelliert und entsprechend zusammengesetzt werden. Auch das Anbringen der Schnürung muß genauestens erfolgen.

Wenn die Kranken nicht viel gehen müssen, kann man mit Gelenkbremsungen am Fuß und Knie vielfach schon auskommen.

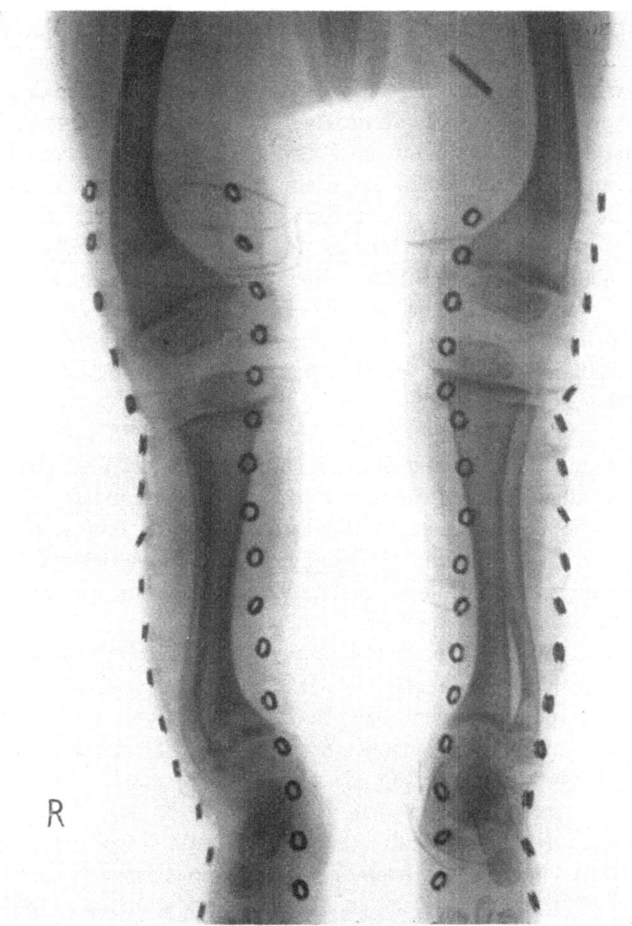


Abb. 61. Kinetische (muskuläre) Transformation zur Beseitigung schwerer Unterschenkelverkrümmungen.

Hier noch ein Wort über die *Behandlung gewisser*

*Degenerationszustände*

*der Unterschenkelmuskulatur,* von denen die durch die

*Krampfadern*

verursachten am häufigsten vorkommen, öfter in Verbindung mit den aus der gleichen Ursache entstandenen Ödemen, Venenentzündungen und Unterschenkelgeschwüren. Tuberkulöse und luetische Geschwüre sind von den letzteren streng zu unterscheiden, wenngleich mitunter auch Mischformen vorkommen.

Aus den Untersuchungen von BIER, MAGNUS, PERTHES und TREN-DELENBURG sind wir über die Ätiologie der durch die Varicen entstehenden Leiden weitgehend unterrichtet.

Wir wissen, daß eine angeborene Bindegewebsschwäche dem Leiden zugrunde liegen kann, die dann auch in anderen Minderwertigkeiten des Stützgewebes (ligamentäre Schwäche, Hernien) ihren Ausdruck findet. Zum Teil sind es mechanische Störungen, wie Tumoren, Gravidität, die zur Erweiterung der Unterschenkelvenen und zu einer Insuffizienz der Venenklappen führen. Auch toxische Einflüße und innersekretorische Störungen bilden mitunter die Ursache des Leidens. Sicher ist, daß für eine erfolgreiche Behandlung der Varicen die Erweiterung der Venen beseitigt werden muß, weil diese sowohl wie die schlußunfähigen Klappen einen Rückstrom des venösen Blutes zur Folge haben.

Die Aktivierung der infolge der schlechten Blutversorgung erschlafften und atrophischen Muskeln muß daher mit allen Mitteln angestrebt werden. Dies ist oft deshalb schwierig, weil infolge der Venenschwäche sich Thrombosen, Phlebitiden und Geschwüre bilden und die vielfach verordneten Wickelungen, Gummistrümpfe u. dgl. unzweckmäßig angewandt werden und somit die Muskulatur erst recht schädigen.

Hier hilft nur die Kompression, welche auch der Heilung des Unterschenkelgeschwürs günstig ist. UNNA hat für diesen Zweck den Zinkleimverband angegeben, der für die Behandlung auch der Folgen von Krampfadern sich bis heute ausgezeichnet bewährt hat. Voraussetzung für einen guten Erfolg ist aber nicht nur die Zusammensetzung des Leimes, sondern auch das richtige Anlegen des Kompressionsverbandes. Um seinen Ausbau haben sich CLASEN, HOHMANN, KRUCKENBERG, LANGE, PORT u. a. große Verdienste erworben. Neuerdings hat vor allem HOHMANN in einer größeren Arbeit über *„Fuß und Bein“* Entstehung und Behandlung der Krampfadern und des Beingeschwürs eingehend beschrieben, so daß die verschiedenen Methoden der chirurgischen, orthopädischen und dermatologischen Behandlung nicht näher beschrieben werden müssen.

Wir haben die verschiedensten Methoden der permanenten Kompression angewandt und auch von der Klebrobinde und Elastoplastbinde gute Erfolge gesehen. Unter allen Umständen muß bei jeder Kompressionsmethode die Bildung von Schnürfurchen vermieden werden. Der ganze Verband soll eine gleichmäßige elastische Beschaffenheit haben, nicht zu fest anliegen, aber doch so, daß die Muskulatur im Verband oder richtiger *gegen* den Verband wirken kann. Ein Festkleben der Binden auf der Haut ist dabei gar nicht so sehr zweckmäßig, und ich habe im Laufe der Zeit Heftpflaster-, Klebro- und vorwiegend Elastoplastkompressionsverbände mit der nicht klebenden Seite der sogar gepuderten Haut angelegt. Die Wirkung dieser Verbände war nicht minder gut, wenn der Unterverband mit der klebenden Seite nach außen durch einen darüber angelegten Verband verstärkt wurde, dessen Klebeseite mit derjenigen des Unterverbands — Klebeseite auf Klebeseite — verstärkt wurde. Bei der Anlegung des Verbandes werden zirkuläre Touren möglichst vermieden und Längs- und Spiraltouren nach Möglichkeit bevorzugt. Die Erfahrungen von H. FISCHER, daß auch frische Phlebitiden kein Hindernis für eine ambulante Behandlung darstellen, habe ich mit dieser Behandlung auch machen können, stehe aber mit LANGE auf dem Standpunkt, bei Entzündungserscheinungen ein bis zwei Wochen mit dem Aufstehenlassen des Kranken zu warten.

Zwischen Unterverband und Deckverband schalte ich bei frischen Phlebitiden proximal und distal von thrombosierten Stellen eine Druckpelotte aus Filz ein. Bei Unterschenkelgeschwüren lasse ich das Geschwür von dermatologischer Seite mitbehandeln, fenstere den Verband und verweise auf die Vermeidung des Fensterödems, welches durch bedeckende Klebestreifen (Heftpflaster u. dgl.) zu vermeiden ist.

Sobald die ulcerösen und Entzündungserscheinungen vorüber sind, beginnt die eigentliche Aktivierung der Muskulatur. Hierzu benütze ich in Verbindung mit derartigen Kompressionsverbänden die *kinetischen Streifenapparate*, wie sie zuvor für den Knicksenkfuß usw. beschrieben sind. Auch dann, wenn die Form des Fußes normal ist, empfinden die „Beinleidenden" die Unterstützung der Muskulatur sehr wohltuend und werden um so rascher wieder leistungsfähig. Da die Kompressionsverbände öfter revidiert werden müssen, eine gute Hautpflege und Baden zum mindesten erschweren, und da vielfach ein häufigerer Wechsel der Verbände erforderlich ist, gebe ich nach Lage des Falles einen *Streifenapparat zur Aktivierung der Fuß- und Unterschenkelmuskulatur*. Ringsstreifen sind hierbei nach Möglichkeit zu vermeiden. Die Spannung der einzelnen Streifen muß sehr fein dosiert sein und wird in der Hauptsache durch den Verlauf und Ausdehnung der Varicen, Thrombosen und die zur Ulceration neigenden Bezirke bestimmt.

Bei Varicen, denen eine Bewegungsstörung primär zugrunde liegt, ist die Beseitigung der Funktionsstörung selbstverständlich unbedingt erforderlich. Man verwendet dann strumpfartige, kinetische Apparate, die möglichst aus einem Stück bestehen und schnürbar eingerichtet sind. Eine Durchlochung empfiehlt sich für den Anfang meist nicht, obgleich die Ödeme schnell verschwinden. Aber bei noch ungenügend arbeitender Muskulatur kann sich an den durchlochten Stellen die

Haut vorwölben und wund werden. Die Schnürung soll nie über der Vene liegen und muß sehr exakt ausgeführt werden.

## Die technischen Operationen des Oberschenkels.

Für diese gilt im allgemeinen das über den Unterschenkel Gesagte. Nur müssen wir aus technischen Gründen von einer Anwendung des kinetischen Hülsensystems absehen, sobald wir das obere Drittel des Oberschenkels proximal überschreiten. Unsere Methode läßt uns aber auch dann nicht im Stich. Denn sie gibt uns die *Technoplastik* mit all ihren Möglichkeiten:

1. Muskelersatz für rasche Kontraktionen,
2. Muskelersatz für langsame Kontraktionen,
3. Muskelverstärkung durch Bildung gleichsinniger Muskeln,
4. Muskelabschwächung durch Bildung entgegengesetzt wirkender,
5. Muskelbremsung:
   a) durch Verkürzung der Exkursionen,
   b) durch Verlangsamung der Geschwindigkeit,
6. Plastik ganz neuer Muskelwirkungen (potentieller Aktionen),
7. Fernwirkungen auf andere Körperteile:
   a) zentripetal,
   b) zentrifugal,
   c) in doppelter und vielfacher Richtung (kontralateral usw.).

Weitere Hilfsmittel bilden die *nichtkinetischen Streifenapparate* in *Streifen-* oder *Gerüstform* (Abb. 6 und 7), mit denen sich vor allem eine gute Fixation und Entlastung, aber auch eine Redression — letztere mittels der Schienen oder der Hülsen oder auch mit Hilfe der Schienen und Hülsen — gut ausführen läßt.

Da wir die Streifenapparate auch *artikuliert* anwenden können, ergibt sich eine Fülle weiterer Kombinationen, wenn beide Systeme, die *Technoplastik und der nichtkinetische Streifenapparat*, miteinander verbunden werden.

Bei Verletzungsfolgen am Schenkelhals (Pseudarthrosen) ist der *Sitzring* für einen Streifenapparat oft nicht zu entbehren. Wir modellieren ihn so, daß wir die beiden exakt anmodellierten Seitenschienen dorsal durch ein hochkant gestelltes Zwischenstück der Streifenlochschiene verbinden, diesen Metallteil mehrfach mit Filz polstern und mit Leder überziehen. Vor der Polsterung wird die Querverbindung durch eine oder zwei seitliche Verstrebungen mit den Längsschienen fest vernietet.

Kann man auf den Sitzring verzichten, so werden die Querstreifen der Hülse bis an das Tuber ischii heraufgeführt und nötigenfalls durch eine Ledersitzfläche als Verlängerung eines Becken- oder Schultergurtes ergänzt.

Sehr gut läßt sich auch eine *Entlastung* in der Weise durchführen, daß eine bis zur Höhe des Darmbeinkammes oder noch höher geführte Außenschiene mit einem *Sitzriemen* verbunden wird.

Diese Außenschiene braucht keineswegs einen Teil des Gehbügels darzustellen. Sie kann infolge des sicheren exakten Sitzes unserer Streifenapparate am oberen Drittel des Unterschenkels angreifen, ja sogar im Drehpunkt des Kniegelenkes, wenn sie artikuliert mit einem Knieteil verbunden ist. Am oberen Ende wird entsprechend der Darmbeinform eine schaufelartige Verbreiterung der Außenschiene oder zweier V-förmig auslaufender Schienen gewählt, an denen ein einfacher Sitzriemen nach VON BAEYER oder ein nach meinen Angaben sichelförmig, konvex nach unten zugeschnittener, wie er zur Stützung der Adductoren dient, direkt oder indirekt befestigt werden kann. Diese Methode bedeutet nicht mehr und nicht weniger als eine *technische Verlängerung der Oberschenkeldiaphyse, an der das Becken suspendiert wird.* Der Kranke geht dabei auf seinem Bein, welches nicht etwa in einem Gehbügel oder Schienenhülsenapparat nach HESSING schwebt oder extendiert ist. Bei Schenkelhalspseudarthrosen, Coxa vara und abklingenden Coxitiden hat sich dieses Vorgehen gut bewährt und den Patienten meist sofort ein beschwerdefreies, schönes Gehen ermöglicht.

Neben der technischen Verlängerung der Diaphyse, an dessen verlängertem Ersatz das Becken also aufgehängt und getragen ist, gibt es noch als Angriffspunkt für den Schenkelhals für unsere Technik das *Kniegelenk,* indem wir bei Coxa vara unter Umständen ein temporäres Genu valgum, bei Coxa valga ein therapeutisches Genu valgum bilden, falls radikale oder palliative Operationen aus irgendeinem Grunde nicht in Betracht kommen. Wir werden im folgenden Abschnitt über die Gelenke noch genauer davon sprechen.

Hier noch ein Wort über die *Oberschenkelfrakturen bei Kindern,* insbesondere Neugeborenen. Gewiß ist die von SCHEDE eingeführte Extension am vertikal suspendierten Bein ein ausgezeichnetes Verfahren, insbesondere, wenn man neben der Extension noch eine Schiene anwendet zur Verhütung einer Deformität. Auch bei deform geheilten Diaphysenbrüchen der Säuglinge leistet die SCHEDEsche Vertikalextension im Anschluß an manuelle Korrekturen gute Dienste; nur muß der Verband stets kontrolliert werden. Man kann zwar durch eine Schiene eine größere Dislokation der Fragmente vermeiden, aber nicht immer verhindern, daß durch falsche Handhabung des ganzen Verbandes doch eine Deformierung eintritt. Unter Umständen kann daher — insbesondere bei empfindlicher Haut — eine *Vertikalextension mit Schienenhülsenextensionen im Streifenapparat* sehr dienlich sein. Dieselbe wird folgendermaßen ausgeführt:

Reposition des Bruches. Möglichst rechtwinklige Stellung des Fußes und möglichst Streckstellung des Kniegelenks. In dieser Stellung An-

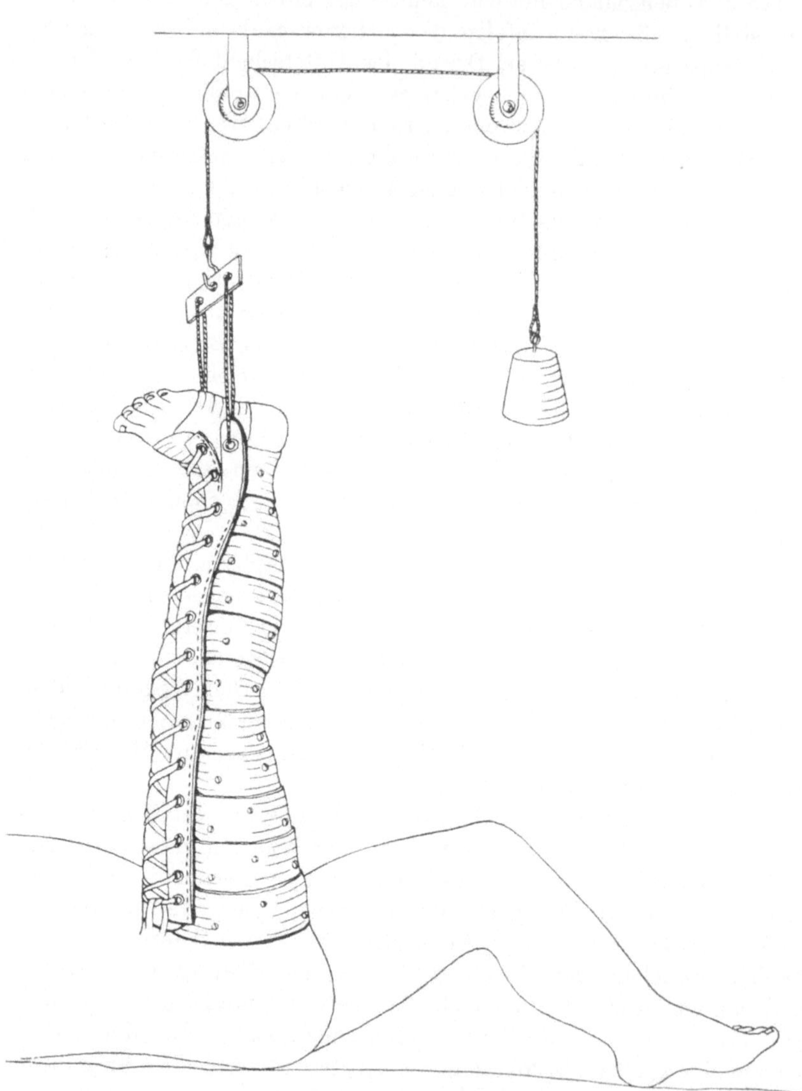

Abb. 62.  Extension und Suspension einer Oberschenkelfraktur beim Neugeborenen.
Lederstreifenapparat und Gewichtsextension.

legen eines Lederstreifenapparates proximal bis über die Frakturstelle hinaus. Außenschiene aus Metall. Fixation und Gegenextension des

Beckens mit einem nach Art des Sitzriemens an der Außenschiene angebrachten Lederstreifen. An dem Unterschenkelteil der Hülse wird auf jeder Seite ein Ring oder ein Ösenzügel aufgenäht, der in eine Schnur ausläuft. Beide Schnüre werden an einem wageartigen Stück einer Lochschiene befestigt, von deren Mitte aus der Suspensionszug weiterführt. Die Extension selbst wird durch den *Streifenapparat* bewirkt. Die Suspension beugt der Durchnässung vor und gestattet es, das Kind jederzeit aus dem Bettchen oder Wagen herauszunehmen, zu nähren, zu reinigen, ohne daß die Wirkung der Extension beeinträchtigt wird. Man kann auch *Suspension und Extension gleichzeitig* mit dem *Streifenapparat* ausführen, hierbei sogar die Schiene entbehren. Nur muß dann der Fuß mindestens bis kurz hinter den Zehen in der Hülse gefaßt werden. Der Zug darf nie den Fuß in Spitzfußstellung zwingen, sondern muß in Richtung des Unterschenkels verlaufen (Abb. 62).

# Die technischen Gelenkoperationen der unteren Extremität

finden weitgehende Anwendung als *radikale, unterstützende* und *palliative* Eingriffe in den gestörten Gangmechanismus.

Von einem *radikalen* Eingriff können wir dann sprechen, wenn die *technische Operation*

1. eine *vollständige Beseitigung* der Bewegungstörung des speziellen Gelenkes sowohl als auch des gesamten Ganges ermöglicht, und wenn

2. *keine Nachbehandlung* weiter erforderlich ist als die Kontrolle der richtigen Anwendung des als Mittler der *orthokinetischen* Maßnahmen dienenden *Streifenapparates.*

Dieser muß sich zeitlich auswirken, genau wie der Heilungsprozeß einer aseptisch gesetzten Wunde dem Wirken der Natur unter den von uns geschaffenen günstigsten Bedingungen überlassen bleibt.

Was für die Wunde die „Heilung per primam" bedeutet, ist für das Gelenk die „*orthokinetische Ausheilung*" d. h. das Verbleiben in der Normalfunktion, wie sie durch unsere Behandlung geschaffen werden kann und durch den *kinetischen* Effekt beim Tragen des Streifenapparates fortwirkt bis zu dem Zeitpunkt, wo die Muskulatur selbst imstande ist, die normale Arbeit ohne Führung zu leisten.

Als *unterstützenden* Eingriff bezeichnen wir in diesem Zusammenhange die *technische Operation,* welche innerhalb ein und desselben Heilplanes den *gleichen* Zweck erfüllt wie andere auf die Wiederherstellung der Gelenkfunktionen abzielende Maßnahmen (Gelenkplastiken, Muskeltransplantationen usw.). Von einer *palliativen technischen Operation* reden wir dann, wenn die Bewegungsstörung nur gebessert, aufgehalten oder indirekt beeinflußt werden kann.

Inwieweit unsere Eingriffe radikal, unterstützend oder palliativ sind, wird durch den Allgemeinzustand, Zeit und Verlauf etwaiger Grundleiden, dann ganz wesentlich durch die Topographie des primär oder sekundär erkrankten Gelenkes in erster Linie bestimmt. Wichtig ist außerdem die Mitbeteiligung anderer Gelenke auf der gleichen oder kontralateralen Körperseite.

Konstitution, Disposition, Intelligenz, Beruf, Alter, Lebensweise, Milieu, wirtschaftliche Lage und eine Reihe zu ergründender Fragen der „Pathologie der Person" fallen nicht selten entscheidend in die Wagschale für den gesamten Heilplan.

Hier interessiert uns vor allem die Frage, welche Möglichkeiten eines Eingriffes in den Gelenkorganismus überhaupt bestehen und wie die *technische Operation* an den verschiedenen Gelenken ausführbar ist.

Wir gehen aus von der Betrachtung der Kniegelenks, weil sich hier die Verhältnisse am besten schildern lassen, da wir ihm von allen Seiten beikommen können.

### Technische Operationen des Kniegelenks

gestatten eine Einwirkung auf

A. die Gelenkorgane:

1. Haut, 2. Gelenkkapsel, seitliche Bänder, 3. Muskulatur, 4. Gleitgewebe, 5. Knochen und Knorpel.

B. die Gelenkfunktion.

Diese kann gestört sein durch einen schlaffen Kapselbandapparat bei noch normaler Muskulatur. Unsicherheit des Gelenkes ist die Folge.

Aus prophylaktischen und therapeutischen Gründen erwächst uns hier eine sehr einfache *orthokinetische* Aufgabe:

Das Gelenk muß die *physiologische Führung* erhalten, damit nicht die Muskeln überanstrengt werden, ihren Tonus verlieren, ungleich arbeiten. Damit die Gelenkkapsel und die Bänder nicht noch weiter erschlaffen, damit der Entstehung eines Schlottergelenks vorgebeugt, das Gelenk vor Traumen geschützt wird, die ungenügende Statik wieder zu einer normalen wird. Wie führen wir das Gelenk?

Wir schaffen supracutan eine größere Festigkeit der Kapsel, indem wir nach Prüfung der abnormen Beweglichkeit eine Lederkapsel modellieren, welche alle Bewegungen innerhalb der physiologischen Grenzen zuläßt, aber die pathologischen ausschaltet. Zu diesem Zwecke müssen die Gelenkkörper genau *adaptiert*, in ihren Bewegungen geprüft und in den normalen Bewegungen geführt werden.

Der Muskulatur muß also das gleiche Spiel überlassen bleiben wie zuvor, nur die Kapsel und die Bänder sind zu halten.

Der künstliche Kapselverband umfaßt etwa den Bereich der drei mittleren Lederstreifen nachstehender Abb. 63.

Für die Modellierung legen wir zuerst den mittleren Streifen provisorisch an und lassen aus der leichten Beugestellung, in der wir hier die Lagerung vornehmen, eine Beugung bis 90 Grad aktiv ausführen, indem wir die Gelenkkörper adaptiert halten. Wir merken uns den Drehpunkt des Gelenkes, die dorsale und ventrale Konfiguration, und modellieren um den Drehpunkt herum unter Dehnung und Drehung des Streifens die äußersten Grenzen heraus, welche die Gelenkbewegungen einhalten müssen. Die gedehnten Teile geben später nicht mehr nach, wirken also wie eine Summe flächenhaft angeordneter Zügel, während die nichtgedehnten Teile des Leders teils frei, teils für den Faltenwurf aufgespart bleiben.

Nach diesem Prinzip werden etwa die drei mittleren Streifen bearbeitet. Zuerst legen wir den mittleren Streifen nach der endgültigen Modellierung an, dann den proximal von ihm gelegenen ebenfalls nach genauester Bearbeitung, dann den distalen, der etwa zur Hälfte modelliert sein muß, während sein unteres Ende einfach der groben Form angepaßt wird. Das gleiche ist der Fall bei dem untersten und obersten Querstreifen. Die einzelnen Streifen sind nunmehr soweit ineinander zu führen, daß eine wirkliche physiologische Bewegung resultiert. Dann werden die Ösenstreifen angebracht, nochmals die Bewegungen überprüft, alle etwaigen Fehler im Verlauf der Quer- und Längsstreifen beseitigt und die Halteklemmen an den Verschlußstellen sorgfältigst abgenommen, um zum Festhalten der verschiedenen Streifen ver-wendet zu werden. Sind Quer- und Ösen-

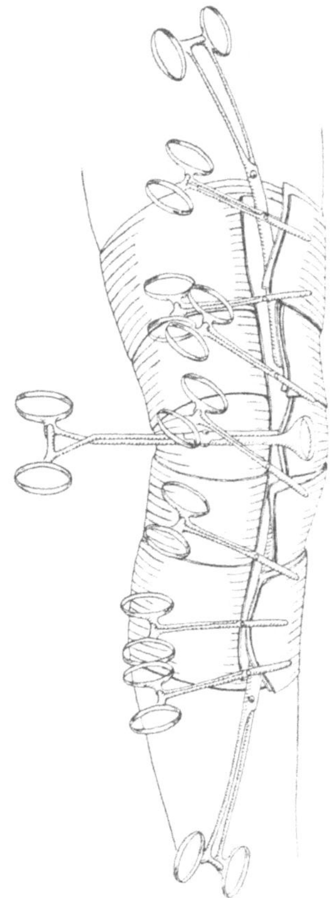

Abb. 63. Kniestreifenapparat während der Modellierung.

streifen mit den Klemmen unverschieblich gefaßt, dann werden die Nähte vorgenommen, Ösen angebracht, und der *Streifenapparat* ist fertig. Er wird noch durchlocht, gut gepudert und jetzt angelegt (geschnürt).

Ich bezeichne beim *Kniestreifenapparat* durch eine kleine Marke die Mitte des oberen Kniescheibenrandes, um einem verkehrten Anlegen von seiten des Patienten vorzubeugen, da ja die Beibehaltung der „Modellierstellung" wichtig ist, um ein zu hohes oder zu tiefes Anlegen oder eine Drehung des Apparates um die Längsachse des Beines zu vermeiden.

Wird der *Streifenapparat* nicht richtig angelegt, dann geht die feine Wirkung verloren, und der Apparat wird verdorben. Er erfüllt in einem derartigen Fall zwar noch den Zweck einer Bandagierung, wird aber nie imstande sein, die Kapsel und Bänder wirklich zum Schrumpfen zu bringen. Der richtig modellierte Streifenapparat dagegen hat — auch bei vielen konstitutionellen Erschlaffungszuständen der Kapsel und Bänder — eine totale und partielle Schrumpfung (letztere in der gewollten Richtung und Ausbreitung) zur Folge.

Ist der Kapselbandapparat durch einen *Erguß* überdehnt, so ist der Zweck unseres Eingriffes zuerst die Beseitigung des Ergusses durch *Kompression*, die sich ganz ausgezeichnet mit unserer Methode ermöglichen läßt. Äußerlich sieht ein diesem Zwecke dienender *Streifenapparat* ganz ähnlich aus. Er muß aber anders modelliert sein und anders wirken: die distalen Streifen müssen gleichmäßig gedehnt und den Gelenkkonturen gut angepaßt sein. Der proximale Teil muß die Muskulatur bei den Bewegungen massieren und so die Resorption fördern.

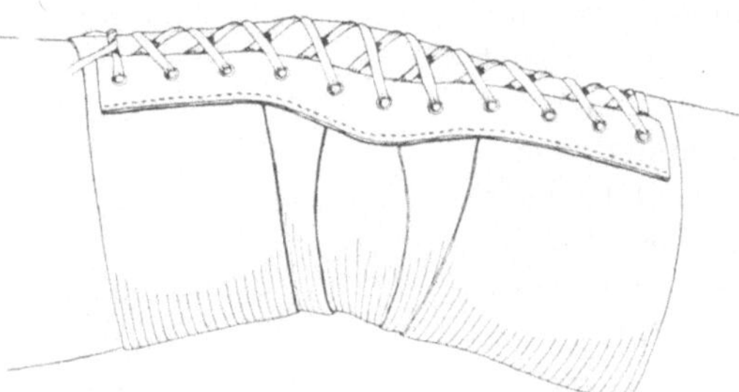

Abb. 64. Knie-Streifenapparat für Kapsel-Bänderschrumpfung.

Die Ösenstreifen sind derart anzubringen, daß sie eine Parallelverschiebung beim Zurückgehen des Ergusses und damit eine konstante Wirkung beim Schnüren ergeben. Ein gewisser Gegendruck in der Kniekehle ist erforderlich, der aber doch so fein dosiert sein muß, daß keinerlei Schädigungen oder Beschwerden in der Kniekehle entstehen. Hier verlaufen bekanntlich die Gefäße und Nerven (insbesondere die Vene ist vor Druck zu schützen!), und es ist eine alte Erfahrung, daß der lateral verlaufende M. biceps femoris sehr empfindlich gegen Druck sein kann. Polsterungen mit Rehleder oder ähnlichem Material sind nicht zu empfehlen oder doch mit Vorsicht zu verwenden. Jede Naht soll hier vermieden werden, andererseits dürfen etwaige Polsterungen nicht rutschen, was ja bei den Bewegungen leicht geschehen kann. Wir polstern im allgemeinen die Apparate gar nicht, legen höchstens bei Empfindlichkeit der Haut (Schwitzen) gegebenenfalls eine Lage gepuderten Zellstoff für die ersten Tage ein.

Abb. 64 gibt ein schematisches Bild eines Kniestreifenapparates zum Zwecke der Kapselbänderschrumpfung.

Aus Abb. 65 ist die Anordnung der Streifen eines Knieapparates für Kompression und Bremsung im Röntgenbild ersichtlich. (Traumatischer Erguß.)

Die *Gelenkbremsung* hat stets zum Zweck, daß die Beweglichkeit des Knies nur eingeschränkt werden soll. Nicht etwa eine Ausschaltung der Bewegung. Wo wir diese anstreben, bedienen wir uns der *technischen Verriegelung.*

Die *technische Verriegelung* dient der zeitlichen oder dauernden Fixierung einer bestimmten Gelenkstellung. Das Hülsensystem muß

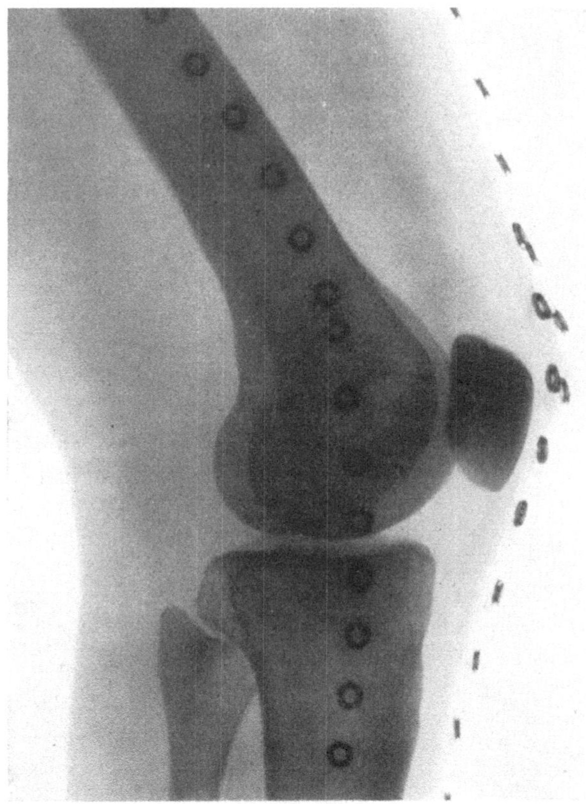

Abb. 65. Knie-Streifenapparat für Kompression eines Ergusses und Gelenkbremsung.

weich und sicher das Gelenk fassen, und zwar weiter nach oben und unten. Das Spiel der Muskeln soll möglichst wenig beeinträchtigt werden insbesondere in dem Zeitpunkt, wo eine genügende Festigkeit ohne Apparat erreicht ist.

Bei winkliger Gelenkstellung ist für längere Zeit ein lateraler oder bilateraler Gelenkriegel aus einer Loch-Streifenschiene so an der

Hülse anzubringen, daß ein Nachgeben des Gelenks in unerwünschter Richtung unterbleibt. Beim Kniegelenk ist dies die vermehrte Beugung. Die Verriegelung muß also hinter dem Drehpunkt der jeweiligen Gelenkstellung liegen, eine Art Verstrebung sein. Nach Lage der Falles kann trotz der Fixation ein *kinetisches* Hülsensystem modelliert werden.

In Abb. 66 ist die laterale Verriegelung dargestellt.

Der Fall betrifft ein 8½jähriges Mädchen, welches an Kniegelenkstuberkulose litt. Wegen der ungenügenden Festigkeit der ossären Ankylose, die, wie das Röntgenbild (Abb. 67) zeigt, im unteren Teil eine Art neues Kniegelenk gebildet hat, waren trotz jahrelanger Gipsverbände immer noch Beschwerden vorhanden. Bei der Untersuchung fand sich, daß nur scheinbar eine Ankylose bestand, da in dem neugebildeten Kniegelenk Beweglichkeit vorhanden und hier eine fibröse Verwachsung bestand. Es gelang, nach der ersten Sitzung die Schmerzen zu beseitigen und volle Belastung des Beines zu erzielen. Aus Abb. 67 ersehen wir gleichzeitig die Lage beider Riegel bei seitlicher Betrachtung.

Abb. 68 gibt die in sagittaler Richtung aufgenommene Röntgenaufnahme des gleichen Falles wieder, zeigt das ausgezeichnete Anliegen der Hülse, die Anordnung der Schnürung und die Länge und Lage der Riegel. Der laterale Riegel liegt genau in der Sagittallinie, der mediale ist um die Sagittallinie gedreht. Dadurch erhöhte Festigkeit.

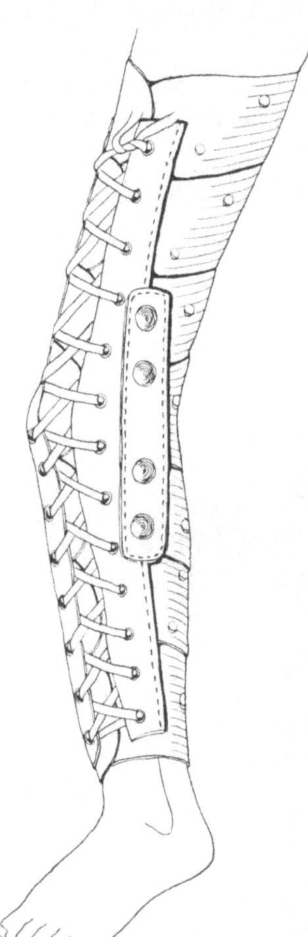

Abb. 66. Technische Verriegelung des Kniegelenks.

Bei sehr fettleibigen Personen, besonders bei großem Fettansatz am Knie selbst, muß die Verriegelung der *Fixation* weichen. Man benötigt dann einen Streifenapparat, der mindestens bis zu den Knöcheln und andererseits bis zum Trochanter major reicht.

Fuß- und Hüftgelenk können jedoch im allgemeinen frei bleiben, da die Fixation im Streifenapparat viel sicherer ist als im *Hessing* oder in einem (auch ungepolsterten) Gips.  Der Streifenapparat schädigt auch die Muskulatur kaum; er kann ferner durch die Schnürung stets neu eingestellt werden, wenn er als nichtkinetischer die Muskeln nicht aktiviert.

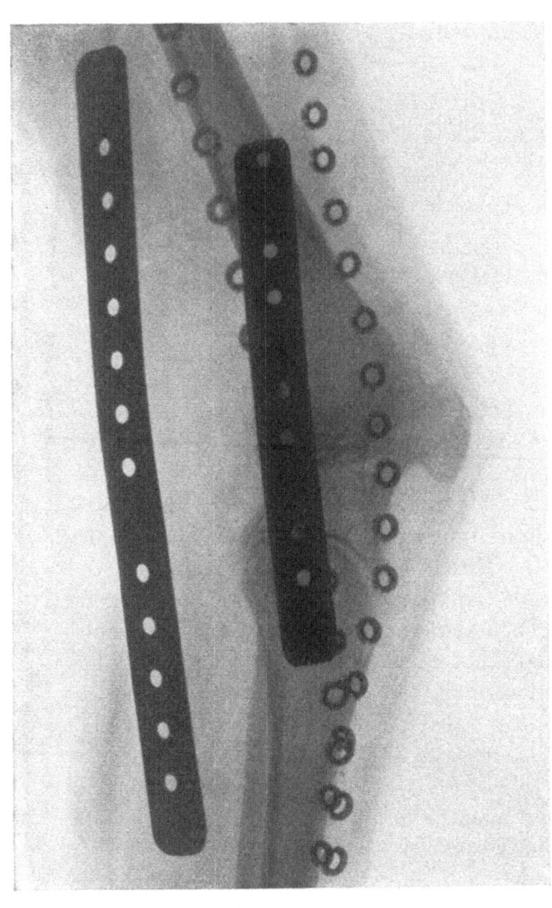

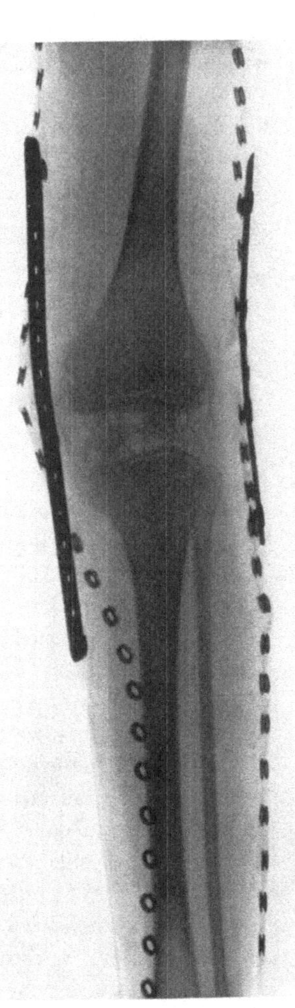

Abb. 67.  Neugebildetes Kniegelenk nach Tuberkulose. Fibröse Ankylose. Wegen der Flexionsstellung und ungenügender Festigkeit technische Verriegelung.  Seitenansicht im Röntgenbild.

Abb. 68.  Derselbe Fall, sagittale Aufnahme.

## Die technischen Operationen zur Mobilisierung des Kniegelenks

gestatten eine *direkte* Einwirkung auf das Gelenk.  Wir können daher von diesen Eingriffen weitgehendsten Gebrauch machen zur Beseitigung von Streck- und Beugecontracturen des Kniegelenks verschiedenster

Ätiologie (die tuberkulösen Contracturen sollen im allgemeinen nicht mobilisiert werden!).

Es hat sich ferner gezeigt, daß die mit unserer Technik ausführbare Mobilisierung zugleich einen vorbereitenden Akt der unblutigen Behandlung des Genu valgum und varum bedeutet und fernerhin eine kausale und unterstützende Therapie der Arthritis deformans. Wir wollen zuerst in das Wesen des Eingriffes eindringen, um ihn verstehen zu lernen und dann auch für andere Zwecke abgrenzen und übertragen zu können.

Die Anwendung der *technischen Operation* zum Zwecke einer *primären Mobilisierung* ist dann am Platze, wenn

1. eine Dehnung der ganz oder teilweise geschrumpften Kapsel,
2. Aufhebung der spastischen Gelenksperre,
3. Schmerzbeseitigung,
4. Lösung von (nichtflächenhaften) Adhäsionen,
5. Anregung des Gleitgewebes,
6. Aktivierung der Muskulatur

erreicht werden soll.

Dieses Ziel erscheint im ersten Augenblick unerreichbar, liegt aber so greifbar nahe, daß ich mich heute wundern muß, wenn es — richtige Diagnose, richtige Indikation und vor allem richtige Technik vorausgesetzt! — nicht erreicht wird. Und doch steht und fällt der ganze Erfolg der Contracturbehandlung und einer großen Reihe chronischer Leiden des Kniegelenks mit der Erreichung *dieses* Zieles!

Für den in unserer Technik Geübten ist es oft in wenigen Tagen, Stunden, ausnahmsweise in noch kürzerer Zeit, erreichbar, der Erfolg so in die Augen springend, daß kurz nach der ersten Behandlung volle Beweglichkeit, Belastung und normale, jedoch nicht gleich ausdauernde Gehfähigkeit eintritt. Neben den auf die Gelenkkapsel wirkenden Eingriffen muß in solchen Fällen eine aktive Wirkung auf die kontrakte Muskulatur Platz greifen. Besteht die Contractur aber so lange, daß die Muskeln erheblich verkürzt sind, dann läßt sich volle Beweglichkeit erst in Etappen mit unserem Verfahren erreichen oder nach blutiger Durchtrennung der hemmenden Sehnen. Die *Kapsel* selbst scheint mir ein durchaus überwindbares Hindernis zu sein.

Sie ist auch der *erste* und wichtigste Angriffspunkt unserer Therapie. Wo Extension im Streckverband, im richtig gebauten und richtig angewandten Hessing-Apparat versagten, hat die komplette oder partielle Dehnung der Kapsel immer noch helfen können. Streng genommen ist dasjenige, was wir bei der Kapsel anstreben, keine Dehnung, sondern eine *ödematöse Durchtränkung*, eine Erweichung und *Entfaltung* der Kapsel.

Wie wichtig und wertvoll für die Wiederherstellung der Funktion gerade die Entfaltung der Kapsel ist, hat chirurgischerseits PAYR bewiesen dadurch, daß er durch Injektionen anästhesierender Flüssigkeiten *unter Druck* die *Kapsel erweitert*, um die gestörte Funktion bei der primären, idiopathischen Arthritis deformans wieder in Gang zu bringen. Die durch die *Muskeln* hervorgerufenen Contracturen beseitigt PAYR durch Infiltration der Muskeln und der zugehörigen Nervenbezirke. Dann erst geht er über zu einer mobilisierenden und hyperämisierenden Behandlung mit warmen Bädern, Moor, Diathermie, Heißluft, Wärmebestrahlung, Thermalkuren, zur Erzeugung eines „*künstlichen Hydrops*" als Ersatz und zur Anregung neuer Gelenkschmiere und zu einer Reihe diese Therapie unterstützender Heilfaktoren.

Wir halten diese konservativ-chirurgische Behandlung PAYRS für einen ungeheuren Fortschritt in der Therapie einer vielfach zum Siechtum führenden Erkrankung, der wir bis vor kurzem machtlos gegenüberzustehen glaubten, und bei welcher andererseits gewisse Besserungen nach ungenügender Therapie als Erfolge angesehen wurden. Noch aus einem anderen Grunde ist die Behandlungsweise PAYRS wichtig: in der Aufstellung eines klaren, systematischen Heilplanes.

Dieser Heilplan ist zugleich ein Beweis für die Hemmungen, welche die Gelenkkapsel bietet, deren Überwindung für jede nichtblutige Mobilisierung uns als eine conditio sine qua non erscheint.

Wie bringen wir nun die Kapsel zur Entfaltung? Es klingt nahezu paradox, auf „supracutanem" Wege eine Entfaltung von innen heraus bewerkstelligen zu wollen. Und doch ist dies unserer Technik nicht unmöglich.

Besteht beispielsweise bei einem in Beugecontractur befindlichen Kniegelenk ein Erguß, so wird dieser für die Mobilisierung nutzbar gemacht, fehlt derselbe aber, wie dies z. B. bei den „Fibroplastikern" im Sinne von PAYR der Fall ist, die auf ein Gelenktrauma mit Kapselverdickung, teilweiser Verödung des Kapselschlauches und dadurch verursachter Bewegungseinschränkung reagieren, bei denen das Gelenk deutlich kracht, reibt, durch rigide Muskeln sich gegen jede Bewegung wehrt, dann schaffen wir quasi ein „Reservoir", eine Art „künstlichen Hydrops" durch die

*technisch-operative Ödemisierung.*

Die

*Ödemisierung des Kniegelenks*

geschieht in folgender Weise:

1. Anlegen eines gedehnten Lederstreifens zirkulär, unter fester Spannung, etwa handbreit oberhalb des Gelenkspaltes.

2. Modellierung eines den Gelenkspalt umgreifenden zirkulären Streifens. Dieser muß an den geschrumpften Stellen der Kapsel genügend Spielraum lassen und an den der Ödemisierung zugänglichen Stellen aufs äußerste gedehnt sein.

3. Modellierung des zentral davon anzulegenden Ringsstreifens derart, daß dieser zusammen mit dem mittleren etwa einen querliegenden Halbmond bildet, der den oberen Kniescheibenrand *locker* umschließt, und zwar mit der Konvexität nach oben.

4. Fester anliegender erster distaler Streifen.

5. Zweiter distaler Ringsstreifen unter Kompressionswirkung auf die Muskeln.

6. Jetzt wird zwischen dem ersten zentralen Streifen und dem obersten, der zunächst abgenommen wird, unter gleicher Spannung wie bei 5., ein zirkulärer Streifen angelegt, dann

7. wieder der oberste, wie ursprünglich.

8. Anbringen der Ösenstreifen, welche (je nach dem Grade der Beugung) so anzuordnen sind, daß sie seitlich die Kapsel umgrenzen.

9. Nähte, Ösen.

Der so fertiggestellte *Streifenapparat* ist imstande, eine ausgiebige Durchtränkung der Kapsel innerhalb zwei Stunden hervorzurufen, er wirkt nach dieser Zeit anästhesierend, behebt die Schmerzen oft schon in dieser Zeit, und damit schwindet auch gewöhnlich die spastische Gelenksperre.

Jetzt, aber nicht früher, kann man mit der eigentlichen Mobilisierung beginnen. Hierfür muß aber der Streifenapparat anders modelliert sein. Die Ösenstreifen müssen von vorn nach hinten auf die Gegend der Kniescheibe drücken, der untere, hintere Teil der Hülse nach vorn unter flächenhaftem Zug in distaler Richtung. Der hintere und seitliche Teil des oberhalb des Gelenkspaltes gelegenen Apparatteiles muß sich nach vorn bewegen. Man kann sich diese Verhältnisse etwa an einem Hessing-Apparat oder für Subluxationen an der Sektorenschiene von Braatz leicht klarmachen, wenn man sich vorstellt, daß die Redressionswirkung auf ein verschieden elastisches Rohr flächenhaft verteilt ist und das Gelenk allseitig umgreift.

Wir haben diese ins einzelne gehende Darstellung wählen müssen, damit die *Verschiedenheit* der Hülsenwirkung deutlicher für die Redression in Erscheinung tritt. Damit soll gezeigt sein, daß für jeden dieser beiden Zwecke ein besonderer Streifenapparat erforderlich wäre.

Wir selbst modellieren in der Regel beide Wirkungen in einem Apparat zugleich heraus, der also doppelten Charakter besitzt. Die Anordnung der Ösenstreifen und der z. T. in zwei Reihen angeordneten Ösen verlangt aber für jeden Fall so viel Kunst und Intuition, daß von der Beschreibung dieser nur „umzuschnürender" *Streifenapparate* abgesehen werden muß. Wer sich in die Technik einleben kann, wird den Weg hierzu mit der Zeit selbst finden.

Für die *Streckcontracturen* liegen die Dinge gewissermaßen umgekehrt. Selbst unbedeutende Verwachsungen der Patella können jeden Versuch einer Mobilisierung unmöglich machen trotz Ödemisierung. Hier kommt man um eine vorherige, vielfach operative Lösung der Patella nur selten herum.

Aber auch dann noch bereitet gerade der Beginn der Bewegungserzeugung allerlei technische Schwierigkeiten, bis die ersten 10 Grade der Beugung erreicht sind. Man wählt daher wohl die Ödemisierung als Vorbereitung, dann aber ist ein artikulierter, das Gelenk frei lassender Streifenapparat (etwa nach Abb. 5) erforderlich, an dessen Seiten-

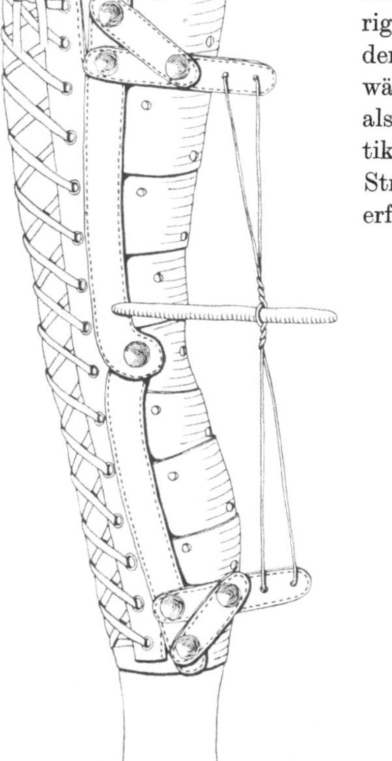

Abb. 69. Nichtkinetischer Streifenapparat für Flexion. Stahl-Lederkonstruktion mit MOMMSENschen Quengelzügen.

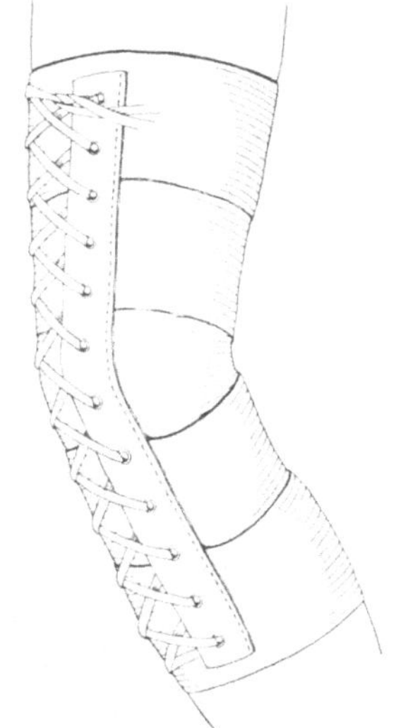

Abb. 70. Kinetischer Streifenapparat für Flexion. Lederkonstruktion mit Kraftflächen.

schienen kleine Querverstrebungen angebracht werden, die wir mit MOMMSENschen Quengelzügen versehen. Später kann man mit einer „auf Bewegung abgestimmten" *Streifenhülse* auskommen. Die Ödemisierung soll mindestens 2 Stunden lang täglich durchgeführt werden. Sie ersetzt dann eine Distraktion vollkommen, so daß auf Schienen verzichtet werden kann, und die Wirkung im Gehen gut erfolgt.

Aus Abb. 69 ist ein Streifenapparat mit Schiene und Quengelzügen ersichtlich. Eine kinetische Hülse für die Beugung sieht äußerlich ganz so aus wie die bereits für Streckung beschriebene. Die Kraftlinien sind in die Querstreifen einmodelliert und müssen nach einem Punkt in der Mitte und hinter der Kniekehle konvergieren (Abb. 70).

Die Kinoaufnahmen (Abb. 71) veranschaulichen die Wirkung des kinetischen Streifenapparates (Ergebnis einer technischen Mobilisierung bei alter Tuberkulose). Das jetzt bewegliche, schmerzfreie und voll belastungsfähige Kniegelenk war trotz HESSING versteift, und zwar in starker Flexion; das Bein war im Wachstum erheblich zurückgeblieben und hochgradig atrophisch geworden. Wesentliche Besserung durch den leichten kinetischen Apparat schon nach wenigen Wochen. Aufnahmen ein Jahr nach der technischen Operation.

Besteht ein entzündlicher Erguß, so ist die Ödemisierung keineswegs falsch. Man wird zwar mitunter den Erguß punktieren, und zwar am besten nicht immer bis zur völligen Entleerung der durch den Erguß gedehnten Kapsel. Die Ödemisierung schafft nun wichtige Abwehrstoffe. Die Füllung der Kapsel soll natürlich nicht so hochgradig werden wie der ursprüngliche Erguß. Dann führt sie zu keiner weiteren Dehnung, sondern gestattet infolge der Resorption durch die *kinetische* Wirkung eine physiologische Rückbildung. Kompression kann mit dem Streifenapparat natürlich auch ausgeführt werden und ist schon durch festeres, dosierbares Schnüren zu ermöglichen. Zeit und Art dieser Applikationsweisen sind sehr verschieden und erfordern viel Erfahrung zur richtigen Verwendung im einzelnen Spezialfall.

Die *Anregung des Gleitgewebes* durch die mit *Streifenapparaten* bewirkte *Ödemisierung* der Kapsel ist von ganz enormer Bedeutung für die *Wiederherstellung der Beweglichkeit.*

Nachstehendes Röntgenbild (Abb. 72) stammt von einer 38jährigen Patientin und zeigt das Kniegelenk in extremer passiver und aktiver Streckstellung. Beugung passiv um 10 Grad weiter, aktiv nicht

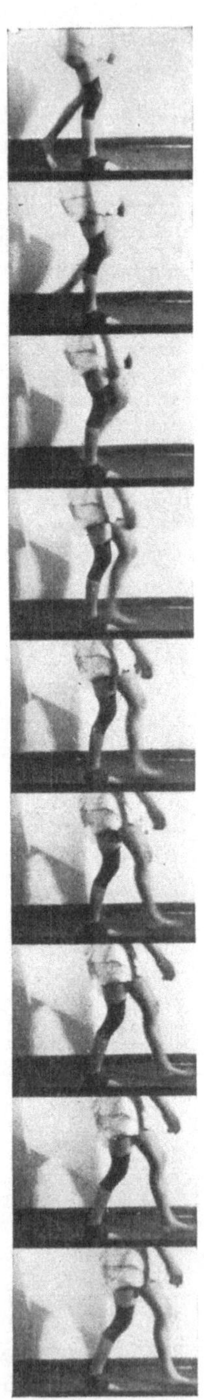

Abb. 71. Serie a
Gang mit kinet. Streifenapparaten für Knie u. Fuß.

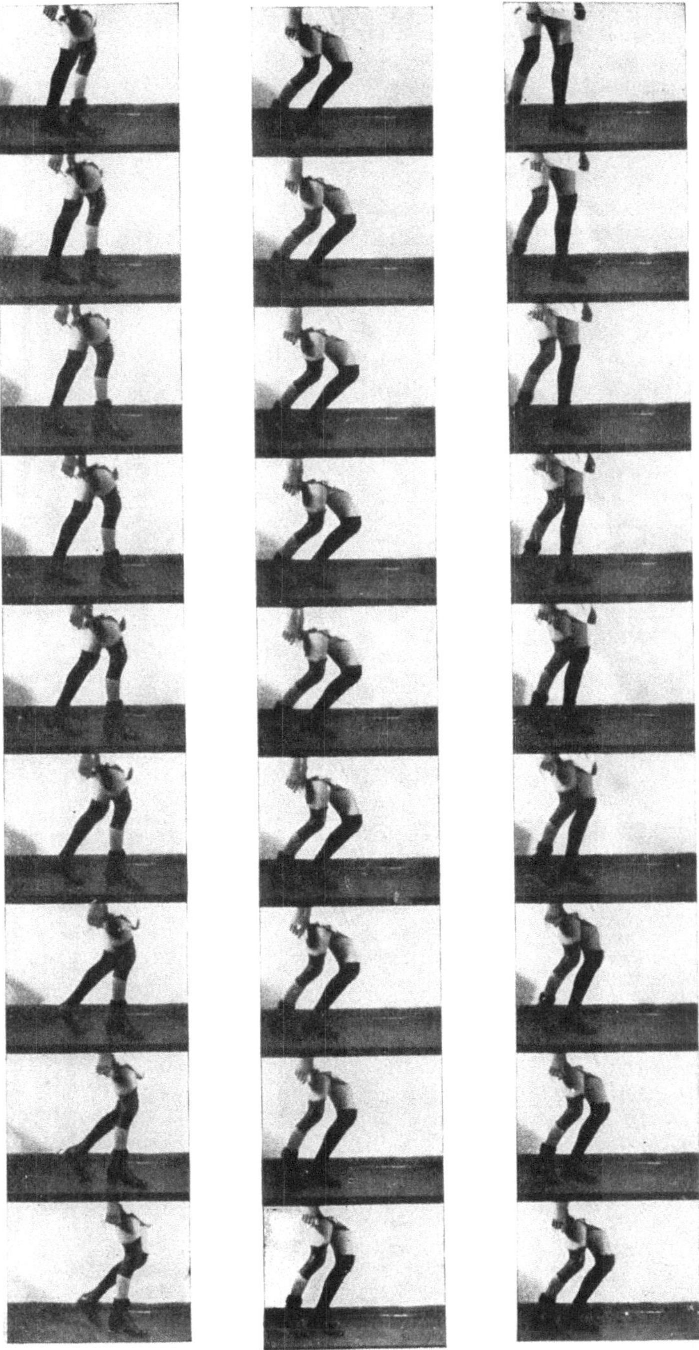

Abb. 71, Serie b

Gang mit gleichen Apparaten und mit Stiefel zum Ausgleich der Verkürzung. Tiefere Kniebeuge und Erheben aus derselben.

Fuchs, Operationen.

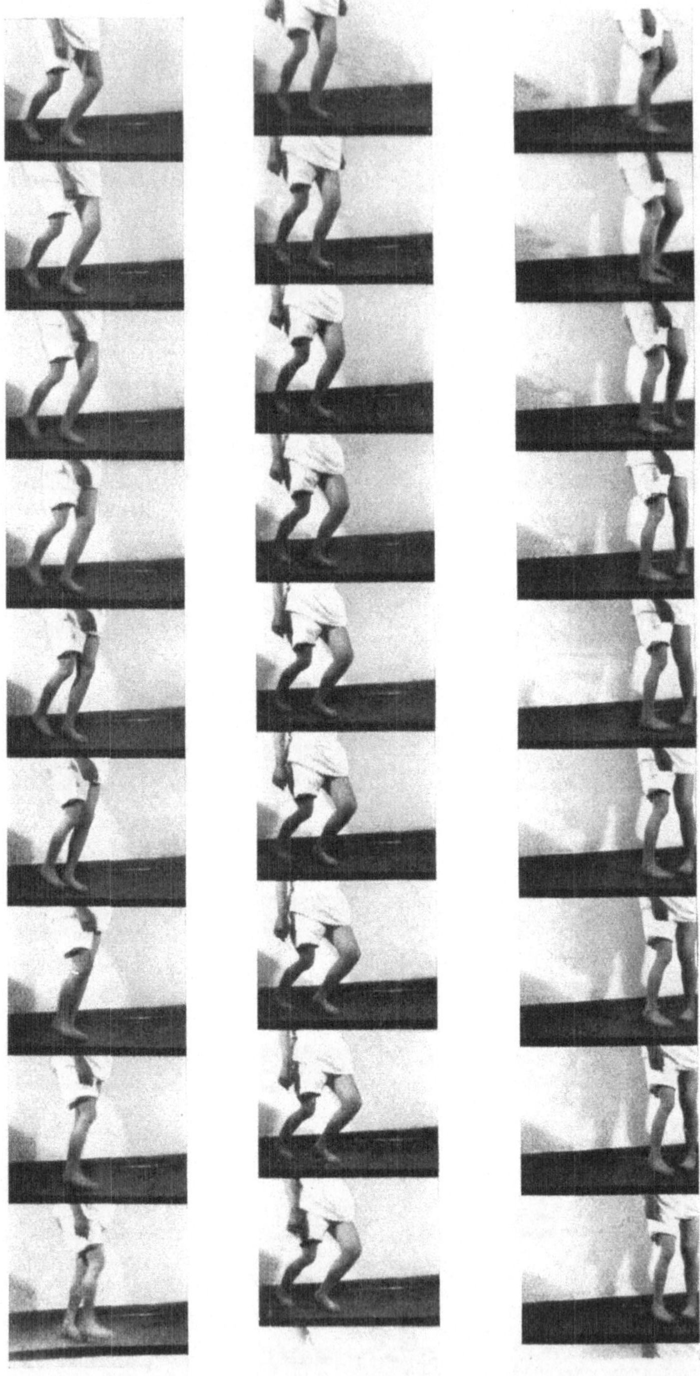



Abb. 71, Serie c

Bewegungen und Belastung des Beines nach einem Jahre. Streifenapparate und Stiefel sind weggelassen. Ambulante Behandlung wird fortgesetzt.

möglich, da die Muskeln das Gelenk in der aufgenommenen Streckstellung krampfhaft fixiert halten.

Patientin wird chirurgischerseits zur Behandlung überwiesen. Vor
8 Jahren Gelenksrheumatismus mit Erguß im linken Knie und linken
Fußgelenk. Als Folgeerscheinung blieb nahezu vollständige Ver-
steifung des Knies zurück. Ein Jahr nach der Erkrankung war in
Narkose eine gewaltsame Streckung gemacht worden. Anschließend
Bäderkuren.

Später wurde auch Beugung in Narkose vorgenommen, nach einem
weiteren halben Jahre wieder, da sich der Zustand angeblich nur wenig
gebessert hatte. Nachbehandlung mit Bädern, Massage des Gelenks
in Wiesbaden.

Danach Erleichterung. In den letzten Jahren viel Beschwerden,
zeitweise hochgradige Schmerzen, Gelenk ist nahezu versteift.

Untersuchung ergibt nichts Besonderes von seiten des Allgemein-
zustandes. Linkes Kniegelenk wird in der aus dem Röntgenbild ersichtlichen Stellung fixiert gehalten, kann nur passiv unter Beschwerden
vorsichtig um 10 Grad weiter gebeugt werden. Quadriceps atrophisch,
ebenso Adductoren.

Behandlung: 28. Mai 1926. Redression bis zur extremen schmerz-
freien Beugung. Anmodellierung eines Streifenapparates für Ödemisierung und für aktive Beugung. Einstellung auf Ödemisierung.
Nach 2 Stunden Umschnüren auf Bewegung.

Patientin verspürte inzwischen große Erleichterung, kann jetzt
schmerzfrei gehen. Soll 2 Stunden täglich ödemisieren, nachts Apparat
ablegen.

10. Juni 1926. Inzwischen nur Müdigkeit, keine Schmerzen. Knie
kann jetzt um 15 Grad weiter als zur ursprünglich passiven Beugung
aktiv gebeugt werden. Einstellung des Streifenapparates auf Streckung.

8. Juli 1926. Streckung hat Fortschritte gemacht, ist so weit möglich,
bis der vordere Rand der Tibia an der angewachsenen Patella anstößt.
Die Beugung gelingt im Stehen und Sitzen bis zu der am 10. Juni
erreichten Stellung aktiv ohne Schmerzen.

18. Oktober 1926. War inzwischen beschwerdefrei, hat weitere
Fortschritte in Beugung gemacht, Streckung wie am 8. Juli.

Zu einer Operation hatte sich Patient ursprünglich nicht entschließen
können. Es wäre auch wohl nur eine Plastik des Gelenks in Betracht
gekommen. Mit dem erreichten Resultat waren Patient und der über-
weisende Arzt zufrieden, da die Schmerzen verschwanden und die
Beweglichkeit ·relativ gut wurde. Trägt noch Apparat, kann aber
auch schon ohne denselben gut, beschwerdefrei und ausdauernd gehen.

Nachuntersuchung Ende April 1927 ergab nahezu vollständige
Wiederherstellung der Funktion bei absoluter Schmerzfreiheit.

Solche Fälle, bei welchen nur von einer Plastik des Gelenks (und auch hier nur bei geübter Hand) ein Erfolg erwartet werden konnte, aber dieselbe aus irgendwelchen Gründen nicht ausführbar war, geben mit Hilfe der technischen Eingriffe in den Gelenkkomplex (insbesondere Kapselentfaltung und Anregung des Gleitgewebes) noch recht erfreu-

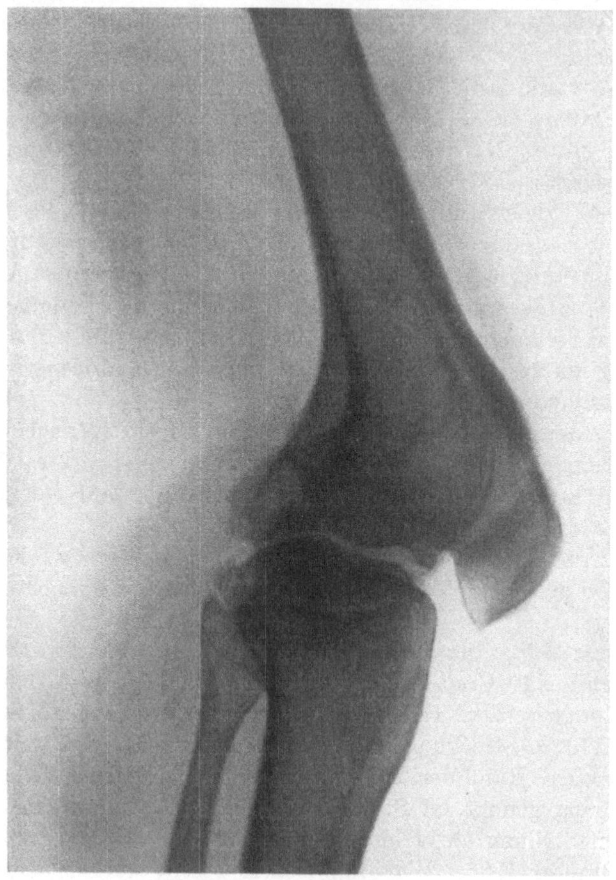

Abb. 72. Traumatische Arthritis deformans nach Brisement forcé. Patella mit dem Oberschenkel fest verwachsen. Durch orthokinetische Behandlung unter nahezu völliger Wiederherstellung der Beweglichkeit geheilt. Ausdauerndes, schmerzfreies Gehen.

liche, schnell greifbare Resultate, wie ich noch öfter feststellen konnte, z. T. an scheinbar noch viel aussichtsloseren Fällen. Wichtig für den Erfolg ist richtige Technik, aber auch die Intelligenz und Zuverlässigkeit der Kranken im Einhalten der Vorschriften für den jeweils verschiedenen Gebrauch des *Streifenapparates*.

Die mit Ödemisierung verbundene *technische Operation* zur Mobilisierung des Kniegelenks ist ein fast gefahrloser Eingriff und ganz entschieden dem „Brisement forcé" vorzuziehen. Letzteres lehne ich für das Kniegelenk heute vollständig ab, da die gewaltsame Beseitigung der Contractur keineswegs ein harmloses Eingreifen bedeutet und voller Gefahren und Tücken ist. Wenn ich auch selbst keine üblen Zufälle damit erlebt habe, so finden sich doch in der Literatur Fälle, bei denen im Anschluß an das Brisement forcé:

Rückfälle von Entzündungen und Allgemeinleiden,

Fettembolien,

Zerreißungen der Gefäße,

Lähmungen,

Oberschenkelfrakturen,

Subluxation der Tibia,

Intraartikuläre Frakturen

vorgekommen sind.

Dazu kommt die lange Zeitdauer der Nachbehandlung in den glücklich verlaufenen Fällen.

All diese Nachteile lassen sich bei richtiger Technik der *technischen Operation* vermeiden. Das Schlimmste, was passieren kann, ist bei richtiger Indikation, richtiger Ausführung und gewissenhafter Anwendung des Apparates das Ausbleiben der Beweglichkeit. Die Schmerzen sind durch die Ödemisierung so gut wie immer zu beseitigen. Daß natürlich bei falscher Technik auch Subluxationen zu befürchten sind, soll nicht bestritten werden.

Daß unser Verfahren sich für die Nachbehandlung der Fälle, bei denen mit oder ohne Erfolg ein Brisement forcé gemacht wurde, eignet, haben wir bereits gesehen.

Gegenüber der Gelenkplastik hat es den Nachteil einer nicht immer vollkommenen Beseitigung der Bewegungsstörung, aber als palliativer Eingriff wieder den Vorzug der geringeren Gefahr, der raschen Beseitigung der Schmerzen, der schnellsten Wiederherstellung der Arbeits- und Erwerbsfähigkeit.

Andererseits erspart die *technische Operation* — mit und ohne Ödemisierung — sehr viel Zeit, Kosten und eine langwierige Nachbehandlung, wenn sie als *unterstützender Eingriff* nach der Operation die „ganze oder fast komplette Nachbehandlung" vertritt.

Die *Ödemisierung* in Verbindung mit der technischen Operation, sei es in Form der *muskulären Transformation*, sei es als *Redressionswirkung* allein, hat sich mir bestens bewährt in der Behandlung des

*Genu valgum*, des sogenannten X-Beines, und des

*Genu varum* oder O-Beines.

In beiden Fällen gehe ich von dem Gedankengang aus, daß die Entfaltung der Kapsel als erstes Objekt der Behandlung in Angriff genommen werden soll. Als Begründung dieses Vorgehens, welches zuerst frappiert, muß in Erwägung gezogen werden, daß sowohl für das Genu valgum als auch für das Genu varum eine Ungleichheit des Kapselbandapparates primär oder sekundär als *eine* der Ursachen der „funktionellen Deformität" vorhanden ist. Gewiß lassen sich durch andere konservative als auch durch blutige und unblutige Maßnahmen diese Verhältnisse ändern. Es soll auch nicht gesagt sein, daß diese Maßnahmen nicht gut wären. Jedoch ist und bleibt die Beschaffenheit der Kapsel und der Bänder von fundamentaler Bedeutung für eine gute Gelenkfunktion und für die weitere Erhaltung derselben.

Die Wiederherstellung dieser Gelenkteile und der Harmonie der Muskelaktion ist für unsere Behandlungsweise von enormer Tragweite, gleichgültig ob es sich um eine *technische Operation* radikaler, unterstützender oder palliativer Art handelt.

Wir müssen hier die durch das Genu valgum hervorgerufenen Erscheinungen kurz schildern:

Das *Genu valgum* ist auch dem Laien erkenntlich durch die beim Stehen und Gehen abnorme äußere Gestalt des Beines, bei dem Ober- und Unterschenkel einen nach außen offenen Winkel bilden. Besteht die Formveränderung an beiden Beinen, so scheint beim stehenden Träger der Deformität der Unterschenkel des linken Beines gewissermaßen die Verlängerung des rechten Oberschenkels und umgekehrt der rechte Unterschenkel die Verlängerung des linken Oberschenkels — als Linie gedacht — darzustellen. Es entsteht so eine Überkreuzung der Linien in Gestalt eines X. Daher der Name.

Ist das Genu valgum nur einseitig, so entsteht die Figur eines K. Nun kommen aber auch Fälle vor, bei denen auf der einen Seite ein Genu valgum, auf der anderen das entgegengesetzte Bild des Genu varum vorhanden ist. Dadurch gleicht sich oft die durch das X-Bein verursachte Verkürzung aus, welche sonst entweder durch eine gleichseitige Beckensenkung und eine krankseitig-konvexe Verbiegung der Wirbelsäule oder durch einen ausgleichenden „Spann-Streckfuß" kompensiert wird.

Wir sehen daraus, wie die Haltung des ganzen Körpers weitgehend durch die Gestaltsveränderung des Kniegelenks beeinflußt wird. Noch mehr treten die Störungen in Erscheinung bei Bewegung des Körpers im Gehen. Der gute Beobachter wird auch als Nichtarzt ein Verschwinden des X-Beines in bestimmten Bewegungsphasen des Kniegelenks erkennen.

Besteht das Genu valgum doppelseitig, so macht es mehr oder minder große Beschwerden schon allein dadurch, daß beim Gehen die Knie leicht aneinander stoßen. Diesem Übelstand suchen die Träger der Störung durch Spreizen der Beine und Außendrehung derselben im Hüftgelenk entgegenzuwirken. Dadurch wird aber der Schaden meist nur noch schlimmer. Insbesondere im Entstehungsstadium des Leidens wird die Knicksenkfußbildung begünstigt, welche allerdings später in die entgegengesetzte Stellung übergeht, wodurch eine gewisse Kompensation, aber keine Besserung eintritt.

Nun ist das Kniegelenk keineswegs selbst immer der primäre Sitz des Leidens; Ober- und Unterschenkel können außerhalb des Gelenkbereichs Verkrümmungen aufweisen. Man wird daher je nach dem Ausfall des Röntgenbefundes an Ort und Stelle eine Korrektur vorzunehmen trachten. Hierfür eignen sich vorwiegend die blutigen Operationsverfahren, auf welche hier nicht näher eingegangen werden soll. Das Etappenredressement wird nur noch wenig geübt wegen der Befürchtung eines Schlottergelenks, aus dem gleichen Grunde auch die insbesondere von italienischen Orthopäden empfohlene Epiphysiolyse.

Diese erstere Befürchtung hat sich bei der vorsichtigen Entfaltung der Kapsel als unbegründet herausgestellt. Es hat sich sogar als Notwendigkeit erwiesen, auf dem von uns beschrittenen Wege die Kapsel zuerst nachgiebig zu machen. Selbstverständlich wird dann kein gewaltsames, auch kein Etappenredressement angeschlossen, sondern eine *physiologische Führung des Gelenks* unter feinster Dosierung einer „*segmentären Redression*", wie man am besten unsere Korrektur bezeichnen kann. Dadurch wird einer Überdehnung des medialen Ligamentes und auch des hinteren Kapselteils vorgebeugt. Diese Einstellung auf richtige Bewegung ist nur möglich bei Vorbereitung von Kapsel und Bändern auf die neugeschaffenen Bewegungs- und Wachstumsbedingungen.

Wir stellen diese Bedingungen anfangs täglich her durch den gleichzeitig auf die Ödemisierung einzustellenden *Streifenapparat*, der „auf *Bewegung* abgestimmt" werden muß. Das Kniegelenk wird also nicht steif gestellt, höchstens bei erheblichen Störungen in der ersten Zeit gebremst. In leichteren Fällen kommt man meistens mit einer 2 Wochen lang täglich bis zu zwei Stunden einwirkenden Ödemisierung aus. In der übrigen Zeit läßt man die Kinder — um solche handelt es sich ja meistens bei der *radikalen* technischen Operation — möglichst viel herumgehen. Man kann dies um so unbedenklicher tun und soll es sogar tun, wenn gleichzeitig *orthokinetisch* auf die Kräftigung der Adductoren eingewirkt wird. Dann läßt sich das von J. Wolff angestrebte Ziel über den Weg der „muskulären Transformation" erreichen. Ganz besonders gut eignen sich als Behandlungsobjekte diejenigen Fälle, bei denen nach Bade u. a. als Grundleiden eine exsudative Diathese besteht und welche Lange als „lockere X-Beine" und Preiser als Wackelbeine bezeichnet.

Wir versuchen in derartigen Fällen zuerst vom Fuße aus eine bessere Einstellung auf die Kniebewegungen zu erreichen, mit der man mit-

unter auskommen kann: Korrektur, meist Überkorrektur des gleichzeitig vorhandenen Knicksenkfußes.

Besteht aber neben dem Genu valgum auch eine Abweichung im
Sinne des *Genu recurvatum*, so ist nach unseren Erfahrungen unbedingt
die Korrektur der gesamten Gehstörung erforderlich, wenn man gründlich und nicht scheinbar helfen will, also: *orthokinetische Behandlung*
der Füße und des Kniegelenks. Die Behandlung kann in einer Sitzung
ausgeführt werden. Was damit erreicht wird, fällt intelligenten Eltern
und jedem Fremden, der ein solches Kind zuvor gesehen und die unter
den Strümpfen zu tragenden Apparate nicht bemerkt, sofort an der
Munterkeit der Kinder, an der Sicherheit und Behendigkeit der Lokomotion auf. Nachts lassen wir die Apparate ablegen. Eine andere als eine
etwaige Allgemeinbehandlung der Rachitis usw. führen wir nicht durch.
Dagegen bedürfen die *Streifenapparate* der *Regulierung* auf weitere Fortschritte der Bewegung und des Wachstums. Kontrollen der vorgeschriebenen Anwendungsweise der Apparate sind für das gute Gelingen nicht
zu entbehren. Dann aber darf man durchaus gute Resultate erwarten
und mit vollem Recht diese Behandlungsweise als die schonendste,
wirtschaftlichste und sicherste bezeichnen wegen ihrer einheitlichen,
*orthokinetischen* und *orthoplastischen* Eigenschaften.

Bei vorhandenem *Schlottergelenk* wird das Genu valgum anfangs nur
mit *Gelenkbremsung* behandelt, und zwar so lange, bis die rein statischen
Beschwerden verschwunden sind. Indes hat sich eine zeitweise Ödemisierung des Gelenks durchaus nicht als nachteilig erwiesen, da die
Anregung der Gelenkfunktion überhaupt dadurch eine Förderung
erfährt. Wodurch dieselbe erfolgt, wäre sehr wissenswert und experi-
mentell noch festzustellen. Tatsache ist jedenfalls, daß eine technische
Einwirkung auf die zeitweise ödemisierte Kapsel in Verbindung mit
der Regulierung der Muskelaktion normale Verhältnisse wiederherzustellen vermag.

Da wir direkt am Gelenk eingreifen, lassen sich die meist illusorischen
Außenschienen ohnedies entbehren, die überhaupt nur in Verbindung
mit einem Beckenkorb die Außenrotation verhindern können, aber dann
doch ziemlich schwer und lästig werden.

Das Genu valgum der *Erwachsenen*, bei denen nicht selten hochgradige
Gehstörungen bestehen, ist nicht minder aussichtsreich für die *intraartikuläre technische Therapie*, wenn die Operation — und nur diese
kann hier volle Abhilfe schaffen — kontraindiziert ist oder nicht be-
willigt wird. Selbstverständlich darf man schon bei mittleren Graden
nicht einen raschen und vollen Ausgleich der Form erwarten. Aber wir
können die Ausdauer des Stehens und Gehens doch nennenswert heben
und arthritische Prozesse günstig beeinflussen. Für die Diagnostik
zu unserer Therapie sind vor allem die im belasteten Zustand aufgenom-

menen Röntgenaufnahmen wichtig und die Feststellung derjenigen Bewegungsphasen, welche schmerzhaft sind. Abb. 73 zeigt ein derartiges,
im Stehen aufgenommenes Röntgenbild eines älteren Patienten, der
sich nicht zu einem operativen Eingriff entschließen konnte, da er sich
längst an seine X-Beine gewöhnt hatte. Gegen die durch die *Arthritis*
verursachten Beschwerden erwies sich die Behandlung mit Ödemisierung
und Gelenkbremsung als recht brauchbar und beseitigte die Schmerzen
in kurzer Zeit. Gehen und Stehen wurden so ausdauernd, daß er seinem
Beruf als Bäcker innerhalb 3 Wochen wieder voll und ausdauernd nach-
kommen konnte.

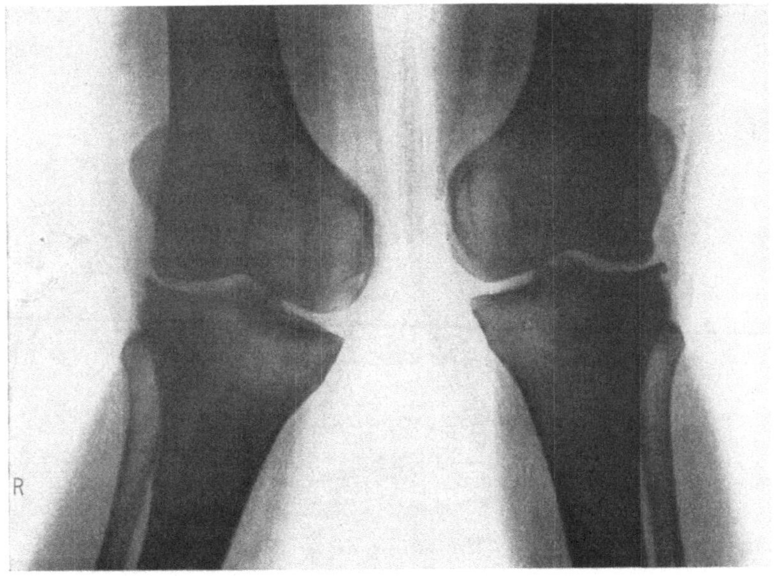

Abb. 73. Hochgradige X-Beine eines älteren, sehr korpulenten Bäckers. Wiederherstellung der Erwerbsfähigkeit und völlige Beseitigung der Beschwerden durch intraartikuläre technische Therapie.

Wenn nur irgend möglich, soll man in solchen Fällen die blutige
Operation empfehlen, aber wo sie aus vitaler Indikation nicht am Platze
ist, lieber „technisch nützen als blutig schaden".

Die Behandlung des

### Genu varum

ergibt sich im großen und ganzen aus den soeben erwähnten Richtlinien.

Bei rachitischen Kindern sehen wir die Formveränderung oft unter
entsprechender Allgemeintherapie bis auf kleine Schönheitsfehler ausheilen. Eine ausgesprochene lokale Behandlung braucht nur ausnahmsweise am Gelenk selbst zu erfolgen. Meist ist der ganze Unterschenkel,

weniger häufig auch der ganze Oberschenkel an der Verkrümmung beteiligt. Stärkere Deformierungen behandelt man am besten mit ganzen *kinetischen* Hülsen, die das Gelenk mit einbeziehen, wie wir dies zuvor beiden Verkrümmungen des Unterschenkels gesehen haben (vgl. Abb. 61).

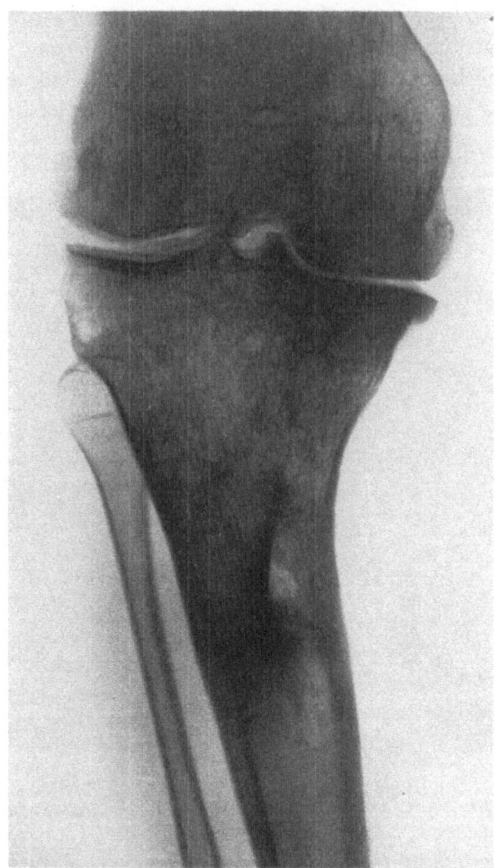

Abb. 74.   Genu varum nach Sequestrotomie.   Wackelknie, Behinderung der Beugung.
In wenigen Tagen Beseitigung der Beschwerden durch kinetischen Streifenapparat.
Ödemisierung und Führung des Gelenks.

Anders bei *Erwachsenen* in Fällen von deformierender *Arthropathie* (AXHAUSEN), von traumatischen und entzündlichen Formen des genu varum.

Hier ist der *intraartikuläre* Eingriff der gegebene, insbesondere wenn die eigentliche Deformität im oberen Teile der Tibia ihren Sitz hat.

Abb. 74 und 75 zeigen ein derartiges Genu varum nach einer längere Zeit zurückliegenden Sequestrotomie der Tibia.

Der 20jährige Patient litt an erheblichen Schmerzen und Bewegungsstörung des Gelenks infolge des Wackelknies und Behinderung der Beugung. Die Verkrümmung selbst störte ihn wenig. Durch intraartikulären Eingriff (Ödemisierung und Führung des Gelenkes mit einem

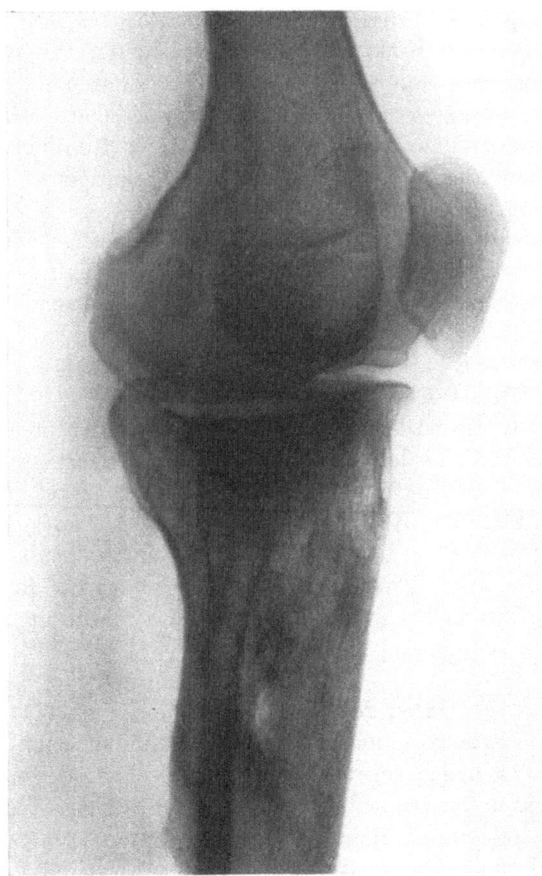

Abb. 75. Derselbe Fall. Seitliche Aufnahme.

kinetischen Streifenapparat) konnten die Beschwerden in wenigen Tagen beseitigt und die Erwerbsfähigkeit wieder hergestellt werden. An dem Streifenapparat wurde außen eine kosmetische Verkleidung angebracht, so daß der Faltenwurf der Hose genau der gesunden Seite entsprach und nichts mehr von der Deformierung zu erkennen war.

Meist sind es die *sekundären* Gelenkveränderungen, bei denen der intraartikuläre Eingriff in Betracht kommt und selbst nach der Korrektur der Deformität (Osteotomie, Osteoklase) kaum entbehrt werden kann.

Die paralytischen Formen des Genu varum und valgum finden späterhin ihre Besprechung.

Wir wollen hier noch einen allgemeinen Grundsatz erwähnen, der uns bei jeder Art von Schlottergelenk des Knies, sei es im Sinne des Genu valgum, varum oder recurvatum, in den therapeutischen Maßnahmen geleitet hat. Es ist dies die *Adaption der Gelenkkörper*, die wir kurz als eine Art „mobiler Fixation" bezeichnen können. Wir verhüten hier durch eine vorherige Adaptierung der Gelenkflächen und „Abstimmung des Streifenapparates auf Bewegung" ein Schlingern und heben so falsche Gelenkbewegungen, mögen sie in sagittaler, frontaler oder in jeder anderen Ebene des Raumes erfolgen, durch eine genau dosierte rohrartige Führung auf.

So müssen beim *Genu recurvatum*, bei dem die Gelenkflächen des gestreckten Knies hinter der Belastungslinie des Körpers liegen, so daß ein nach vorne offener Winkel von Ober- und Unterschenkel entsteht, die zu starken Rückwärtsbewegungen gebremst werden. Bei den paralytischen Formen geschieht dies durch Abschwächung der Extensoren und muskuläre Transformation auf die Beuger.

Das Genu recurvatum der Tabiker kann in den Anfangsstadien analog behandelt werden. Ist die Arthropathie sehr fortgeschritten, dann kommt eine einseitige *technische Arthrodese* in Frage. Bei den schweren Formen kann den Kranken durch einen Stahl-Leder-Streifenapparat viel genützt werden, der das Gelenk mit einbeziehen soll. Der exakte Sitz und die Leichtigkeit dieser Apparate bringt für die Träger viel Erleichterung mit sich, allerdings erfordert die Schnürung größere Sorgfalt als beim Hessing-Apparat.

Bei den

*Frakturen der Kniescheibe*

wird man selbstverständlich die Kontinuitätstrennung nach chirurgischen Prinzipien zu heilen versuchen. Die Besprechung der einzelnen Frakturformen und deren Behandlung gehört nicht hierher. Wohl aber stellen die nicht geheilten Fälle ein wichtiges Objekt der oft nicht leichten orthopädischen Behandlung dar. Zu beseitigen ist der Ausfall der aktiven Streckung des Unterschenkels, der bei größerer Distanz der nicht verheilten Fragmente restiert. Bei geringer Entfernung derselben kann eine gewisse Streckmöglichkeit noch erhalten sein. Dagegen genügt die Kraft nicht mehr, um einen Widerstand zu überwinden.

Solch leichte Fälle, bei denen eine Pseudarthrose eingetreten ist und welche aus irgendeinem Grunde nicht operativ geheilt werden können, lassen sich in ähnlicher Weise behandeln, wie wir *technisch operativ* die myogene Beugecontractur versorgen.

Besteht eine erhebliche Distanz, so müssen wir anders vorgehen. Vor längerer Zeit hatte ich Gelegenheit, eine Pseudarthrose dieser Art zu behandeln, bei der es sich um einen nicht verheilten Querbruch in der Mitte der Kniescheibe handelte. Die Diastase betrug zwei Querfinger. Eine Operation kam aus Gründen des Allgemeinbefindens nicht in Betracht. Ich adaptierte die beiden Teile der Kniescheibe, so gut dies eben wegen der starken Verkürzung des Quadriceps möglich war, und konnte sie zunächst auf einen Querfinger Entfernung bei völlig gestrecktem Knie einander nähern. Dann wurden die beiden Teile mittels Querstreifen in situ fixiert, ein kinetischer Streifenapparat hergestellt derart, daß er in seiner Schnürung längsoval die beiden Hälften der Kniescheibe faßte und ihre Mitbewegung ohne Veränderung der Distanz ermöglichte. Der Patient, welcher zuvor nur mühsam mit Stock gehen konnte, war sofort imstande, flott und unauffällig zu gehen. Abends tanzte er. Die weitere Beobachtung ergab, daß er das Knie auch vollkommen beugen und sich aus tiefer Kniebeuge ohne Benützung der gesunden Seite aufrichten konnte. Diese Leistung war um so erstaunlicher wegen des beträchtlichen Körpergewichts und der starken Korpulenz.

Über die

*technische Behandlung der habituellen Luxation der Kniescheibe* welche auch Gegenstand orthopädischer Behandlung werden kann, um so mehr wenn man die Indikationen von BADE berücksichtigt, fehlt mir leider die praktische Erfahrung. BADE hält die Operation nur für gerechtfertigt, wenn trotz Reposition große Gehbeschwerden, beträchtliche Einbuße der Erwerbsfähigkeit und erhebliche psychische Beeinträchtigung bestehen.

Immerhin ergeben sich trotz des Mangels praktischer Erfahrung über die Patellarluxation aus der Therapie der Fraktur bzw. Pseudarthrose der Kniescheibe eine Reihe von Gesichtspunkten, welche nötigenfalls verwertbar erscheinen.

*Die technische Operation der Meniscusverletzungen* kann in einer Reihe von Fällen vollständig zum Ziele führen und die blutige entbehrlich machen. Die Ödemisierung sollte auf alle Fälle versucht werden, ehe man sich zu einer Eröffnung des Gelenks entschließt. Ich habe verschiedene Fälle unter technischer Therapie ausheilen sehen, in anderen war die blutige Operation nicht zu umgehen.

## Die technischen Operationen des Fußgelenks

ermöglichen uns nicht minder gründliche Einwirkung wie am Knie

A. auf die Gelenkorgane,

B. auf die Funktion.

Da das Gelenk sehr leicht zugänglich ist, können wir

*Gelenkbremsungen,*

*Verriegelung,*

*Fixation,*

*Verstrebung* nach den aus dem Vorhergehenden bekannten Regeln ohne Schwierigkeiten ausführen.

Die Technik der Ödemisierung braucht nicht nochmals eingehend dargestellt zu werden. Sie ist von Bedeutung für jegliche Art der *Mobilisierung*, mag als hemmender Faktor der *Schmerz*, mögen Entzündungserscheinungen oder mechanische Irritationen bei *enger* oder *weiter* Kapsel in Betracht kommen.

So können bei schlaffer Kapsel und ungenügendem Halt der Ligamente neben den Müdigkeitsbeschwerden dauernd regelrechte Schmerzen infolge der mechanischen Reizzustände bestehen. Gegen die letzteren hilft die Ödemisierung, während die Schlaffheit der Gewebe durch exakte Führung des Gelenks — am besten durch einen hinter den Zehen beginnenden und bis über die Knöchel reichenden *kinetischen Streifenapparat* — behoben und der Kapsel-Bandapparat mit der Zeit zum Schrumpfen gebracht werden kann. In einer großen Anzahl der Fälle konnte diese Wirkung gewöhnlich innerhalb dreier Monate festgestellt werden, in anderen hinwiederum blieb sie aus. Im allgemeinen waren es vorwiegend Hypoplastiker und Lymphatiker, bei denen die Festigkeit derart genügend wurde, daß man vom Tragen irgendwelcher Apparate (auch einfacher Einlagen) nach dieser Zeit absehen konnte. Fragen der *Konstitutionspathologie der Gelenke*, wie sie neuerdings in einer grundlegenden Arbeit von PAYR aufgestellt wurden, scheinen hierbei eine entscheidende Rolle zu spielen. Die Palpation der Kapsel läßt mitunter gewisse prognostische Schlüsse zu, wenn eine gewisse Derbheit an anderen Gelenkkapseln (Kniegelenk) konstatiert werden kann, und wir den Kapselbänderapparat des Fußgelenks nur partiell überdehnt finden.

Bei *traumatischen Ergüssen* ist neben der Ödemisierung, welche nur der Beseitigung der Schmerzen und der Anregung des Gleitgewebes zu dienen hat, die Kompression unentbehrlich. Oedemisierung und Kompression zusammen bzw. alternierend geben so ausgezeichnete Resultate, daß innerhalb von ein bis zwei Tagen ein völlig schmerzfreies Gehen erreicht wird. Eine weitere Behandlung als die erwähnte habe ich in Fällen von traumatischem Erguß nie nötig gehabt. ' In einem Falle konnte ich einen Patienten, der eine Woche lang sich mühsam herumschleppte, schon am Tage nach der Behandlung zum Fußballspielen schicken, ohne daß die geringste Störung der Heilung eingetreten war, in einem anderen machte ein Skilehrer vierzehn Tage nach der frischen Verletzung, die noch mit einem Abriß des Tuberisitas des Metatarsale V kombiniert war, ein Skirennen mit und kam mit dem zweiten Preis zurück. Beide Male erfolgte glatte, restlose Heilung. Dies nur als Beispiel für den Heilverlauf der zahlreichen Formen des traumatischen Ergusses, bei denen ich nie anders vorging und keine weiteren Behandlungsmethoden anzuwenden brauchte.

Die Therapie der posttraumatischen *Arthritis* gestaltet sich im wesentlichen nicht viel anders, nur wird man Bäder und dergleichen Maßnahmen ergänzend heranziehen, um die gestörte Funktion rascher wiederherzustellen. Für den *Wiederbeginn der Gelenkarbeit* ist die Ödemisierung des Fußgelenks ein so ausgezeichnet schmerzstillendes und die Funktion unterstützendes Mittel, daß weitere Maßnahmen hierfür bei der Anwendung unserer Technik nie erforderlich waren und lediglich die „Abstimmung des Streifenapparates auf Bewegung" in Anwendung gebracht wurde.

Die Herstellung des *Streifenapparates* ergibt sich aus den früheren Beschreibungen der *technischen Operationen* des Fußes, dessen Bewegungsstörung jeweils für die Konstruktion bestimmend ist. Mitunter, bei einfachen leichten Fällen, wenden wir einen *Streifenapparat* an, dessen Bau aus Abb. 76 hervorgeht.

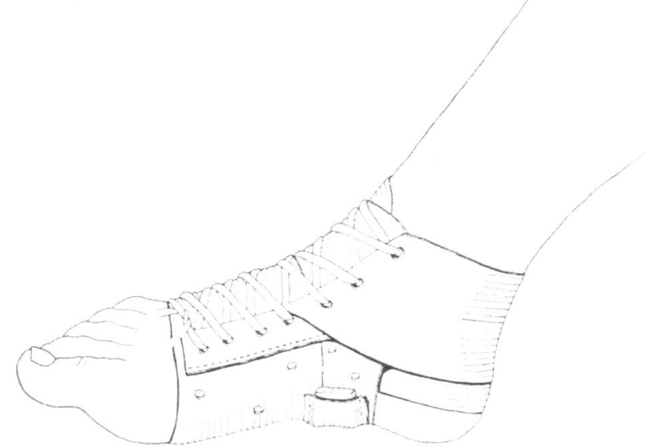

Abb. 76.   Streifenapparat für leichte Fälle von Arthritis deformans des Fußgelenks.

Die der Ödemisierung dienenden Ösen sind auf der Abbildung verdeckt durch einen besonderen *Kompressionstreifen*, der in die Schnürung einbezogen wird.

Andere Formen der Arthritis erfordern noch besondere Behandlung neben der technischen. Auch hier ist auf Wiederherstellung der Form, d. h. auf die genaueste *Adaptierung der Gelenkflächen* des Talocruralgelenks, großer Wert zu legen, weniger wichtig ist die vollkommene Restitution des Gewölbes, von denen nur das Quergewölbe genauester Wiederherstellung bedarf.

Die für die Restitution der Gelenkbewegung so wertvolle Ödemisierung läßt uns wegen der technischen Schwierigkeiten im Stich beim *Großzehengrundgelenk* und den übrigen *Metatarsophalangealgelenken.*

Wir müssen daher auf eine Wiederherstellung der Beweglichkeit mittels technischer Eingriffe verzichten und andere Möglichkeiten heranziehen.

Mitunter ist jedoch eine Versteifung gerade des Großzehengrundgelenks den Patienten nicht unerwünscht, weil sie von quälenden Schmerzen auf diese Weise am schnellsten erlöst sind und nicht minder schnell ihre volle Gehfähigkeit erlangen.

Bei der *Arthritis deformans* des Großzehengrundgelenks herrscht ohnedies eine Neigung zur Gelenksteife. Wir finden folgendes Bild, wie es HOHMANN ausführlicher beschrieben hat: Klagen über Schmerzen, vorwiegend auf der Dorsalseite, mitunter auch der Plantarseite des Gelenks. In hochgradigen Fällen erhebliche Einbuße der Gehfähigkeit, die besonders beim Treppen- und Bergabwärtsgehen schmerzhaft wird. Tanzen und Zehenstand sind meist unmöglich.

Äußerlich fällt eine kamm- oder leistenförmige Verdickung des Gelenks auf der Dorsalseite auf. Von den Bewegungen sind die Dorsalflexion aktiv und passiv erheblich eingeschränkt, mitunter nahezu aufgehoben, während die passive Plantarflexion verhältnismäßig frei, die aktive gehemmt ist.

Da beim Abrollen des Fußes die große Zehe durch den Bodendruck dorsalwärts gedrängt wird, wobei sich die Basis des Grundgliedes gegen das Köpfchen des Metatarsus I anstemmt oder sich die entzündlich veränderten Kapselteile im dorsalen Gelenkspalt einklemmen und die plantaren verkürzten Kapselteile und Sehnen gedehnt werden.

Oft ist das Leiden mit einem Knicksenkfuß verbunden, seltener mit einem Spreizfuß, wenigstens nach den eigenen Beobachtungen.

Im Röntgenbild sieht man bei seitlicher Aufnahme auf dem Dorsum des Metatarsalköpfchens einen dornartigen, proximalwärts gerichteten Knochenauswuchs, eine mehr oder weniger deutliche, becherartige Vertiefung an der Basis des Grundphalange. Sehr typisch ist ferner die Verengerung des Gelenkspaltes, die auch bei der dorso-ventralen Aufnahme in Erscheinung tritt. In schwereren Fällen besteht immer beträchtliche Osteophytenbildung.

Die Diagnose ist meist schon aus dem äußeren Bild, der Art der Beschwerden und der Funktionsprüfung zu stellen.

*Technisch-operativ* versorgen wir die *allgemeine* Funktionsstörung des Knicksenkfußes und begnügen uns mit einer Entlastung des Großzehengrundgelenks in der Weise, daß wir entweder hinter dem Köpfchen des Metatarsus I oder hinter dem Mittelgelenk der Großzehe entlasten. Wir nehmen hierzu nichts weiter als eine von dem *Streifenapparat* distal vorlaufende Filzzunge mit entsprechender Modellierung. Der plantare Teil wird durch Leder versteift. Mit diesem palliativen Eingriff sind wir noch immer zum Ziel gekommen.

Wichtig ist nach erfolgter Korrektur die Probe der Entlastung im Röntgenbild, wobei vor allem die Phase der Abwickelung des Fußes zu prüfen ist. Der *Streifenapparat* darf auf der Dorsalseite nicht zu nahe an das Gelenk heranreichen, damit die Haut in der Nähe des Gelenks in keiner Weise gereizt wird. Ausnahmsweise kann man auch dorsal eine Filzzunge anwenden. Aber auch diese darf nicht mittelbar an den Dorn reichen, sondern hat nur die Aufgabe, den Faltenwurf des Stiefels abzufangen und auszugleichen. Gegen diesen sind die Patienten meist sehr empfindlich, und man kann fast immer eine Rötung der Haut als Folge des Druckes auch vom weichsten Leder feststellen.

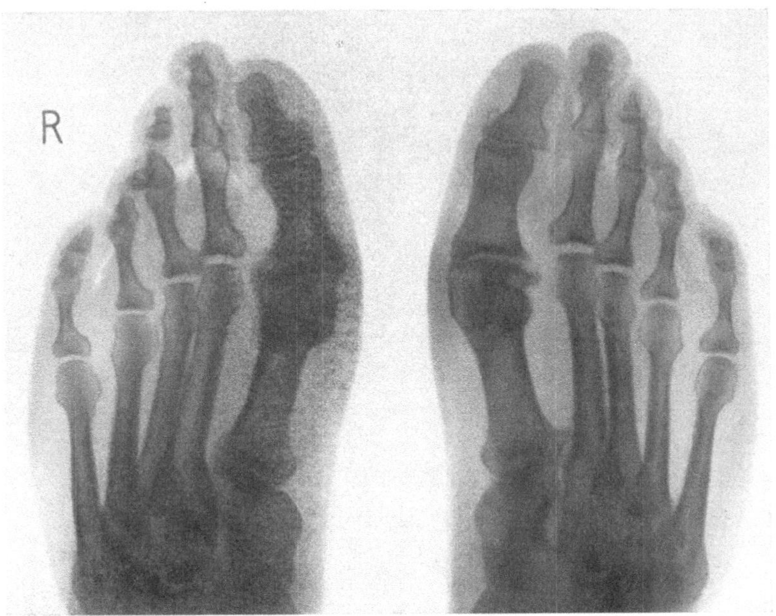


Abb. 77. Arthritis deformans der Großzehengrundgelenke.

In Abb. 77 sehen wir einen derartigen Fall doppelseitig, und zwar rechts weiter fortgeschritten als links. Auf der linken Seite waren nur ganz geringe Beschwerden vorhanden, die schon mit einer einfachen Korrektur des Knicksenkfußes beseitigt wurden.

Die Abb. 78 und 79 zeigen den Zustand nach der Korrektur, das letztere Bild die Phase des Abrollens im Streifenapparat und Stiefel. Patient wurde am ersten Tage der Behandlung völlig beschwerdefrei und blieb es auch.

Arthritische Veränderungen der übrigen Metatarsohalangealgelenke werden analog behandelt durch Entlastung. Mitunter hat sich gleichzeitig eine „*künstliche Syndaktylie*" bewährt, die wir unter Be-

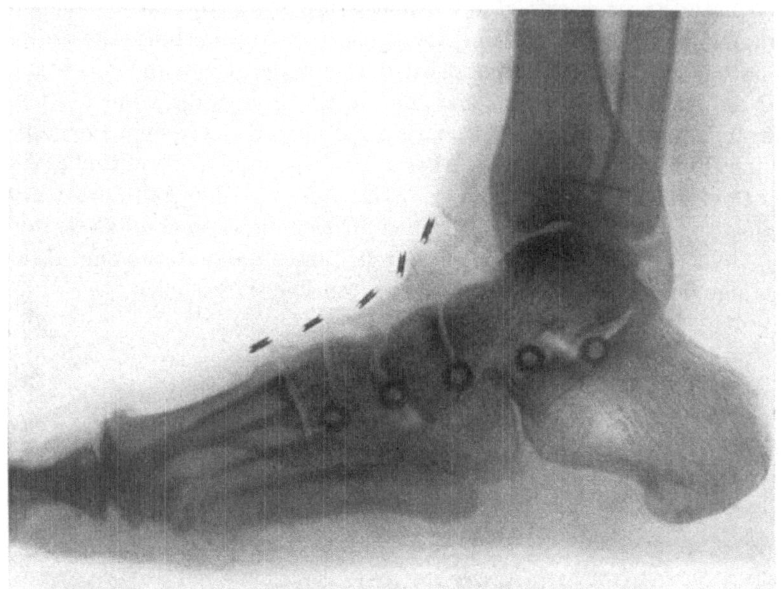

Abb. 78. Derselbe Fall. Orthokinetische Korrektur durch Streifenapparat.

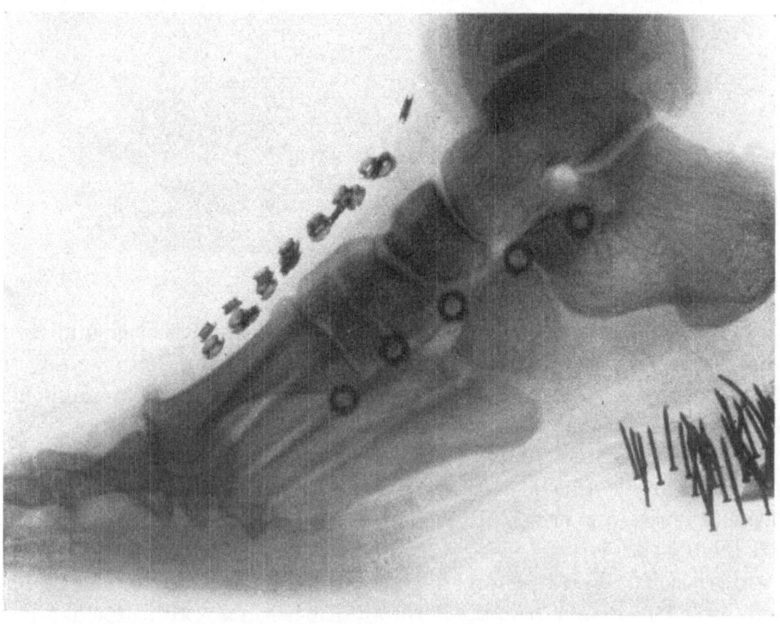

Abb. 79. Abrollen des Fußes im Streifenapparat und gewöhnlichen Stiefel.

nutzung kleiner Lederspangen ausführen und zwei oder drei Zehen aneinanderreihen. Die Spangen legen wir um die Mittelgelenke. Von einer Verbindung dieser kleinen Spangen mit dem Streifenapparat selbst sehen wir ab. Beim Hallux valgus jedoch kann eine Stellungskorrektur unter *Schlingenführung* auch arthritische Prozesse günstig beeinflussen.

### Die technischen Operationen des Hüftgelenks

sind in der Hauptsache unterstützende und palliative, da ein *direkter* Zugang zur Gelenkkapsel technisch nicht gelingt.

Zur Durchführung unserer technischen Eingriffe müssen wir daher andere Körperteile mit einbeziehen und meist auf indirektem Wege vorgehen. Damit läßt sich indes sehr viel erreichen, mehr als mit Gipsverband, Hessing-Apparat und umständlicher „Nachbehandlung".

Was aber bei unserer Methode versagt bleibt, ist die ödematöse Durchtränkung und damit die *rasche* Entfaltung der Kapsel. Infolgedessen entfällt auch die schnelle Beseitigung der Schmerzen bei der Kapselreizung, die am Knie- und Fußgelenk mit einer geradezu frappierenden Sicherheit und Schnelligkeit verschwindet. Soweit wir also nicht andere anästhesierende Mittel, von denen die PAYRsche Injektionsbehandlung an erster Stelle als Kausalbehandlung zu nennen ist, heranziehen können, müssen wir uns mit einer immerhin nicht unbedeutenden *Schmerzlinderung* für den Anfang begnügen, die auf verschiedene Weise erreicht werden kann:

1. Durch Änderung der Gelenkeinstellung

a) vom Kniegelenk aus,

b) vom Fußgelenk aus,

c) vom Knie- und Fußgelenk aus.

2. Durch Änderung der Beckenstellung zum Oberschenkel.

3. Durch Kombination von 1 und 2.

Dabei kann die neugeschaffene Gelenkeinstellung

1. eine fixierte,

2. eine bewegliche sein.

Zu der ersten Gruppe gehören die *Verriegelung* und *Verstrebung*, zur zweiten alle der Wiederherstellung oder der Erhaltung der *Bewegung* dienenden Maßnahmen. Diese sind:

1. Gelenkbremsungen:

a) räumliche (Exkursionen),

b) zeitliche (Geschwindigkeit der Bewegungen).

2. Mobilisierung des Gelenkes

a) durch Technoplastik (Neubildung von Muskeln),

b) durch Kupplung (von Knie-, Fuß-, Rumpf- und Schulterbewegungen,

c) durch kinetische Methoden (vom Knie- und Fußgelenk aus).

All diese Möglichkeiten werden bei *einseitigen* Bewegungsstörungen noch ergänzt durch die *Benützung* der *kontralateralen Kräfte*.

Unsere Technik gewährt also sehr weitgehende Hilfsmittel, deren Verwertung für den Einzelfall dem konstruktiven und künstlerischen Können des Spezialisten überlassen bleibt.

Da es eine Unzahl von Lösungen des jeweiligen Problems gibt, würde die Schilderung der vielen Heilpläne viel zu weitschweifig werden. Nur soviel sei betont, daß die einfachste Lösung von unserem technischen Standpunkte stets die beste bleibt. Wir benützen mit Vorliebe *Knie-* und *Fußgelenk* als *Kraftquellen*, wo dies nur irgendwie möglich ist, und wenden dann vorwiegend das *kinetische Prinzip* an. Wer sich die Wechselbeziehungen der Kniebewegungen auf das Becken klarmacht, wird leicht einsehen, wie weitgehend schon hierdurch eine *muskuläre Transformation* herzustellen ist. Kommt dazu noch die Verwertung der Fußgelenksbewegungen, so können wir mit „zwei Motoren“ arbeiten, selbst wenn ein Teil der Muskulatur in Wegfall kommt. Nicht um die „statische Einheit“ allein handelt es sich dabei, sondern um das Gleichgewicht der Bewegungen zugleich, welche vom Zentralnervensystem ihre Impulse erhalten.

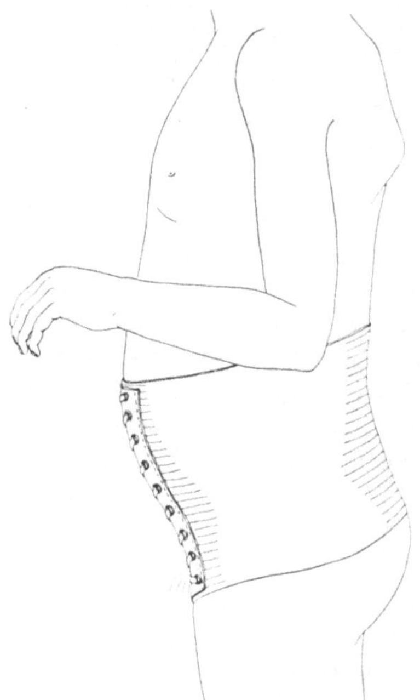

Abb. 80.  Beckenteil eines Streifenapparates.

Wenngleich die ideale rohrartige Führung in unmittelbarer Nähe des Hüftgelenks eine Unterbrechung erfahren muß, so bleibt uns doch ein *langer Hebelarm* in der Diaphyse des Oberschenkels zur Verfügung, den wir vom Knie aus dirigieren und nach Notwendigkeit noch proximalwärts künstlich verlängern können. Hierzu kommt eine sehr lange Strecke Weges, innerhalb derer uns eine Einwirkung auf die Muskulatur nicht versagt ist.

Ferner können wir am *Becken* selbst eine Reihe von Muskelwirkungen neu erstehen lassen mittels der technoplastischen Methode. Wir erinnern hier an die „künstlichen Muskeln“ mit feinster Dosierung von Kraft, Verlauf bzw. Weg, Geschwindigkeit, an die fast unübersehbare und doch berechenbare Menge der sich hier uns bietenden Möglichkeiten. An dieser Stelle sei nur kurz auf die Abb. 25 bis 27 verwiesen und den zugehörigen Text.

Solche „künstlichen Muskeln‟, deren *Gleitwirkung* nicht unwesentlich für die Dosierung und Richtunggebung in der Bewegung (= Führung) in Betracht gezogen werden muß, lassen sich an einem Beckenteil überall anbringen.

Wir modellieren diesen Beckenteil möglichst aus einem Stück und richten ihn schnürbar ein (Abb. 80).

Die Herstellung selbst ist keineswegs so einfach, wie es bei der Einfachheit der Abbildung aussieht. Denn der Beckenteil muß unverschieblich sitzen und doch genügend elastisch sein, damit er dieBauchorgane nicht belästigt. Bei sehr fettleibigen Personen erfolgt die Herstellung besser aus zwei in der Kreuzbeingegend durch Naht vereinigten Lederhälften, deren Elastizitäts- und Zugrichtung genau zu berücksichtigen ist. Bei Schwäche der Bauchdecken und Hängebauch kann man entsprechende Muskelwirkungen in den Beckenteil einkonstruieren.

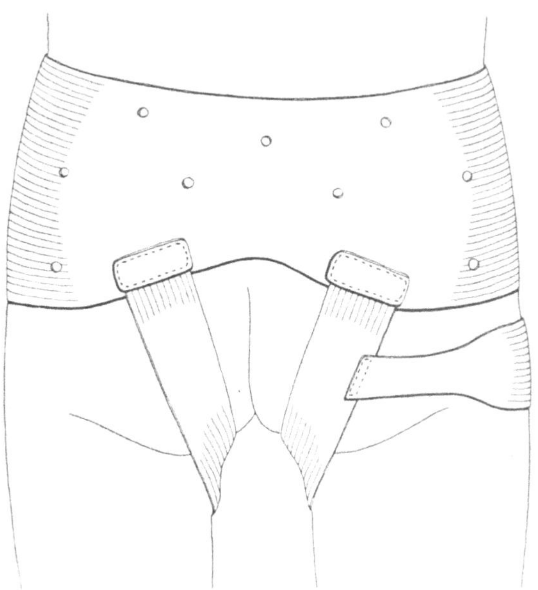

Abb. 81.   Beckenteil für künstliche Muskeln (Rückseite).

Im ganzen Umkreis lassen sich nun längs, schräg, breit oder schmal, korrespondierend oder überkreuzend beliebige Muskelzüge anbringen, die ihrerseits wieder mit ganzen Streifenapparaten des Knie- oder Fußgelenks oder auch mit Hilfsvorrichtungen für das Becken selbst verbunden werden können. Muskelursprung oder -insertion können mit dem proximalen oder distalen Apparat bzw. Apparatteil beliebig fest oder schnürbar verbunden sein.

In Abb. 81 zeigen wir als Beispiel einen derartigen Beckenteil von hinten gesehen,

in Abb. 82 von vorn,

in Abb. 83 von der Seite.

Ein derartiger Apparat kann je nach Modifikation als Trochanterstütze oder auch als Ersatz der Mm. glutaeus minimus und medius Verwendung finden.

Er hat sich auch, insbesondere in Verbindung mit einem Knie-streifenapparat, gut bei älteren Formen der nicht reponierten ange-

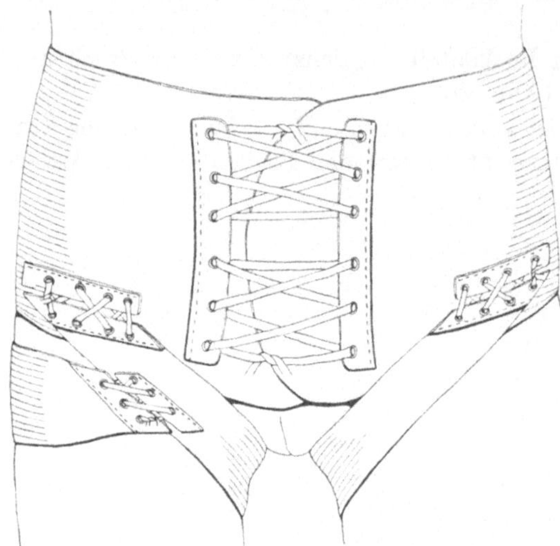

Abb. 82. Vorderansicht.

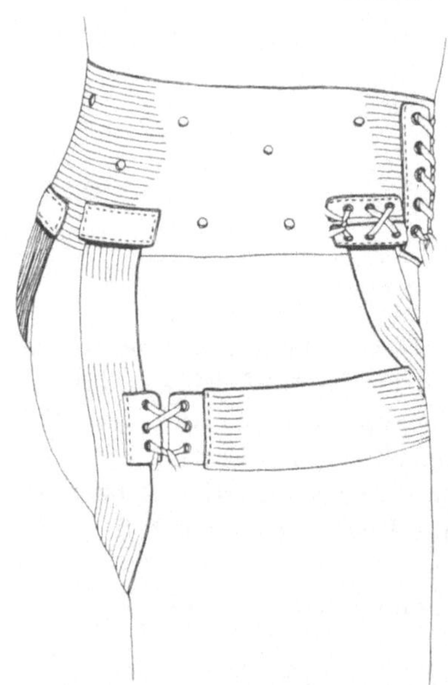

Abb. 83. Seitenansicht.

borenen Hüftgelenks-luxation bewährt. Bei doppelseitiger Luxation wird die andere Seite entspre-chend bearbeitet, und auf beiden Seiten am besten ein geteilter Muskelzug auf der Hinterseite des Ober-schenkels zu der Kondylenregion eines Kniestreifen-Appara-tes heruntergeführt zum Zwecke der bes-seren Aufrichtung des Beckens.

Man kann so bei umfangreicheren Lähmungen im Bereiche der Becken- und Ober-schenkelmuskeln einen Hessing-Apparat ganz entbehren sowie des-sen Verbindung mit einer „Glu-täusbandage“, wie sie durch VON RENESSE sehr sinnreich konstruiert wurde.

Auch der Mm. tensor fasciae latae kann durch entsprechendes Anbringen des Muskelzuges gut er-setzt werden. Überhaupt ist jeder beliebige Muskelersatz möglich.

Ein schematisches Beispiel hier-für gibt Abb. 84.

Die Wirkung wird um so besser, wenn wir, wie erwähnt, das *kine-tische* Hülsensystem möglichst weit-gehend mit einem solchen Becken-teil in Verbindung bringen, was vor allem für die *Lähmungszustände* sich empfiehlt.

Soviel über die *Leder*-Konstruktionen.

Wir gehen jetzt über zu den *Stahl-Leder-Streifenapparaten*: Daß wir den Oberschenkel lateral durch eine oder mehrere Streifenlochschienen verlängern können, haben wir bereits früher erfahren. An dieser Verlängerung kann der das Becken fassende Lederteil im ganzen oder auch nur der „Sitzriemen" suspendiert werden, so daß auf diese Weise eine Hebung einer Beckenseite erfolgt. Natürlich kann die Beckenhebung auch auf beiden Seiten geschehen. Wenn wir nun die Außenschiene in ihrem Schnittpunkt mit der durch den Schenkelhals gezogenen Linie winkelig abbiegen, so können wir auch auf die *Verbiegungen* und *Erkrankungen des Schenkelhalses* und damit auf die Stellung des Kopfes zur Pfanne korrigierend einwirken. Besteht aber genügende Festigkeit im Bereich des Schenkelhalses und Schenkelkopfes, oder mit anderen Worten: ist hier eine Entlastung nicht erforderlich, so genügt schon die *Stellungsänderung des Kniegelenks.*

Dadurch, daß wir mit dem *Streifenapparat* das Kniegelenk führen, brauchen wir die Entstehung eines Wackelgelenks oder gar eines Schlottergelenks nicht zu befürchten. Wir *stellen* es nur *funktionell um.* Wer natürlich mit der Technik nicht voll vertraut ist, möge diesen Eingriff unterlassen und lieber die blutigen oder unblutigen Operationen (Osteotomie, Gabelung usw.) ausführen, trotz ihrer immerhin nicht ganz vermeidbaren Gefahren.

Die Indikationsstellung zu unseren Eingriffen erfordert viel Erfahrung und richtet sich auch nach Körpergröße, Körperbau, Alter, Beruf und Geschlecht.

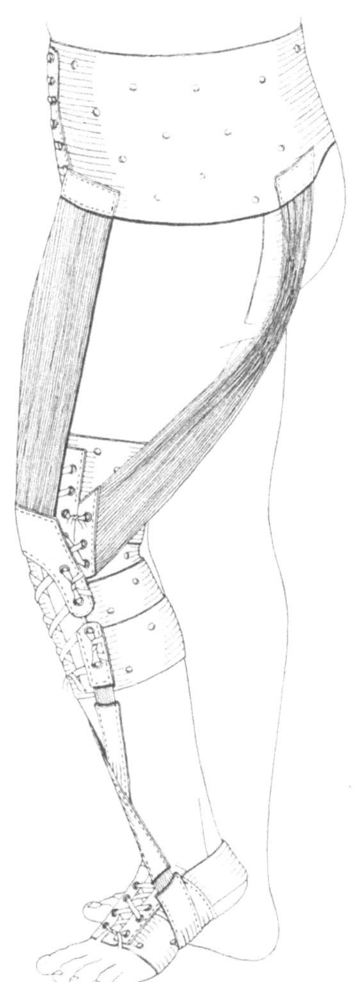

Abb. 84. Kombinierter Streifenapparat mit künstlichen Muskeln.

Wir können uns leicht vorstellen, wie sich die Berührungsflächen von Kopf und Pfanne beliebig ändern lassen, was praktisch (z. B. in der Behandlung der Arthritis deformans) oft wesentliche *Schmerzlinderung,* mitunter sogar völlige Beseitigung der Schmerzen ermöglicht, insbesondere in Kombination mit der Hebung des Beckens oder auch mit Korrekturen am Schenkelhals in gleichsinniger oder kompensatorischer Bewegungseinstellung.

Am *Kniegelenk* können wir die Bewegungseinstellung in sechsfacher Richtung verändern:

1. im Sinne der Valgität,
2. ,, ,, ,, Varität,
3. ,, ,, ,, Flexion,
4. ,, ,, ,, Extension,
5. ,, ,, ,, Auswärtsdrehung,
6. ,, ,, ,, Einwärtsdrehung.

An der *Hüfte* haben wir die Möglichkeit einer Bewegungsänderung:

1. im Sinne der Abduction,
2. ,, ,, ,, Adduction

mittels der Einstellung des Schienenwinkels in frontaler Richtung (Flachkantschränken).

Der Beckenteil aus Leder wird durch eine oder zwei Metallquerschienen verstärkt, an welchen die Verlängerungsschiene unter einer kleinen Winkelverstärkung unverschieblich befestigt ist.

Für die weiteren Bewegungsänderungen der Hüfte

3. im Sinne der Flexion,
4. ,, ,, ,, Extension

soll die Längsschiene artikuliert sein (Trochantergelenk).

Die übrigen Bewegungsänderungen lassen sich durch Verschieben in der Zirkumferenz der Querschiene leicht bewerkstelligen, indem wir die Längsschiene

5. im Sinne der Außenrotation rückenwärts oder
6. ,, ,, ,, Innenrotation bauchwärts

versetzen.

Die komplette *Fixation des Hüftgelenks* gehört streng genommen nicht zu den eigentlichen technischen Operationen, sondern in das Gebiet des mechanischen Verbandes. Wegen ihrer praktischen Bedeutung und ihrer Notwendigkeit zur Vorbereitung für die technischen Operationen des Hüftgelenks (Coxitisbehandlung) glauben wir dieselbe doch kurz beschreiben zu müssen:

Als Beispiel ihrer Anwendung wählen wir die frische tuberkulöse Coxitis. Hier muß die technische Therapie folgende Aufgaben erfüllen können:

a) Funktionsausschaltung des erkrankten Gelenks durch

1. Fixation,
2. Entlastung,
3. Extension;

b) Wiederherstellung des Gebrauches für Stehen, Gehen, Sitzen und Liegen;

c) Anwendung von Bestrahlungstherapie bei Fortbestehen der Ruhigstellung;

d) Wiederherstellung der Bewegung.

Wir gehen im allgemeinen so vor: Horizontale Lagerung des Kranken auf dem Extensionstisch oder Suspension des Beckens durch einen Sitzriemen bei vertikaler Körperstellung.

Das Hüftgelenk wird in leichte Flexion und Abduction gebracht. Modellierung eines Knie-Streifenapparates unter Bremsung von Strekkung und Beugung.

Modellierung eines Beckenteiles nach Abb. **81 bis 83.**

Anpassen einer oder zweier horizontaler Metallschienen.

Herstellen der Außenschienen mit rückgelagertem Knie- und vorgelagertem Hüftgelenk. Schaufelförmige Verbreiterung bis mindestens zum oberen Darmbeinrande, noch besser bis zur Achselhöhle.

Zusammensetzen dieser Teile.

Erneutes Anlegen. Anbringen des Sitzriemens.

Metallverstrebung der Hüftartikulation. Lederstreifen vom Knieteil bis zur Hüfte. Evtl. Brustgurt.

Nähte, Nieten. Ösen. Herrichten der Schnürsenkel. Anlegen des kompletten Streifenapparates in der ursprünglichen Lagerung.

Natürlich muß man flott arbeiten und jede Bewegung des erkrankten Gelenkes nach erfolgter Lagerung bis zum Zeitpunkte, wo der *Streifenapparat* angelegt ist und wirkt, unter allen Umständen vermeiden.

Die Gesamtdauer soll zwei Stunden nicht überschreiten. Hält man die wichtigsten Metallteile vorrätig, welche am längsten bei der Bearbeitung aufhalten, so kann man auch diese Zeit noch bedeutend abkürzen.

Da der Streifenapparat nicht abgenommen werden soll, kann er gegebenenfalls zur Sicherheit plombiert werden.

Bei guter Technik ist ein Gehbügel gar nicht erforderlich, denn die Streifenhülse sitzt so weich und doch so fest, daß wir sozusagen an den Oberschenkelkondylen den gleich sicheren Gegenhalt bekommen wie an der HESSINGschen Sohlenplatte. Das Becken wird also gleichsam an der Verlängerung der Oberschenkeldiaphyse suspendiert. Auf diese Weise lassen sich außerordentlich leichte, ganz unauffällige und vor allem sehr bequeme Apparate bauen.

Aber auch bei Benützung eines Gehbügels (mit Außen- und Innenschiene) wird der *Streifenapparat* noch sehr leicht ausfallen. Die Extension kann durch das Hülsensystem selbst erfolgen und macht Sohlenplatte und Extensionslasche entbehrlich.

Abb. 85 zeigt einen derartigen, schon für die Mobilisierung vorgesehenen *Hüftstreifenapparat.* Die Bremsungen des Kniegelenks erfolgen durch die Hülse.

In Abb. 86 ist ein in der Hüfte *nichtartikulierter Streifenapparat* dargestellt. Hülse bis zum Knöchel reichend. Gehbügel.

Daß diese beiden Typen noch vielfache Variationen gestatten, ist ganz selbstverständlich. Man kann dazu u. a. die zahlreichen Konstruk-

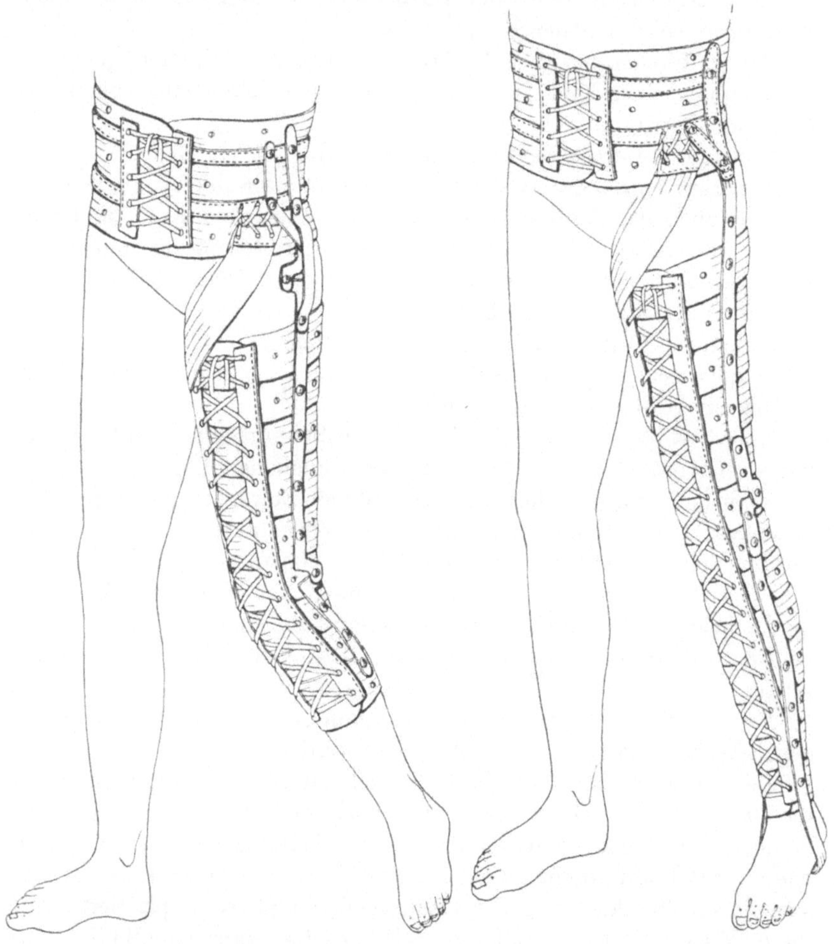

Abb. 85.  Streifenapparat für die Hüfte.        Abb. 86.  Hüft-Streifenapparat mit
Hüftgelenk temporär fixiert.                                Gehbügel.

tionen der Schienen- und Gelenkanordnung verwenden, wie sie von SCHANZ in seinem „Handbuch der orthopädischen Technik" sehr übersichtlich und umfassend zusammengestellt sind. Wir halten aber das dort noch vertretene starre Schienensystem nicht für so brauchbar wie das *elastische* der Streifenlochschiene, und sind der Ansicht, daß die Einschaltung eines *kurzen*, starren Schienenstückes viel haltbarer und zweckentsprechender ist, allerdings nur bei Verwendung unseres elastischen und flächenhaften Hülsensystems.

Der bisher souveräne Gipsverband muß wegen einer Reihe unvermeidlicher Nebenwirkungen, von denen LUDLOFF die Erschwerung der Hautpflege, Unmöglichkeit von Bädern, Unkontrollierbarkeit der ganzen Extremität, hochgradige Atrophie der Muskeln, zeitweise Versteifung der benachbarten Gelenke erwähnt, ganz entschieden gegenüber den Vorzügen derartiger *Streifenapparate* zurücktreten; der *Hessing-Apparat* wegen seines zu großen Gewichts und relativ teuren Preises, die Spangenapparate und Behelfsvorrichtungen wegen ihrer ungenügenden Wirkung.

Unsere Streifenapparate können Tag und Nacht getragen werden. Sie gestatten eine bequeme Kontrolle aller Teile der erkrankten Extremität, ohne daß die Fixation verlorengeht. Man braucht nur mehrere Schnürsenkel zu verwenden, welche jeweils kürzere Strecken der Schnürung versorgen. So kann man jederzeit gewisse Bezirke aufschnüren und kontrollieren. Selbstverständlich läßt sich beim Vorhandensein von Fisteln, Ulzerationen u. dgl. der Streifenapparat beliebig fenstern, mit Wundverbänden versehen oder auch überbrücken.

Für die

*Mobilisierung des Hüftgelenks*

lassen sich *Streifenapparate* nach Abb. 85 und 86 leicht einrichten. Anfangs wird ja Entlastung und Extension noch eine zeitlang fortbestehen müssen. Man beginnt in solchen Fällen mit der Aufhebung der Gelenkbremsungen des Knies. Jedoch soll die Freigabe der Kniebewegungen nicht auf einmal, sondern unter genauer Beobachtung ganz vorsichtig und etappenweise vorgenommen werden.

Treten keinerlei Beschwerden auf, so wird zunächst auch die

*Entlastung*

verringert. Dies ist mit einem einzigen Handgriff durch *Verlängerung des Sitzriemens* möglich: die Schnürung wird einfach etwas loser angelegt.

Den Schluß bildet die etwaige Beseitigung der *Flexionscontractur*: zu diesem Zwecke wird die Verstrebung — und damit die Extension und Fixation des Hüftgelenks — gelöst und unter entsprechender Artikulation versorgt. Man kann dabei erneut eine gewisse Extension belassen.

Diese wirkt als solche schon bis zu einem gewissen Grade gegen die Flexion. Noch besser ist jedoch das Anbringen eines künstlichen Muskels, der an der Rückseite des Beckenstückes ansetzt, auf der Rückseite des Oberschenkels verläuft, beide Kondylen umgreift und seitlich innen und außen von der Kniescheibe an der Schnürung des Knieteils unter dosierbarem Zug befestigt wird. Es braucht nicht besonders erwähnt zu werden, daß eine Lordose der Wirbelsäule unter allen Umständen zu vermeiden ist, da sonst die Wirkung infolge der Ausweichbewegung des Beckens illusorisch würde. Bei gleichzeitiger Fixation des Thorax ist der Lordose leicht vorzubeugen.

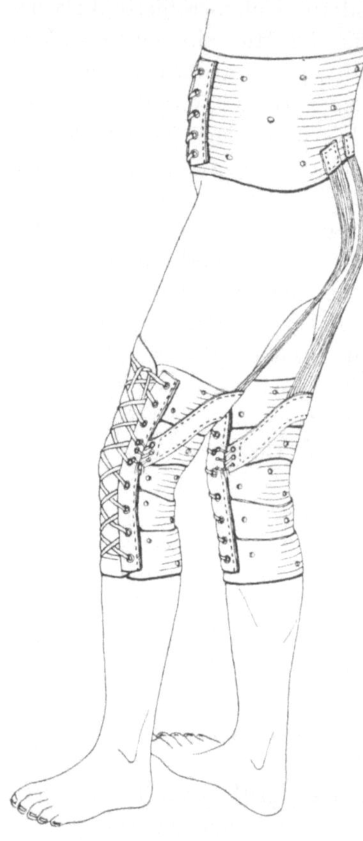

Abb. 87. Technoplastische Hyperextension der Hüftgelenke. Aufrichtung des Beckens von den Kniegelenken aus.

Es empfiehlt sich, nicht zu früh die Behandlung der Flexionscontractur als abgeschlossen zu betrachten, da Rückfälle leicht vorkommen, selbst wenn alle Bewegungen aktiv frei geworden sind, was übrigens bei der tuberkulösen Coxitis ohnedies zu den Seltenheiten gehört. Aber bei der deformierenden Gelenkentzündung sind gute Resultate durchaus möglich. Besteht noch die Neigung zu einer pathologischen Flexionsstellung, so können wir dieselbe verhüten, indem wir die Streckung von Hüfte und Knie unterstützen. Wir brauchen dazu keinen Stahl-Lederapparat mehr, sondern montieren alle Metallteile ab.

Der Becken- und Knieteil des beschriebenen *Streifenapparates* kann weiter Verwendung finden. In frischen entsprechenden Fällen wird er in dieser Weise neu hergestellt. Auf der gesunden Seite legen wir ebenfalls einen Kniestreifenapparat an. Alle Bewegungen bleiben hier frei. Beiderseits wird dann eine *technoplastische Hyperextension* der Hüfte und Streckung des Kniegelenks vorgenommen, wobei die Muskelwirkung auf der kranken Seite verstärkt wird. Man hat so von den Kniegelenken aus das Becken aufgerichtet, einer Lordosierung entgegengewirkt und die Streckung unterstützt (Abb. 87).

Dazu kommt, daß ein derartig leichter und unauffälliger Apparat seinem Träger in keiner Weise unbequem sein kann, nicht abrutscht, symmetrisch und harmonisch die Beinbewegungen führt. Beim Sitzen wird er durch die vermehrte Flexion der Kniegelenke automatisch ausgeschaltet.

*Abduction* und *Außenrotation* lassen sich durch einen schrägen Muskelzug, der von der Vorderseite und Mitte des Beckenteils unten beginnt und zum Condylus externus femoris verläuft, entsprechend behandeln. Auch diese Muskelwirkung wird automatisch beim Sitzen durch die Flexion der Hüfte ausgeschaltet.

Natürlich kommt die Beseitigung der falschen Gelenkstellung nicht im allerersten Stadium einer tuberkulösen Hüftgelenkentzündung in Betracht. Hier ist sie als Symptom zu betrachten, wie etwa die „défense musculaire" der Appendicitis. Nach LORENZ verursacht diese als „*reflektorische Gelenksperre*" zu deutende Einstellung der Hüfte das sogenannte „freiwillige Hinken", wie wir es bei der *beginnenden* tuberkulösen Coxitis bei Kindern im Alter von 5 bis 10 Jahren finden, ohne daß über Schmerzen an der Hüfte geklagt wird. Mitunter klagen die Kinder aber über Knieschmerzen. Fehlt hier ein positiver Befund und besteht zeitweises Hinken, so müssen wir mit größter Wahrscheinlichkeit eine Coxitis annehmen und gerade auf die spastische Gelenksperre besonders achten. Sie ist ein Zeichen der durch die Bewegung hervorgerufenen Synovialinsulte, wofür LORENZ auch das Aufschreien der Kinder bei Nacht als Beweis betrachtet, da im Schlaf die Gelenksperre aufhört, damit aber zugleich der Schutz gegen Bewegungen, der erst *nach* dem Erwachen reflektorisch wiederkehrt. Finden wir noch eine Behinderung der Hyperextension der Hüfte, so ist die Diagnose schon so gut wie gesichert, aber auch zugleich die Prognose. Denn je früher wir das Leiden, bei dessen Initialstadium das Röntgenbild versagt, diagnostizieren können, um so besser sind die Aussichten auf eine — sogar funktionell tadellose — Heilung.

Die Behandlung der *Contractur* fällt also erst in das zweite Stadium der Coxitis. Hier kann ein noch ziemlich gutes Gehen erreicht werden, während beim Übergang der Erkrankung in die Adduction und Innenrotation meist so erhebliche Gelenkdeformierungen vorliegen, daß eine Contracturbehandlung zwecklos wäre. Auf die verschiedenen Theorien, wie diese Gelenkstellung bei der tuberkulösen Coxitis zustande kommt, näher einzugehen, ist hier nicht der Ort. Die *technische Behandlung* kann hier nur *palliativ* herangezogen werden.

Anders bei *traumatischen* oder *entzündlichen Arthritiden* der Hüfte oder der deformierenden *Arthropathie*. Hier kann die Adduction und Innenrotation als Contractur erfolgreich in Angriff genommen werden ebenfalls mit der *technoplastischen* Methode: Wir legen einen Beckenstreifenapparat an, einen beiderseitigen Kniestreifenapparat und verbinden auf der kranken Seite den Beckenteil mit dem Knie etwa entlang des Verlaufs des M. sartorius, aber mit dem Unterschiede, daß wir den künstlichen Muskel oberhalb des Kniegelenks am vorderen Teil des Condylus medialis inserieren lassen. Durch einen Hilfsmuskel, der von der Kreuzbeinregion aus, am unteren Rand des Glutaeus maximus verlaufend, mit dem ersten „Muskel" verbunden wird, können wir die Wirkung noch verstärken. Auf der gesunden Seite wird zweckmäßig ein relativ indifferenter Muskelzug — etwa dem Tensor fasciae latae entsprechend — zur Sicherung des Beckenapparates angebracht (Abb. 88 und 89).

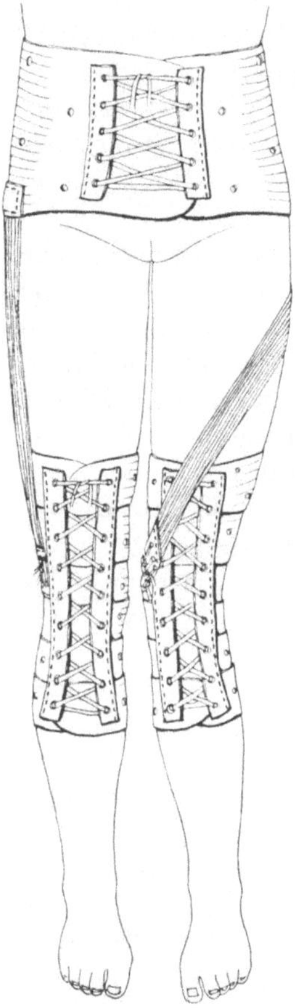

Die gleichzeitige Anwendung des *kinetischen Hülsensystems* für das Knie ermöglicht eine Dehnung der adduzierenden und einwärtsrotierenden Muskeln und erleichtert so die Wiederherstellung normaler Verhältnisse ganz wesentlich.

Bei höheren Graden dieser Bewegungsstörungen ist die Verwendung eines Stahl-Leder-Streifenapparates am Platze; dieser kann zugleich entlastend wirken, wenn er mit Sitzriemen oder (verstellbarem) medialen Rinnenbügel versehen ist.

Zu den mobilisierenden Methoden gehört noch ein Verfahren, welches bei *Lähmungszuständen, Schlaffheit der Kapsel, mangelndem Tonus der Hüftmuskulatur* in Anwendung kommt und die gleiche Rolle übernimmt, wie wir dies am Kniegelenk zum Zwecke der „Adaption der Gelenkkörper" bereits kennengelernt und kurz als

*mobile Fixation*

bezeichnet haben.

Abb. 88. Technoplastische Mobilisierung.

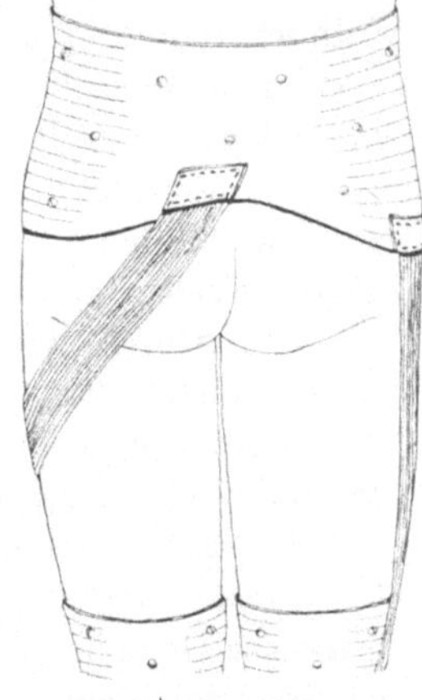

Abb. 89. Rückansicht zu Abb. 88. Links mobilisierender, rechts indifferenter Muskel.

Das Hauptmaterial hierzu stellt die *paralytische Luxation* des Hüftgelenks infolge von *spinaler Kinderlähmung*. Die Diagnose ist meist sehr leicht zu stellen, die unblutige Reposition macht nur in veralteten Fällen Schwierigkeiten. Dann soll zuerst die technische Behandlung der Contracturen nach den zuvor beschriebenen Regeln versucht werden, ehe man sich zu der blutigen Einrichtung (KAREWSKI) entschließt.

Im letzteren Falle würde eine kurzdauernde Fixation unter Ausschaltung aller Bewegungen (*absolute Fixation, Retention*) in Betracht kommen, ehe die mobile ihre Aufgaben zu erfüllen hätte. Ich bin indes bei den vielen derartigen Fällen nie zu einem blutigen Eingriff genötigt gewesen und noch immer mit ausgiebiger primärer Contracturbehandlung zum Ziele gekommen.

Ist die Adaption der Gelenkkörper erfolgt, dann kommt es darauf an, die *volle Funktion* wiederherzustellen, ohne daß eine Reluxation zu befürchten ist. Als wichtigstes und konstruktiv einfachstes Verfahren nennen wir folgendes:

1. Anmodellierung eines symmetrischen Beckenteils (etwa nach Abb. 81 bis 83).

2. Anmodellierung eines nicht kinetischen Knie-Oberschenkel-Streifenapparates beiderseits.

3. Technoplastischer Muskelersatz der jeweils fehlenden Muskelwirkungen, welche der Natur nachzubilden sind, beim Ausfall mehrerer gleichsinnig wirkender Kräfte durch die Resultate der Komponenten hergestellt werden.

Durch die Technoplastik können wir alle Muskelwirkungen wiederherstellen, wenn wir uns die jeweils ausgefallenen physiologischen Verhältnisse klarmachen. Vielfach ist sogar eine wesentliche Vereinfachung möglich, so daß selbst scheinbar unlösbare Probleme denkbar einfach mit unserer Methode zu lösen sind. Am meisten Schwierigkeiten könnte vielleicht der Ausfall des M. ileopas bereiten. Nach LUDLOFF zeigt sich das Fehlen dieser Muskelwirkung darin, daß der Patient im Sitzen nicht imstande ist, das Bein über die Horizontale zu erheben. Die technische Lösung eines derartigen Falles geschieht durch Anbringen eines „künstlichen Muskels", den wir unter entsprechender Spannung verlaufen lassen:

a) von der Inguinalgegend des Beckenteils zur Oberseite des Oberschenkelteils oder

b) von der Kreuzbeinregion über die krankseitige Schulter zur gleichen Stelle des Oberschenkel-Streifenapparates,

c) wie b, unter gleichzeitiger Versorgung der gesunden Seite mit weniger straffer Anordnung des Muskelzuges.

d) durch Schulterzug vom mittleren Schulterblattwinkel der gelähmten Seite oder bei doppelseitiger Anwendung der Schulterzüge (was technisch günstiger ist) von der Verbindungslinie und Mitte derselben aus — über die Spina iliaca ant. sup. — zur Gegend des Trochanter minor. Dadurch, daß wir aber die Insertion nicht genau an die Stelle des *wirklichen* Ansatzes am Trochanter minor, sondern weiter distal und auch lateral nach außen verlegen, erhalten wir:

1. eine größere Kraftentfaltung durch den längeren Hebel,

2. die technisch entbehrliche Psoas-Komponente, welche medianwärts führt. Selbstverständlich könnte diese durch einen Schultergurt
im Sinne von b genau so gut ersetzt werden.

Soviel als Beispiel des technischen Muskelersatzes, der neben seinem
praktischen Werte auch ein interessantes Studium mechanologischer
Probleme (v. BAEYER) oder *orthokinetischer* Fragen darbietet, und vor
allem aber demjenigen wertvoll sein dürfte, der sich in unsere Technik
einarbeiten will.

Wer dieselbe beherrscht, kann durch das *kinetische* Verfahren technisch noch einfacher — aber in puncto Konstruktion und Modellierung
wesentlich schwieriger —- die Aufgaben einer *mobilen Fixation der Hüfte
lösen durch* einen „kniehosenartigen" kinetischen Streifenapparat, der
aber im Gegensatz zum gewöhnlichen Sprachgebrauch die Kniegelenke
nicht freilassen darf, sondern mitfassen muß. Ein solcher Streifenapparat
endet distal in Höhe des oberen Drittels des Unterschenkels.

Auch bei den tabischen *Schlottergelenken* können derartige Streifen-
apparate wegen ihrer *rohrartigen* Führung recht gute Dienste leisten.
Man wird zweckmäßigerweise dazu noch Schultergurte anwenden.
Schwerere Formen der tabischen Arthropathie erfordern daneben noch
Entlastung, die in beliebiger Weise nach Art der Verbandsmethoden
durch Einschalten von Metallstreifen erfolgen kann.

Ob und wieweit ein Stahl-Leder-Streifenapparat sich zur *Retention* der frisch eingerenkten angeborenen Hüftgelenksluxation bewährt,
kann ich aus eigener Erfahrung nicht mitteilen, da ich merkwürdiger-
weise seit Erfindung der Streifentechnik und der technischen Operationen keine Gelegenheit zur Anwendung hatte. Es spricht aber nichts
dagegen, im Gegenteil fast alles dafür, daß ein Streifenapparat hier sich
gut bewähren und vor allem der beim Gipsverband nicht immer vermeidbaren Reluxation sogar vorbeugen wird. Das einzige Hindernis könnte
in der Zeit der Herstellung erblickt werden. Diese Zeit läßt sich nach
gründlicher Beherrschung der Technik genau so gut reduzieren wie bei
der Vornahme blutiger Operationen in Narkose. Schon vor Jahren konnte
ich darüber berichten, daß die Narkose keineswegs der Technik nachteilig, für den Arzt sogar viel bequemer ist, und daß man bei der Beherrschung der Technik — wenigstens mit dem Streifenverbänden — in
wenigen Minuten fertig werden kann, wenn Ösenstreifen, Metallteile
vorgerichtet und genügend geschulte Kräfte zur Assistenz zur Verfügung sind.

## Technische Operationen am Becken

sind nur selten Gegenstand orthopädischer Behandlung. Als ein derartiger Fall wäre etwa der Zustand des Beckens alsbald nach einer
*Hebosteotomie* zu nennen, bei welcher der Beckenring bis zur Heilung

der Narbe nicht fest schließt. Jedoch sind besondere Maßnahmen für die Behandlung gar nicht erforderlich, und die Geburtshelfer kommen mit der Anwendung eines Laparatomieverbandes oder eines straff angelegten Handtuches aus. Ausnahmsweise kann eine Lösung der Schambeinsymphyse Reposition oder Retention verlangen, so daß in diesem wie in dem zuvor genannten Fall ein einfacher *Beckenstreifenapparat* den Beckenring zu halten hätte.

Häufiger sehen wir Beschwerden und sogar ganz erhebliche Schmerzen durch *Lockerung der Articulatio sacro-iliaca* bei Gelenkschwächlingen oder infolge entzündlicher Vorgänge in diesem Gelenk, besonders bei der deformierenden Arthropathie auftreten. Hier ist mit einem ein-

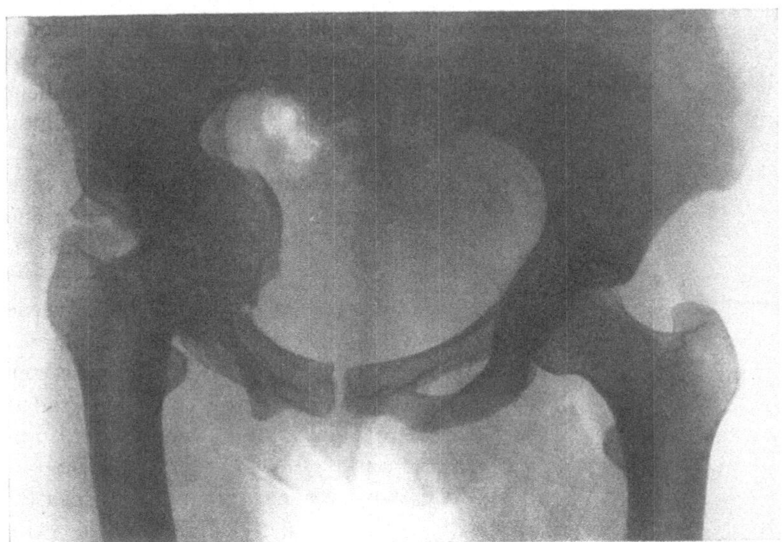

Abb. 90. Luxatio centralis traumatica. Fractura ossis pubis, vertikale Dislokation.

fachen Beckenteil nur eine gewisse Erleichterung zu erzielen, beschwerdefrei werden die Patienten aber dadurch nicht. Die physikalische Therapie ist ebenfalls nur von geringem Nutzen. In Betracht käme höchstens eine Synostostose auf blutigem Wege; die meist älteren Patienten (Klimakterium) entschließen sich aber gewöhnlich nicht zu einem blutigen Eingriff, obgleich derselbe ziemlich harmlos ist. Ich habe derartige Beschwerden auch nach Unterleibsoperationen und bei Multiparen nicht selten gesehen.

Will man hier die Beschwerden beseitigen, so muß das Problem *orthokinetisch* angefaßt werden. Erforderlich sind:

1. Ringförmiges, breites Fassen des Beckens mit Beckenteil aus Leder,

2. Ruhigstellen (zum mindesten der Lenden-) Wirbelsäule.

3. Gelenkbremsungen der Hüfte von den Kniegelenken aus.

Eine Entlastung durch ein Korsett genügt nur in ganz leichten Fällen. Mit unserer Therapie ist aber selbst in ganz hartnäckigen, veralteten Fällen eine Beseitigung der Schmerzen — auch im Gehen — zu erreichen. Man darf übrigens nicht vergessen, den bei solchen Beschwerden oft gleichzeitig bestehenden Hängebauch mit Hilfe des Beckenstreifenapparates zu heben. Die Modellierung muß dann so geschehen, daß der distale Teil des Leders nicht nachgibt, der proximale genügend elastisch bleibt. Schnürung geschieht von unten nach oben bei kopfwärts paralleler und fußwärts divergierender Anordnung der Ösen. Vorherige Untersuchung der Bauchorgane durch einen Spezialisten, ja sogar *dessen* Indikationsstellung für eine derartige Einwirkung auf die Baucheingeweide halte ich für unumgänglich.

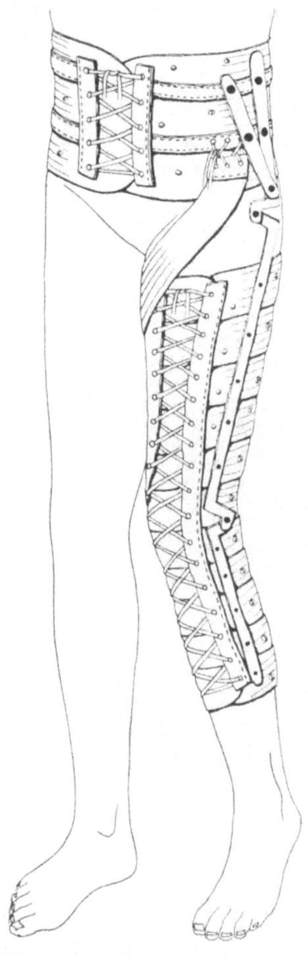

Abb. 91.  Streifenapparat zur Entlastung des Beckens.

Von *veralteten Beckenfrakturen* wurde noch ein Fall beobachtet und erfolgreich behandelt, der deshalb von Interesse sein dürfte, weil gleichzeitig noch eine Fraktur der Hüftgelenkspfanne, eine *Luxatio centralis*, bestand:

25jährige, sonst gesunde Patientin erlitt dadurch einen Unfall, daß sie beim Ausweichen mit dem Fahrrad seitlich gegen einen Baum geschleudert wurde. War mit Streck- und Gipsverbänden etwa 1½ Jahre lang behandelt worden. Bei der Untersuchung am 4. Juni 1925 klagte Patientin über erhebliche Schmerzen beim Gehen, Sitzen und Liegen. Hüftgelenk in Flexion von 160 Grad völlig versteift. Erhebliches Hinken. Die krankseitige Beckenhälfte auffallend flach. Trochanter steht in Pfannenhöhe. Geringe Beugecontractur des Kniegelenks, beträchtliche Verkürzung des Beines. Patientin erzählte, daß ein „Beckenbruch" bestanden habe. Keine Verletzungsfolgen von seiten der inneren Organe vorhanden.

Das Röntgenbild (Abb. 90) zeigte den Befund einer Luxatio centralis und einer Schambeinfraktur, die unter vertikaler Dislokation geheilt war.

Durch Entlastung des Beckens unter allmählich verstärktem Längs- und mäßigem Seitenzug wurde mit dem in Abb. 90 wiedergegebenen Streifenapparat in wenigen Tagen Schmerzfreiheit erzielt. Späterhin konnte die Hüfte sogar um 10 Grad weiter gestreckt werden. Die geringgradige Beugecontractur des Kniegelenks kam zum Verschwinden. Nach etwa ¾ Jahren konnte Patientin bereits ohne Apparat andauernd und beschwerdefrei gehen. Zum Ausgleich der Verkürzung trug sie einen Maßschuh.

Für

# Die technischen Operationen der Wirbelsäule

ist das *Becken* gewissermaßen „*die Operationsbasis*". Mag eine Fixation, eine vermehrte Stützfunktion oder Entlastung der Wirbelsäule oder einzelner ihrer Teile das Ziel unseres Eingriffes sein, mag eine Mobilisierung ganz oder teilweise angestrebt werden oder eine Übertragung von Bewegungen in Betracht kommen, in keinem dieser Fälle können wir das Becken als Angriffsfläche entbehren.

Von der *orthokinetischen Betrachtungsweise* aus können wir aber vielfach auf die *Einbeziehung der Bewegungen benachbarter Körperteile* nicht verzichten. Je nach dem Sitz der Erkrankung und dem speziellen Zweck unseres Eingriffes müssen benachbarte oder entferntere Gelenke der Gliedmaßen, Teile des Rumpfes und des Kopfes als Motoren oder Regulatoren herangezogen werden. Bauch- und Brustatmung bzw. deren Organe sind weiterhin wichtige regulierende Kräfte von nicht zu unterschätzender Bedeutung.

Die Wirbelsäule selbst stellt nach HOFFA einen gegliederten elastischen Stab dar, dessen einzelne Glieder von oben nach unten in ihrer Dimension zunehmen. Diese sind durch feste Bänder miteinander verbunden und durch elastische Scheiben voneinander getrennt.

Im Nachstehenden möchten wir, den Ausführungen von HOFFA und dessen Schüler BLENCKE folgend, die wichtigsten anatomischphysiologischen Verhältnisse der Wirbelsäule wiedergeben, weil deren Verhältnisse schon normalerweise relativ kompliziert sind, andererseits die pathologischen Bedingungen nachher um so klarer hervortreten, aber auch das Verständnis für unsere *orthokinetische* Auffassung der zu lösenden Probleme wesentlich erleichtert wird.

Der Bau der Wirbelsäule gestattet eine gewisse Beweglichkeit, die am größten im Halsteil, bedeutend geringer im Lendenteil und am geringsten im Brustteil ist. Die Bewegung selbst kann geschehen um eine frontale oder quere Achse, sie heißt dann Beugung und Streckung, oder sie findet statt um die sagittale Achse der schiefen Gelenkfortsätze und heißt dann im allgemeinen Abduction. Eine reine Abduction, d. h. das Neigen des Körpers gegen die rechte oder linke Seite hin, kann jedoch nur in der Lendenwirbelsäule stattfinden, weil hier die sagittale Achse der Gelenkfortsätze direkt von vorn nach hinten zieht. An der Brustwirbelsäule, und noch viel ausgesprochener an der Halswirbelsäule, muß sich zu dieser Abductionsbewegung stets noch eine Rotation in der Längsachse der Wirbelsäule hinzugesellen, weil die sagittalen Achsen der genannten Gelenkfortsätze je weiter nach oben eine um so stärkere Neigung von oben nach unten erhalten. Man kann sich hiervon leicht überzeugen. Versucht man nämlich die Seitenfläche des Kopfes möglichst weit der Schulter zu nähern, so wird sich der Kopf stets drehen, und zwar rückt das Ohr der gesenkten Seite nach vorn, während das Kinn der anderen Seite zustrebt — physiologische Abduction des Kopfes.

Die Wirbelsäule der Erwachsenen ist in der sagittalen Medianebene dreifach gekrümmt, im Halsteil lordotisch, im Brustteil kyphotisch, im Lendenteil wieder lordotisch. Manche Autoren sprechen noch von einer vierten Krümmung und verstehen darunter die kyphotische Ausbiegung der Wirbelsäule am unteren Teile des Kreuzbeins.

Beim Neugeborenen sind diese Ausbiegungen der Wirbelsäule noch nicht ausgeprägt. Sie treten erst in Erscheinung, sobald der Körper sich aufrichtet. Dann macht sich die *Belastung* geltend, da die Wirbelsäule jetzt Kopf und Arme zu tragen hat und das Gewicht der Eingeweide einen Zug bauch- und bodenwärts ausübt. Beim *sitzenden* Kinde finden wir etwa gegen Ende des ersten Lebensjahres die Wirbelsäule infolge der bereits erwähnten Ursachen in einem nach hinten konvexen Bogen verlaufend. Die Rückenmuskeln sind noch zu schwach, um den Rumpf aufrechtzuhalten, und das Kind würde vornüberfallen, wenn nicht ein Gleichgewicht gegeben wäre durch die Spannung der hinteren Wirbelsäulenbänder und die Spannung der Bauchwand, gegen welche die vom Zwerchfell herabgedrängten Eingeweide andrängen.

Ist das Kind erst einmal imstande, eine Zeitlang diese Sitzhaltung einzunehmen, so macht sich ihm bald das Bestreben geltend, den Kopf in die Höhe zu heben. Bei den anfänglichen Versuchen fällt das Kinn immer wieder auf die Brust zurück. Schließlich sind die Nackenmuskeln so weit gekräftigt, daß das Köpfchen gehalten werden kann. Dazu muß sich die Halswirbelsäule nach hinten ausbiegen. Zu dieser Zeit können wir also zwei Ausbiegungen der Wirbelsäule wahrnehmen: die erstgenannte, kyphotische, des Rumpfes und die neu entstandene, lordotische, des Halses.

Sobald das Kind stehen gelernt hat, bildet sich infolge der Belastung die Lordose der Lendenwirbelsäule aus. Sie kommt folgendermaßen zustande:

Das Kind spannt Rücken- und Gesäßmuskulatur an, um beim Stehen ein labiles Gleichgewicht zu erhalten. Gleichzeitig aber gibt es dem Becken eine Neigung nach vorn und unten, wodurch die Schwerlinie des Rumpfes hinter die quere Hüftachse verlegt wird. Der nach hinten wirkenden Schwere setzen die Ligg. ileo-femoralia entsprechenden Widerstand entgegen, und je stärker das Becken geneigt wird, um so mehr bildet sich die Lenden*lordose* aus. Diese hinwiederum wirkt auf die übrigen Ausbiegungen in verstärkendem Sinne ein.

Mit dem sechsten Lebensjahre beginnt sich ein Dauerzustand der sagittalen Ausbiegungen einzustellen, während zuvor immer noch das Bestreben der Wirbelsäule sich geltend macht, bei horizontaler Lagerung (also Aufhebung der Belastung) die ursprünglich mehr gerade Form einzunehmen.

So entsteht mit der Ausbildung des Dauerzustandes ein bestimmter *Haltungstypus* innerhalb gewisser Grenzen, die teils noch als normal, teils schon als pathologisch anzusprechen sind.

Gerade im Zustande des fließenden Übergangs vom noch Normalen in das Pathologische bietet sich unserem *kinetischen System* das dankbarste Feld der Arbeit. Wir entsinnen uns der früheren Darlegungen über den primitiven Bewegungstypus (S. 25), der sowohl für das Verständnis des Bewegungsausdruckes der normalen und krankhaften Wirbelsäule recht geeignet erscheint, als auch für die Wirkungsweise des kinetischen Prinzips selbst.

Für unsere Betrachtungsweise ist ja die *Funktion der Wirbelsäule* nichts anderes als die Summation der Bewegung von Gelenken, die kettenartig aneinandergereiht sind. So resultiert eine sehr ausgiebige Bewegung der ganzen Wirbelsäule, wenn auch die Bewegung einzelner Abschnitte derselben z. T. sehr minimal ist. Der Vergleich mit einer verschieden dicken Uhrkette („Panzerkette") dürfte vielleicht ebensogut wie der Vergleich mit einem elastischen Stabe sich zur Veranschaulichung eignen, wobei wir uns eine solche Kette als knöchern-muskuläre Einheit von entsprechender Form und Stabilität vorzustellen hätten. Wir müssen aber, um dem Bilde der Natur noch näherzukommen, uns auch die Verbindung mit einem schematischen Rumpfe dazudenken, etwa in der Weise, daß dieses kettenartige Gebilde ein gewisses Stützgerüst für zwei kommunizierende pneumatische Kammern darstellt, die selbst wieder eine gewisse Stabilität, Elastizität und Eigenbewegung besitzen (Brust- und Bauchteil). So würde die Wirbelsäule als „Kette" in die Mitte der Rückseite dieser pneumatischen „Brust- und Bauchkammer" eingebettet sein und ihre Bewegungen teils auf die Umgebung übertragen, teils Halt und Bewegung von der Umgebung selbst erhalten. Der weitere Ausbau dieses Vergleiches läßt sich leicht durch Schematisierung von Kopf und Gliedmaßen unter der Vorstellung der Bewegungs- und Belastungsverhältnisse ergänzen.

So kommen wir bei *einheitlicher orthokinetischer Betrachtung* wieder zurück zu dem in dem *Bauplan des tierischen und menschlichen Lebens vorgesehenen primitiven Bewegungstypus*, welchen BRAUS als die schlängelnden Bewegungen des nur aus *Chorda* und *Muskelsegmenten* bestehenden Körpers uns vor Augen führt. In den lebenden Organismus, bei dem durch den Einfluß von Nervenimpulsen eine abwechselnde Spannung und Entspannung der Myotome eintritt, können wir durch die *muskuläre Transformation* fördernd und hemmend eingreifen. Mit anderen Worten: *Unser kinetisches Verfahren ermöglicht eine weitgehende Regulierung der Bewegungen* unter Benützung vorhandener Kräfte, die wir nach unserem Willen, d. h. nach therapeutischen Gesichtspunkten, umformen, transformieren können.

Die Abb. 92 und 93 geben ein schematisches Bild eines für Wirbelsäule und Rumpf bestimmten kinetischen Streifenapparates, welcher Bewegungstransformationen in allen Richtungen des Raumes gestattet.

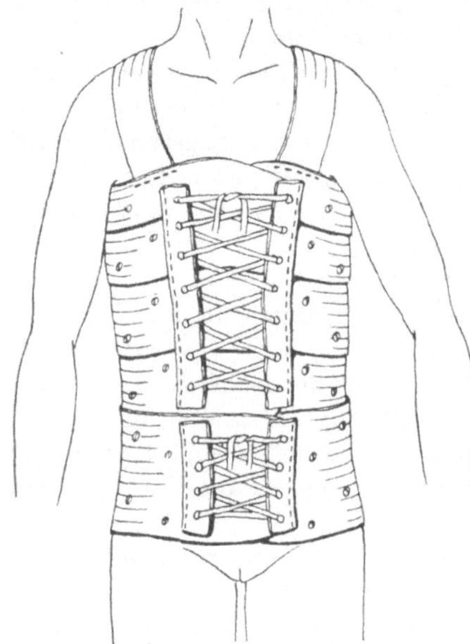

Abb. 92. Kinetischer Streifenapparat für Wirbelsäule und Rumpf. (Vorderansicht.)

Es hat natürlich keine Schwierigkeiten, kinetische und andere Streifenapparate für die Extremitäten als Ergebnis orthokinetischer Eingriffe mit diesem korsettartigen Streifenapparat zu kombinieren.

Ebensowenig ist es uns versagt, an bestimmten Stellen der Wirbelsäule eine Ausschaltung der Bewegungen vorzunehmen, in Form der *technischen Verriegelung*, die in diesem Falle einer ALBEESchen oder einer WULLSTEINSchen Operation gleichkäme, nur daß sie *supracutan* ausgeführt wird.

Für eine *komplette Fixation* der Wirbelsäule ist das kinetische Hülsensystem natürlich unzweckmäßig. Jedoch kann die Anordnung der Streifen analog erfolgen. Diese dürfen aber nicht unter verschiedener Spannung stehen, sondern die Spannung der Streifen bei absoluter Fixation muß gleichmäßig sein. Eine vollkommene Fixation der Wirbelsäule erfordert die Fixation auch des Kopfes und zum mindesten Gelenkbremsungen der Hüft- und Schultergelenke. Nach dem Postulat

Försters ist eine derartige absolute Fixation im akuten Stadium der spinalen Kinderlähmung dringend erforderlich. Wir können die Wichtigkeit dieser Forderung durch günstige praktische Erfahrungen durchaus bestätigen.

Die *Fixation* der Wirbelsäule kann ebenso sicher wie im *Liegen* auch im *Stehen* und *Gehen* erfolgen, wenngleich man im letzteren Falle unbedingt mit Gelenkbremsungen entweder der Hüften oder der Schultern auskommen muß. Sonst ginge das Gleichgewicht bei der Fortbewegung verloren und überhaupt jede Möglichkeit der Lokomotion.

Man kann sogar die Hüften völlig von Gelenkbremsungen ausnehmen, wenn die Fixation der Wirbelsäule mit dem Becken nicht im labilen, sondern im stabilen Gleichgewicht erfolgt.

Zu diesem Zwecke sehen wir von einer Schienenführung über die Darmbeinkämme, wie beim Hessing, ab, modellieren den Beckenteil weich und legen einen zirkulären Metallstreifen möglichst *distal* am Becken an, in Höhe oder

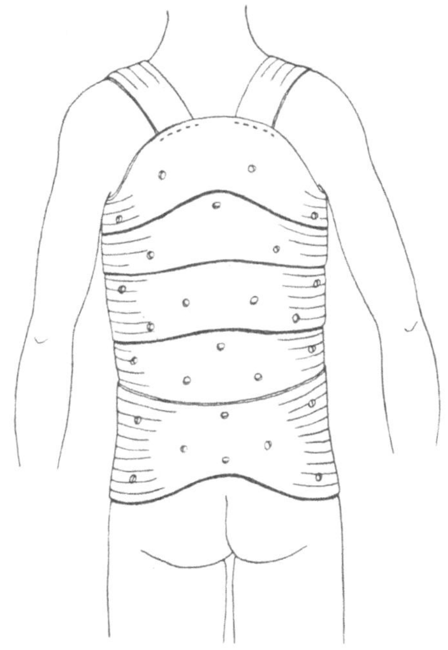

Abb. 93. Derselbe Streifenapparat. (Rückansicht.)

noch unter dem Trochanter, der von der Streifenlochschiene beiderseits noch umfaßt wird, während die Bauchseite von Lederverstärkung gehalten wird (Querstreifen aus Leder).

Abb. 94 gibt ein derartiges Beispiel wieder.

Wir werden später auf die Fixation zurückkommen und wenden uns jetzt wieder den Fragen der *Bewegungserzeugung* und der *Bewegungsregulierung* zu, von welchen wir mit Rücksicht auf rein technische Dinge etwas abschweifen mußten.

Rufen wir uns nochmals das *kinetische Hülsensystem* ins Gedächtnis zurück und stellen wir uns vor, daß mit einem derartigen Hülsensystem auf die ganze Wirbelsäule eingewirkt werden soll.

Zweifellos ist dieser Gesichtspunkt der physiologisch beste; er wird auch weitgehend zu berücksichtigen sein.

Trotzdem soll vom Standpunkte des Technikers ein möglichst

*einfache* Apparatur angestrebt werden, die auch in hygienischer Hinsicht mancherlei Vorzüge besitzt. Je kleiner ein Apparat, um so leichter wird er im allgemeinen ausfallen, um so weniger Hautoberfläche wird er bedecken müssen, um so schneller wird er an- und abzulegen sein. Wenn er seinen Zweck in jeder Beziehung dann noch immer erfüllen kann, müssen wir das Einfache immer als das Beste betrachten. Was also von dem kinetischen Hülsensystem, was auch von Schienen in Wegfall kommen kann, ohne die Wirkung und Brauchbarkeit zu beeinträchtigen, muß wegbleiben. So bedeutet z. B. unsere *technische Verriegelung* an sich schon ein Element der Vereinfachung, die weiche Beckenfassung mit dem für das *stabile* Gleichgewicht eingerichteten Querstreifen aus Metall ganz entschieden auch gegenüber dem schweren und doch nicht genügend fassenden „Beckenkorb" u. a. m., wie die Schienenführung bei Frakturen unter Weglassung des Gehbügels. Die rohrartige Führung am Orte der Wahl tritt aber an die erste Stelle!

Je intensiver man sich in unsere Technik einlebt, um so mehr wird man — wie bei jeder Technik! — Vereinfachungen suchen und finden. Man wird im Modellieren trotz der erforderlichen breiten Flächen in den verschiedenen

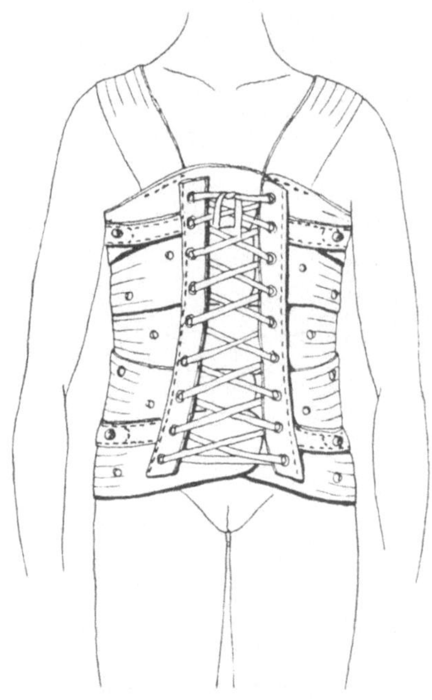

Abb. 94. Fixation des Beckens im stabilen Gleichgewicht.

Richtungen des Raumes immer wieder das Wesentliche herauskonstruieren, herausmodellieren und dieses wie die Wesenszüge einer Büste in großen Zügen bewegungsregulierend zu bilden suchen. Was dem Chirurgen „glatte Wundverhältnisse", was dem Zeichner die „Skizzierung", was dem Techniker „der einfachste Mechanismus" als wesentliches Resultat seiner Arbeit erscheinen lassen, sind für unsere Tätigkeit *die richtig herausgefundenen, richtig angeordneten und technisch einwandfreien Kraftflächen eines möglichst vereinfachten kinetischen Streifenapparates.*

Verhältnismäßig einfach gestalten sich unsere Eingriffe bei den anteroposterioren Krümmungen der Wirbelsäule, die GOCHT als symmetrische Deformitäten zusammenfaßt und die wir vom funktionellen Standpunkte als

*symmetrische Bewegungsstörungen* von den asymmetrischen abgrenzen wollen.

## Die technischen Operationen bei den symmetrischen Bewegungsstörungen

sind uns insofern erleichtert, als wir die Kraftlinien

1. bilateral gleichartig,
2. nur in einer Richtung (sagittal)

anzuordnen brauchen.

Im allgemeinen kommen wir daher mit einer sanften Zug- und Druckverteilung zurecht, mit der wir auf die von der Norm abweichenden Bewegungen der Wirbelsäule einzuwirken haben. Meist genügt hierfür der lediglich aus weichem Leder zu modellierende *Streifenapparat* (mit nötigenfalls einzelnen Metallstreifen) unter ventraler oder seitlicher Anbringung der Schnürung. Gerade bei der Wirbelsäule bzw. dem Rumpfe möchten wir auf die Ösen und Schnürbänder am allerwenigsten verzichten, obgleich das Schnüren etwas umständlich für manche Patienten ist. Aber wir konnten bisher keine bessere Lösung des Verschlusses finden, der so ungemein fein in wellenartiger Bewegung die Atmung reguliert. Gurtenartige Verschlüsse halten wir in diesen Fällen für absolut verkehrt. Die Einschaltung elastischer Gummibänder verdirbt aber jede *kinetische* Wirkung bei der feinen Bearbeitung des Leders. Bei der Anwendung von Haken wäre ein Abrutschen der Schnürbänder unvermeidlich. Andererseits würde bei dem dann erforderlichen allzu straffen Schnüren der Streifenapparat verdorben und nur nach Art einer Bandage wirken. Damit würde aber gerade die *segmentäre Redression* mit Hilfe der Bewegungsregulierung bestimmter Gelenkabschnitte unerreichbar, und es würde die dosierte Umstimmung der Atmung in eine zu brüske Veränderung lediglich des „Atemtypus" umgewandelt werden.

## Orthokinetische Therapie der Lordose.

Die Überbrückung der *Lordose*, der vermehrten Lendeneinsattlung, soweit sie als nichtkompensatorische Störung eine Behandlung überhaupt erforderlich macht, ist jedenfalls nicht das Ideal einer als kausal zu bezeichnenden Behandlung, auch wenn die Wirbelsäule bis zu den Schultern gehalten und der Zug der Baucheingeweide durch einen breiten Gurt oder dgl. ausgeschaltet wird.

Vorwiegend sind es Lähmungszustände, welche uns wegen der Lordose Anlaß zu einer Therapie geben. Manche Spezialisten bevorzugen hierfür neben einer physikalischen Behandlung portative Apparate nach Hessing, andere wieder die verschiedensten Modelle von

Stützapparaten, von denen die im „Handbuch der Orthopädischen Technik" von SCHANZ beschriebenen Apparate nach BIGG und SCHILDBACH noch die geeignetsten zu sein scheinen.

Wir vermissen dabei den Ersatz des Glutaeus maxmius und die dadurch entstehende Drehung des Beckens in ventro-dorsaler Richtung um die Frontalachse, wir vermissen ferner die *direkte* Korrektur der Lendenausbiegung.

Nach unseren Erfahrungen ist wohl die Beseitigung des Zuges der Baucheingeweide unbedingt erforderlich, nicht aber die Anwendung von Armstützen. Dagegen genügt es nicht, daß die Lendenwirbelsäule lediglich die Möglichkeit des Ausweichens bekommt.

Sie muß vielmehr *eingestellt* werden, und zwar zusammen mit dem Becken und mit dem Abschnitt der Brustwirbelsäule. Erst dann ist — wenn überhaupt — mit einer Erholung und Aktivierung der Muskulatur zu rechnen. Nötigenfalls kann eine entsprechende Stützwirkung mit leichten, elastischen Schienen erzielt werden. Die Schienen sollen dann der neuen Einstellung entsprechen und keinen Hohlraum bilden, sondern gut anliegen und mit fortschreitender Korrektur nachgerichtet werden.

Die nicht in der Lende lokalisierten Lordosen sind lediglich kompensatorischer Natur und erfordern daher die Behandlung ihrer Ursachen. Als solche sind zu nennen: entzündliche Prozesse und Frakturen der Wirbelsäule, Luxationen und Contracturen der Hüftgelenke als die häufigsten ätiologischen Momente. Die *technischen Operationen* der Hüfte bedürfen keiner weiteren Beschreibung.mehr. Soweit sie für die Erkrankungen der Wirbelsäule nicht schon allgemein aus diesem Kapitel hervorgehen, werden wir dieselben in den folgenden Ausführungen noch näher kennenlernen.

Wir wollen hier nur noch kurz darauf hinweisen, daß die mit der allzu starken Ausbiegung der Lendenwirbelsäule, als Krankheit sui generis, häufig verbundene *orthostatische (lordotische) Albuminurie* mit der richtigen Einstellung der Lendenwirbelsäule verschwindet oder doch merklich zurückgeht. Bettruhe ist auch bei der *kinetischen* Korrektur im allgemeinen nicht erforderlich. Wenn stundenweise Bettlage eingehalten werden soll, empfiehlt sich eine kyphosierende Lagerung.

Gewissermaßen eine Übertreibung der natürlichen Lendenausbiegung finden wir zusammen mit stärker ausgeprägten Krümmungen der übrigen Abschnitte der Wirbelsäule beim sogenannten *hohlrunden Rücken* der Astheniker.

SCHULTHESS sieht in ihm den Ausdruck einer Insuffizienz. Wir erblicken in ihm einen mehr oder weniger permanenten Haltungstypus einer mitunter über die Norm hinaus beweglichen Wirbelsäule, welche genötigt ist, durch vermehrte physiologische oder schon pathologische Krümmungen das Gleichgewicht herzustellen.

Ein Eingreifen halten wir nur erforderlich bei Beschwerden oder aus kosmetischen Gründen. Die technischen Operationen haben eine Verminderung der Wirbelsäulenkrümmungen zum Ziel. Zu diesem Zwecke führen wir *Gelenkbremsungen* im Bereich des Lenden- und Brustabschnittes durch, wonach eine Korrektur der Halswirbelsäule meist kompensatorisch eintritt. Man kann auf diese Weise eine oft sehr auffällige „Verlängerung" des Körpers, aber auch viel Erleichterung gegen Müdigkeitsbeschwerden und außerdem einen besseren Gang den Behandelten ermöglichen. Die vermehrte Brustatmung wird nicht selten von den meist auch nervösen Patienten sehr angenehm empfunden.

Eine Unterentwicklung der natürlichen Krümmungen finden wir bei dem meist noch als Haltungsfehler aufzufassenden sogenannten
*flachen Rücken,*
welcher deshalb unsere Aufmerksamkeit erfordert, weil er zur Ausbildung einer Skoliose Anlaß geben kann. Dieser soll durch Kräftigung der Rumpfmuskeln vorgebeugt werden. Im allgemeinen genügen gymnastische Übungen, auf welche wir nicht näher einzugehen brauchen, sowie Massage des Rückens. Aus sozialer Indikation kann jedoch die Anwendung eines *kinetischen Streifenapparates* dann in Betracht kommen, wenn die Eltern weit abseits von geeigneten Anstalten wohnen, geschulte Kräfte nicht vorhanden sind, und die Mutter nicht in der Lage ist, die vom Arzt vorgeschriebenen Maßnahmen auszuführen. Jegliche nichtkinetische Apparatbehandlung ist selbstverständlich zu verwerfen, wobei wir zu bemerken haben, daß als „Apparate" jeweils nur portative bezeichnet werden sollen, im Gegensatz zu Geräten für Medikomechanik.

Wir besprechen jetzt die wichtigste Form der symmetrischen Bewegungsstörungen, welche der Gestalt nach als *Rundrücken* auffällt, aber gerade bezüglich der Bewegung deutlich verschiedene Gruppen unterscheiden läßt.

Zunächst einmal:

a) eine hyperkinetische (schlaffe),

b) eine hypokinetische (fixierte) Gruppe.

Bei der *hyperkinetischen* Gruppe, welche zugleich eine *dyskinetische* sein kann (aber nicht sein muß, wie z. B. beim sogenannten „runden Turnerrücken" und dem runden Rücken der Athleten), finden wir meist eine konstitutionelle körperliche und nicht selten geistige Schwäche. Der letzteren müssen wir ganz besondere Aufmerksamkeit widmen und, wie GOCHT sich ausdrückt, eine regelrechte „*Erziehungshygiene*" als Allgemeinbehandlung durchführen.

Die einzelnen Seiten der psychischen Störungen bedürfen jeweils genauer Beobachtung und Erforschung. Es wird dann keine allzu großen Schwierigkeiten geben, die verschiedenartigsten Komponenten der Nervosität und Empfindlichkeit der meist im schulpflichtigen Alter stehenden Kinder herauszufinden und sachgemäß zu behandeln. Ich lege stets großen Wert auf das Urteil eines Pädiaters, dessen Untersuchungsergebnis in körperlicher, geistiger und seelischer Hinsicht ich erst abwarte, um danach den speziellen Heilplan einzurichten.

Zeigt es sich, daß ein solches Kind der Schonung bedarf, daß auch der Schulbesuch eingeschränkt werden soll, so sehe ich von den sonst sehr wertvollen gymnastischen Übungen für die erste Zeit meist ab, lasse die Kinder länger ruhen und verwende *kinetische portative Streifenapparate*. Es ist mir anfangs nicht ganz leicht geworden, mit dem traditionellen, bewährten Grundsatz so ziemlich zu brechen, aber „das Bessere ist der Feind des Guten". Nachdem es sich herausstellte, daß ein richtig konstruierter *kinetischer Streifenapparat* als der *Inbegriff einer Dauergymnastik* den besorgten Eltern statt eines müden, mürrischen und durch die häufige Aufforderung: „Halte dich gerade!" noch nervöser gemachten Kindes oft in wenigen Tagen ein frohes, munteres und doch ruhiges Kind gewissermaßen neu wiedergab, bin ich zu dem Ergebnis gekommen, daß die Gymnastik zwar als Training recht gut ist, nicht aber der permanenten, systematischen und automatischen Kräftigung der Muskulatur gleichkommt, wie sie orthokinetisch erreicht wird. Mag nun die Muskulatur an sich schwach, mag sie kräftig und nur mangelhaft innerviert sein, eine größere Beanspruchung der Bänder als natürlicher Hemmungsapparat wird auch bei der sorgfältigsten Gymnastik nicht zu vermeiden sein. Auch gibt es keine Massage, welche imstande wäre, die vielfach überdehnten Ligamente zu verkürzen, wenngleich sie kompensatorisch einen Ausgleich durch vermehrte Kräftigung der Muskeln schaffen kann. Noch ein Moment ist nicht zu unterschätzen: wir wollen diesen Kindern möglichst Schonung, viel freie Zeit gönnen. Wenn es uns gelingt, ihnen auch die Turnstunden wenigstens einzuschränken, können wir Eltern und Kindern viel nützen. Und schließlich spielt auch die Kostenfrage manchmal eine wesentliche Rolle, da die Übungen sehr lange fortgesetzt werden müssen und nur bei geschulten Kräften Erfolg versprechen.

Dazu kommt, daß wir diese Art der Bewegungsstörung mitunter bei direkt schwachsinnigen, idiotischen Kindern finden. Hier wird man mit „Dressur" weiterkommen als mit Training. Ich denke hier an das Tierreich, an die „Haltung" dressierter Pferde, welche man ja recht gut unter Anwendung von Longe und Zügeln zunächst frei herumspringen läßt und in Haltung bringt, ehe sie dem Willen des Reiters gehorchen müssen. Aus einer Unmenge von Zügelwirkungen setzt sich aber unser *kinetisches Prinzip* zusammen. Wir stellen diese Zügelwirkung automatisch wirkend ein und verteilen sie möglichst flächenhaft, ja sogar rohrartig, so daß eine milde, aber absolut sichere Führung gelingt. Diese mild erzwungene Führung wird schließlich Gewohnheit trotz Energielosigkeit, Nervosität und anderer Schwächen.

Vor allem aber schädigt die *kinetische* und zugleich *bremsende Wirkung* bei den hyperkinetischen Störungen die Ligamente nicht, und diese sind bekanntlich hierbei noch die letzten Stützen, *wenn* die Muskelwirkung und *da* die Muskeltätigkeit versagt. Ob dieses Versagen der Muskulatur aus psychischen oder physischen Ursachen erfolgt, kann man nach BLENCKE sehr einfach feststellen, indem man die Patienten auffordert, eine „stramme Haltung" einzunehmen. Geschieht dies, und kann die Haltung wenigstens einige Zeit beibehalten werden, so weiß man, daß mangelnde Energie und andere psychische Ursachen zu bekämpfen sind. Dann kann man von Apparaten überhaupt absehen und psychisch in verschiedener Weise behandeln, indem man an die Eitelkeit — insbesondere der Mädchen —, an die Schönheit der Haltung, an Körpergröße u. a. m. appelliert.

Trotzdem stellt sich beim Fehlen der Aufsicht, aber auch bei übertriebener Beobachtung, oft wieder eine gewisse Lässigkeit oder ein Ermüdungszustand ein.

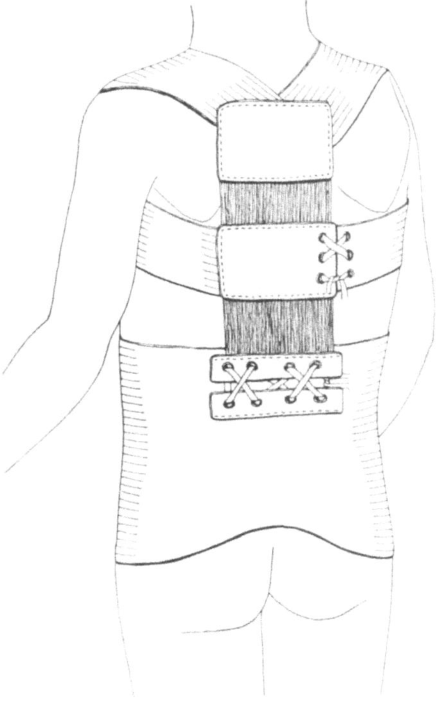

Abb. 95. Leder-Streifenapparat mit Beckeneinstellung und Zügel.

Für ganz leichte derartige Formen haben wir mit einfachen Vorrichtungen nach Abb. 95 und 96 keineswegs ungünstige Erfahrungen gemacht. Es kommt eben alles auf Modellierung und Regulierung an. Stellt man das nach vorn geschobene Becken nicht richtig ein, dann wird der ganze Apparat wertlos. Erst nach richtiger Beckeneinstellung, mit der zugleich eine Einschränkung der Bauchatmung verbunden wird, gelingt es, die Brustatmung zur vermehrten Tätigkeit anzuregen, die vorgefallenen Schultern mehr rückwärts zu führen und der Brustwirbelsäule im ganzen eine bessere Stellung zu geben. Ein straffes Anspannen der elastischen Züge wäre selbstverständlich falsch. Dieselben sollen lediglich die Rolle eines „Aufsehers" spielen und die Kinder

automatisch mahnen, Schulterblätter und Brustwirbelsäule besser zu
halten. Es ist dies vor allem bei längerem Sitzen von Wert. Wir unterstützen diese Therapie gern durch Thermalschwimmbäder. Es sei nochmals darauf hingewiesen, daß die Einstellung des Beckens nicht unterbleiben und eine Belastung der Wirbelsäule nicht erfolgen darf. Vermehrte Einschränkung der Bauchatmung und Heranziehen der respiratorischen Tätigkeit des Tho-
rax, allmählich immer stär-
keres Zurückbringen der Schultern, all diese Dinge erfordern
eine häufige und gewissenhafte
Kontrolle und sind nur bei
streng individueller Anpassung
von Nutzen; im anderen Falle
können sie direkt schädlich
wirken. Werden diese Vor-
sichtsmaßregeln aber befolgt,
dann kann selbst die vorn-
übergeneigte Kopfstellung
günstig beeinflußt werden,
ohne daß ein Kopfhalter Anwendung findet, welch letzterer bei den im obersten Teile
der Brustwirbelsäule und im
Halsteil lokalisierten Krümmungen nicht zu entbehren ist.

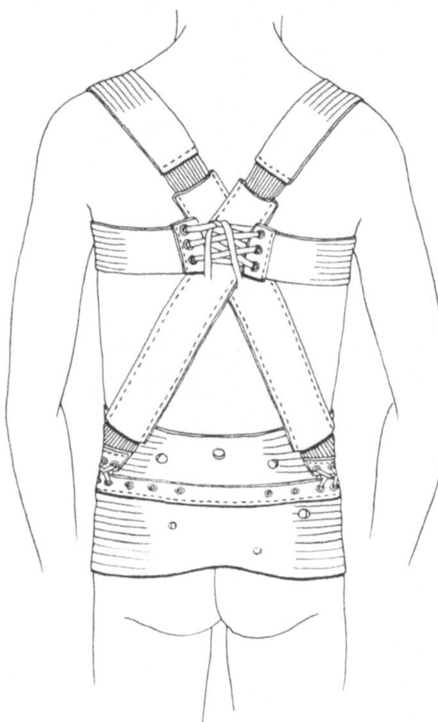

Abb. 96.  Modifikation zu Abb. 95.

Besteht aber eine regel-
rechte *Schwäche der Muskulatur*, so kommen wir mit all derartigen Vorrichtungen nicht
zum Ziele. *Flächenhaftes Fassen* mit bewegungsregulieren-
den (wenn auch weichen) Lederstreifen, nötigenfalls bis zum Kinn herauf, bewährt sich ganz ausgezeichnet. In einen derartigen Streifenapparat kann man redressierende Pelotten einschalten, wie wir dieselben schon früher kennengelernt haben.

Diese *segmentäre Bewegungsregulierung* gibt zumeist der Wirbelsäule
auch den erforderlichen Halt. Die Schnürung für den Bauch- und
Brustteil muß *getrennt* sein; sie ist am Abdomen straffer, am Thorax
lockerer anzubringen. Auf die einzelnen Details braucht hier nicht
näher eingegangen zu werden, da sich alles aus dem bereits Bekannten
ergibt, und wir darauf hinweisen können, daß sich die Stützfähigkeit
erforderlichenfalls durch Einschalten von Schienen wesentlich erhöhen

läßt, ohne daß dabei die *kinetische* Wirkung verlorengeht. Wenden wir Schienen an, so kann dies nach dem Modus des NYROPschen Geradehalters geschehen, der sich besonders für tiefer sitzende Kyphosen mit Resten rachitischer Genese eignet.

Wir bevorzugen auch dann das *stabile* Gleichgewicht d. h. eine Konstruktion mit möglichst *tiefem Querstreifen,* zwei parallel angeordneten Dorsalschienen und einer oberen Querschiene in Höhe der Achselhöhlen.

Zu der *hypokinetischen Gruppe* gehört der *fixierte Rundrücken,* welcher durch seine Starrheit und durch seinen Widerstand gegen die Redression in Erscheinung tritt. Wir finden diesen Zustand der Wirbelsäule, teils ohne nennenswerte, teils mit erheblichen Beschwerden einhergehend, vorwiegend bei Schwerarbeitern (Lastträgern) und Greisen. Je nach Lage des besonderen Falles kommt eine Stütz- oder — sehr vorsichtige — Redressionsbehandlung oder deren Kombination in Betracht. Die hierfür geeignete Apparattherapie entspricht im wesentlichen derjenigen, wie wir sie bei der Spondylitis und Skoliose noch zu beschreiben haben.

Ehe wir dazu übergehen, wollen wir noch die
*rachitische Kyphose*
betrachten, da dieselbe eine gewisse Sonderstellung nicht nur in pathologischer, sondern auch in therapeutischer Hinsicht einnimmt.

Die Ursache dieser Bewegungsstörung ist eine Schwäche der rachitischen Knochen, eine Schlaffheit der Bänder und mangelnde Funktion der Streckmuskulatur des Rückens (Erector trunci). Werden die Kinder aufgesetzt in einem Alter, bei dem die Rückenstreckmuskeln noch nicht genügend Kraft besitzen, um die Wirbelsäule zu halten, so entsteht eine ziemlich gleichmäßige Rückbeugung der Wirbelsäule, da neben der vermehrten Flexionswirkung der Muskulatur noch eine Belastung von seiten des Kopfes und der Arme erfolgt. Bei bereits gut entwickelten Rückenstreckern zeigt sich die Rückbeugung mehr im unteren Brust- und oberen Lendenabschnitt, welcher gleichmäßig nach hinten gewölbt erscheint, sobald das Kind sitzt, insbesondere auf horizontaler Unterlage. Eine winkelige Abbiegung auf rachitischer Grundlage ist relativ selten. Sie spricht im allgemeinen für eine tuberkulöse Genese (POTTscher Buckel).

Legt man die Kinder auf den Bauch und lordosiert die Wirbelsäule durch Heben der Beine, so verschwindet die rachitische Kyphose, deren Ursache neben der Systemerkrankung übermäßig langes *Sitzen* ist. Die Wirbelsäule ist im allgemeinen beweglich, kann allerdings in selteneren Fällen auch fixiert sein. Gewöhnlich bildet sich die Krümmung (deren Scheitelpunkt um so tiefer liegt, je früher das Sitzen erfolgt, und um so höher, je später die Wirkung der Rachitis sich geltend macht) mit der durch das Gehen und Stehen hervorgerufenen Lordosierung wieder zurück.

Antirachitische Allgemeinbehandlung ist das erste Erfordernis einer wirksamen Therapie. Solange die Rachitis nicht abgeheilt ist, soll alles vermieden werden, was die Wirbelsäule belastet, wie das Aufsetzen oder Tragen der Kinder auf dem Arme. Geeignete Lagerung auf fester Roßhaarmatratze, bei schwereren Formen im Gipsbett, oder zweckmäßigen d. h. genügend fixierenden Lagerungsapparaten ist im floriden Stadium der Rachitis das Wesentlichste der lokalen Therapie. Daneben soll für genügende Kräftigung der Rückenmuskulatur durch Massage gesorgt werden. Zeitweilige Bauchlagerung kann hierfür unterstützend wirken. Auf alle Fälle aber muß die *aktive Aufrichtung abgewartet* werden und eine Unterstützung der physiologischen Kriechperiode erfolgen.

Besondere Umstände, vor allem Bronchitiden beim rachitischen Kleinkind, können aber eine Kontraindikation gegen allzu langes Liegen abgeben. Dann machen wir von einem Stahl-Lederstreifenapparat unter Anwendung von Längsfilzlagen über dem rachitischen Buckel Gebrauch und können ohne Bedenken die Kinder tragen oder sich aufrichten lassen.

Zu den symmetrischen Bewegungsstörungen der Wirbelsäule können wir noch gewisse Formen und Stadien der *Spondylitis* rechnen.

Wir besprechen zuerst als häufigste der entzündlichen Erkrankungen die

### tuberkulöse Spondylitis.

Sie befällt von den Teilen der Wirbelsäule vorwiegend die *Wirbelkörper*, seltener die Bogen. Die ersteren werden meist durch den tuberkulösen Prozeß weitgehend zerstört, eingeschmolzen und durch das auf ihnen ruhende Gewicht im Laufe der Erkrankung nach vorn eingeknickt, wenigstens in der Mehrzahl der Fälle. Dies kommt daher, daß die Wirbelsäulentuberkulose eine nach vorn geneigte Haltung begünstigt (und zwar schon im beginnenden Stadium), und daß in der Hauptsache die Vorderseite der Wirbelkörper betroffen wird (Spondylitis profunda). Es entsteht dann eine mehr oder weniger spitzwinklige Buckelbildung, die bei ausgeprägten Formen sehr charakteristisch ist.

Von diesen schweren Deformierungen gibt es allerlei Übergänge bis zu einem kaum nennenswerten Vorspringen der Dornfortsätze. Auch Fälle mit doppelter Buckelbildung kommen vor.

Daneben gibt es *unsymmetrische* Formen, wenn der tuberkulöse Herd seitlich, oder vorn und seitlich, am Wirbelkörper auftritt. Dann kommt eine seitliche Verkrümmung, meist kombiniert mit einer kyphotischen, zustande.

Bei den Erkrankungsformen, die auf die Oberfläche der Wirbelkörper beschränkt bleiben (Spondylitis superficialis), kommt es nicht zur Entstehung des Buckels (Gibbus). Der letztere kann auch bei frühzeitiger Therapie trotz erheblichen Umfangs der Erkrankung ausbleiben, wenn bei geeigneter Entlastung sich tragfähiges Stützgewebe gebildet hat.

Die durch die tuberkulöse Spondylitis hervorgerufenen Bewegungsstörungen sind *hypokinetische* bis *akinetische* und vielfach *dyskinetische* zugleich. Der *Schmerz* fehlt selten. Als erstes Symptom der Bewegungsstörung kann aber auch das Einsinken der Wirbelsäule unter Gibbusbildung manifest werden. Nicht immer aber sind die Schmerzen — vor allem im Beginn der Erkrankung — deutlich im Bereich der tuberkulösen Wirbel lokalisiert und äußern sich in der verschiedensten Weise. Sobald sie aber örtlich auftreten, löst schon die geringste Perkussion heftigen Schmerz aus, der in derartigen Fällen auch sonst bei Erschütterungen beim Gehen, Stehen und Fahren auftritt und nur bei ruhigem Liegen verschwindet. Wir finden dann analoge Erscheinungen von seiten der reflektorisch gespannten Streckmuskulatur des Rückens, wie beispielsweise bei der tuberkulösen Coxitis, wir finden eine für den Erfahrenen meist auf den ersten Blick erkennbare, typische Haltungsanomalie, welche jede Bewegung und Belastung des erkrankten Bezirks ängstlich zu vermeiden sucht.

Auf diese Symptome des „Latenzstadiums", wie HOFFA sie genannt hat, braucht hier nicht näher eingegangen zu werden, auch nicht auf die verschiedenartigen Erscheinungen im Verlaufe der Krankheit, wie Abszeßbildungen, Lähmungen und die glücklicherweise relativ seltene, durch direkte Abknickung des Rückenmarks oder durch eingedrungene Wirbelteile verursachte *Kompressionsmyelitis.*

Wir schließen auch alle diejenigen Fälle aus, bei welchen Bettruhe oder lediglich Lagerungsvorrichtungen aus den verschiedensten Gründen indiziert sind, und wollen hier nur *die ambulante Behandlung der Spondylitis und der Spondylarthritis tuberculosa,* welch letztere als Erkrankung der Wirbelgelenke praktisch die gleichen Anforderungen an unsere Therapie stellt, genauer beschreiben:

Wichtig hierfür ist die *exakte Lokalisation* der erkrankten Wirbel, der Ausschluß aller Schädlichkeiten, welche durch Nichteinhalten der Bettruhe für die Kranken nachteilig sein können, Gehfähigkeit überhaupt, die ja bei ganz kleinen Kindern noch fehlt und bei älteren Kranken erst wiederhergestellt werden muß.

Alles andere sind Dinge von untergeordneter Bedeutung, und bei der Spondylitis der *Erwachsenen* wird ohne Zweifel schon wegen der Gefahr einer Cystitis mit ihren schweren Folgeerscheinungen unter allen Umständen eine Änderung der horizontalen Dauerlage angestrebt werden müssen. In der Hauptsache handelt es sich nicht um die Frage, in welchem Stadium (latentes, akutes, subakutes, chronisches oder abheilendes) sich die Erkrankung befindet, sondern ob keine absolute Kontraindikation gegen die ambulante Behandlung besteht. Dabei kann die letztere neben der Liegekur stundenweise durchgeführt werden oder als alleinige fixierende, entlastende und redressierende Behandlung. Tritt diese in ihr Recht, dann gibt uns die

*technische Therapie*

eine Reihe brauchbarer Mittel zur Beseitigung der Schmerzen, der Bewegungsstörung, der Formveränderungen und ihrer unmittelbaren Folgen in die Hand.

Gelingt es uns, rechtzeitig diese Therapie einzuleiten, dann können wir der Gibbusbildung damit entgegenwirken. Wenn der Gibbus jedoch schon vorhanden ist, so bilden in erster Reihe die sekundären Bewegungsstörungen der Wirbelsäule, des Thorax und der Rippen Anlaß zu einer *orthokinetischen* Behandlung.

Die Bezeichnung „orthokinetisch" könnte insofern irreführen, als man darunter eine mobilisierende Behandlung versteht, während doch, wie wir gleich sehen werden, zunächst gerade das Gegenteil, seine Fixation und Entlastung, zu Beginn der Erkrankung Platz greifen muß.

Diese Fixation und Entlastung hat je nach dem Alter und der Schwere der Erkrankung den Zweck, die tuberkulöse Erkrankung möglichst auf ihren Herd zu beschränken, dadurch den kompensierenden und *bewegungseinengenden Skelettveränderungen entgegenzuwirken.* In diesem Sinne ist hier von einer *orthokinetischen Prophylaxe* die Rede, da ja die spätere, meist unausbleibliche Bewegungsstörung auf möglichst geringe Wirbelbezirke beschränkt werden soll und vielfach auch kann. Was wir aber von Beweglichkeit der Wirbelsäule erhalten können, ist für die *Gesamtbewegungen* gewonnen!

Solange der tuberkulöse Prozeß an den Wirbeln noch nicht ausgeheilt ist, müssen wir die erkrankte Wirbelsäule weitgehend *ruhigstellen* und *entlasten.* Auch bei den im Halsteil lokalisierten Spondylitiden halten wir eine — wenigstens teilweise — Fixation der Wirbelsäule am Becken für nicht ungeeignet (Bremsung der Lendenwirbelsäule).

Eine Ruhigstellung und Entlastung der Wirbelsäule ist wohl im Liegen einwandfrei zu ermöglichen, beim Sitzen, Stehen und Gehen würden aus anatomischen Gründen technisch große Schwierigkeiten entstehen, welche nicht einmal das beste Gipskorsett überwinden könnte, wenn nicht der Sitz des Krankheitsherdes, welcher die gut tragfähigen Wirbel*bogen* verschont, uns zu Hilfe käme. Denn ein ungepolstertes Gipskorsett, welches Ausweichbewegungen verhindern könnte, würde kaum lange zu ertragen sein, wenn so hohe Ansprüche an seine Fixationswirkung gestellt würden. Ein auch nur teilweise gepolstertes aber könnte nicht die Fixationswirkung bei aufrechter

Wirbelsäule gewährleisten, welche unbedingt erforderlich wird. Dasselbe ist der Fall beim *Hessing*-Korsett, trotz seines guten Haltes am Becken.

Dadurch aber, daß wir die *Tragfähigkeit des Bogenteils ausnützen* und durch die Lordosierung der Wirbelsäule erneute Tragfähigkeit der Wirbelsäule selbst gewinnen, kommen wir praktisch auch mit einer geringeren Fixation und Entlastung von seiten der bisher souveränen Hilfsmittel aus. Denn sie helfen gut, weil der pathologische Prozeß, wie gesagt, selbst günstige Bedingungen stellt. Daher ist auch der Beweis, daß unser *Streifenkorsett* besser fixiert und entlastet, nicht zu erbringen, weil wir ja unter ebenso günstigen Bedingungen arbeiten. Jedoch aus den Ausführungen über die Frakturbehandlung geht zur Genüge hervor, daß dem Hülsensystem eine weitgehende Fixationswirkung zukommt und die Schienen nur sekundäre Hilfsmittel darstellen.

Wenn nun, wie wir gleich sehen werden, bei der Fixation und Entlastung der Wirbelsäule mittels des *Streifenkorsetts* ein mehr oder weniger *gerüstartiger Bau der Schienen* erforderlich wird, so besagt dies im Grunde genommen gar nichts gegen das bessere Fixationsvermögen des aus weichen Lederstreifen exakt modellierten Hülsensystems. Und dieses bietet der Wirbelsäule den Haupthalt, wenn auch das Schienensystem aus rein technischen Gründen von uns zuerst bearbeitet wird. Dies hat seinen Grund lediglich darin, daß die Schienen etwas längere Zeit zu ihrer Bearbeitung erfordern, daß das Glätten, Polieren, Schleifen einem Assistenten überlassen bleiben kann, während in der Zwischenzeit das Hülsensystem modelliert und genäht wird, um dann mit dem Metallgerüst zum fertigen Apparat am Körper des Kranken zusammengesetzt und anschließend komplett fertiggestellt zu werden.

Wir beschreiben zuerst die

### Fixation und Entlastung der Lendenwirbelsäule.

Treffend hat v. FINCK an dem Beispiel eines eingeknickten Streichholzes gezeigt, wie schwer es ist, durch Zug dasselbe geradezurichten, während ein leichter *Druck* an der Knickstelle unter Gegenhalt an beiden Enden das Geraderichten spielend leicht gelingen läßt. Man begegnet noch häufig den vergeblichen Versuchen, die Lenden- und Brustwirbelsäule durch Extension zu strecken oder zu lordosieren, was jedoch *nur* bei der oberen Brust- und Halswirbelsäule gelingen kann. Zwar benützen wir auch die Suspension, wenn wir das *Streifenkorsett* nicht in Bauchlage (auf dem Extensionstisch), sondern in sitzender oder stehender Stellung modellieren; aber wir wissen, daß die *Lordosierung der Wirbelsäule* die *Voraussetzung* der richtigen Stellung ist, und sehen in der Suspension nur die Aufgabe, das Gewicht von Kopf und Armen,

welch letztere wir am Ellbogengelenk in abduzierter Stellung auf-
hängen, während der Modellierung auszuschalten.

Dieser kleine Kunstgriff gestattet es, der Ermüdung des Patienten
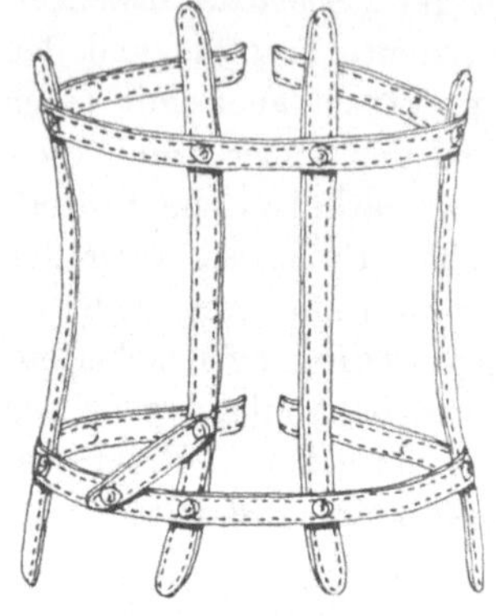
vorzubeugen, und gibt uns die Möglich-
keit, ruhiger und schneller zu arbeiten,
weil der Kranke so still genug hält.

Wir modellieren zuerst den tieflie-
genden Querstreifen aus Metall, welcher
auf beiden Seiten den Trochanter umgreift. Je nach der Körperform kann er
etwas höher als der Trochanter zu liegen
kommen, aber das *stabile* Gleichgewicht
darf nicht in Wegfall kommen. Am besten
bearbeitet man hernach gleich den oberen
Querstreifen, der ungefähr in Achselhöhe
anmodelliert wird. Schon bei der Modellierung dieser Metallteile muß man sich

Abb. 97.    Streifengerüst.

darüber klar sein, daß das fertige Streifenkorsett einen nach unten
und nach oben offenen Trichter darstellt, und wird demgemäß auch

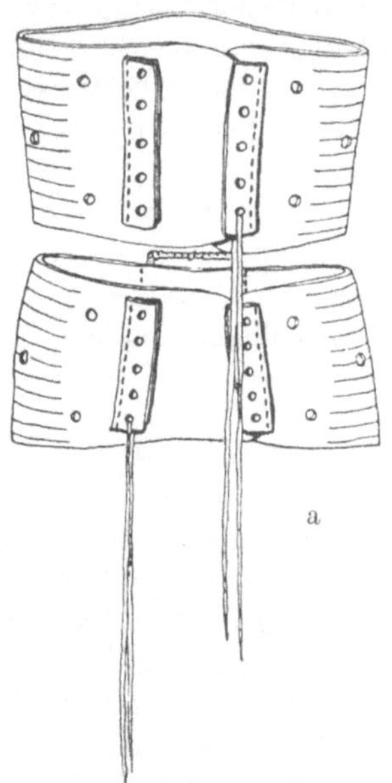
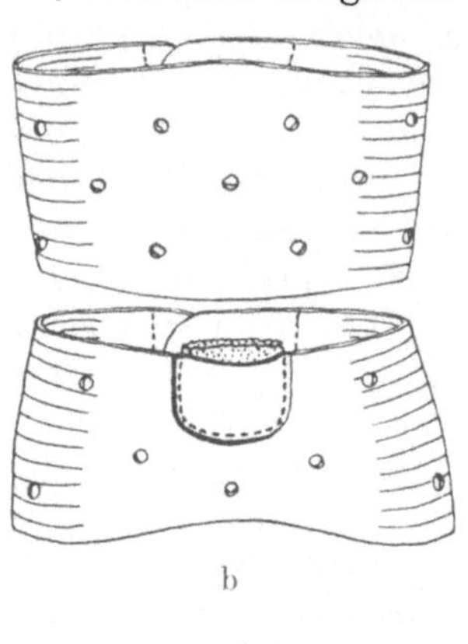

Abb. 98a und b.   Hülsensystem.

a Vorderansicht
b Rückansicht.

die untere Querschiene (nach unten
offen) und die obere (nach oben
offen) schränken.

Sind die Schienen zurechtgebogen, so markieren wir ihre Enden,
lassen den überflüssigen Teil abschneiden, rund schleifen und die ganze
Schiene polieren. Inzwischen modellieren wir die Längsschienen (und
zwar zwei seitlich der Wirbelsäule verlaufende und mindestens zwei

seitlich am Rumpfe anzulegende) mit aller Sorgfältigkeit, geben dieselben der Reihenfolge der Anpassung entsprechend zur weiteren Bearbeitung an einen Assistenten weiter, stellen dann noch ein Winkelstück her, welches ein seitliches Verschieben der Längs- und Querschienen verhindern soll, und lassen uns die mit Leder überzogenen Schienen in der anfänglichen Reihenfolge wieder zureichen, um sie am Körper mit Klammern zusammenzusetzen. Das Gerüst wird nun-

mehr vernietet, was sehr sorgfältig geschehen muß, damit die ursprüngliche Modellierung nicht verdorben wird. Das Nieten an starken Biegungen soll unbedingt vermieden werden, weil ja das Metall durch das Hämmern wieder gestreckt würde und seine Form dadurch verlorenginge. Läßt sich das Vernieten an starken Kurven nicht vermeiden, so ist es erforderlich, ein Treibwerkzeug, wie wir es früher beschrieben haben, zu verwenden. Das Vernieten des Gerüstes ist ein sehr wesentlicher, viel Modellierkunst erfordernder Akt, den ich

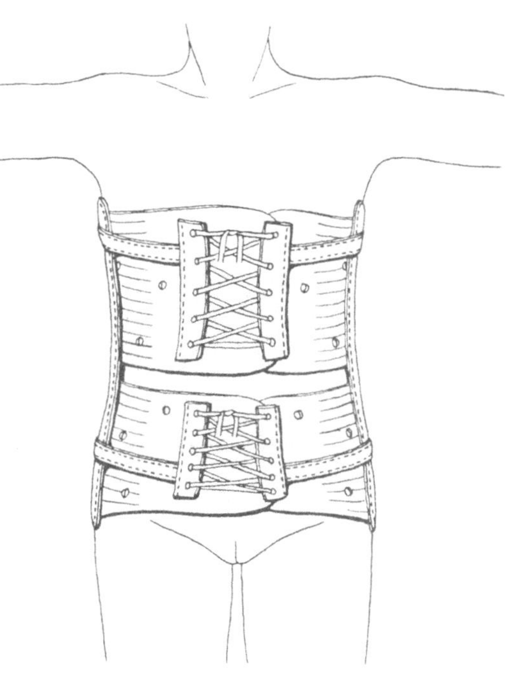

Abb. 99. Fertiges Stahl-Leder-Streifenkorsett. Vorderansicht.

im Interesse genauester und einheitlicher Modellierung stets eigenhändig ausführe.

Das fertige *Streifengerüst* (Abb. 97) wird nochmals provisorisch angelegt, überprüft und nötigenfalls korrigiert.

Es folgt dann die Herstellung der *Hülse*, die aus einem breiten, den Darmbeinkämmen sorgfältigst anmodellierten Lederstreifen besteht, den ich am liebsten aus *einem* Stück herstelle. Dieser Teil muß dann im geschlossenen Zustande einen nach unten offenen Trichter bilden. Analog wird der Brustlederstreifen als ein nach oben offener Trichter modelliert, welcher trotz sicheren Haltes die Brustatmung nicht behindern darf.

Abb. 98a und b geben die beiden Teile des Hülsensystems wieder, welches natürlich auch flächenhaft aus einzelnen schmaleren Querstreifen zu modellieren ist. Nur darf die Trichterwirkung nicht verlorengehen.

Gewöhnlich wird am Beckenteil eine noch die Gibbusgegend versorgende Filzplatte aufgesteppt, welche wir mit Cooper-Schere und Hammer präzis ausmodellieren. Noch besser bringen wir die entsprechend vorbereitete Filzplatte in einer Tasche unter, wodurch die Möglichkeit gegeben ist, den Pelottendruck durch Dahinterschieben weiterer Lagen von Filz oder Zellstoff u. dgl. zu verstärken.

Abb. 99 und 100 zeigen als Beispiel ein fertiges Stahl-Lederstreifenkorsett.

Der lederne Brusttrichter in Verbindung mit den elastischen Streifenschienen gibt nach meinen Erfahrungen einen viel sicheren Gegenhalt als das starre Gerüst des Hessingschen Stoffstahlkorsetts, welches keineswegs schlecht wirkt. Es ist aber für die Kranken viel unbequemer als das *Streifenkorsett* und auch wesentlich schwerer. Der Hauptvorzug des Streifenkorsetts ist die ausgezeichnete Verbindung von Schienen und Hülsen und das weiche, flächenhafte und absolute sichere Fassen des Thorax unter Mitbenützung der Stützkraft der Rippen. Eine Beeinträchtigung der Atmung ist trotzdem bei guter Technik völlig ausgeschlossen.

Sitzt die Spondylitis höher als im untersten Teil der Brustwirbelsäule und noch im Bereich des Brustabschnittes, so ist eine *Fixation* der Schultern und des Kopfes nicht zu entbehren. Wir verzichten bei *floriden* Prozessen auch dann nicht auf einen Halt der Dorsalschienen am Becken, begnügen uns aber mit einem lediglich aus Leder modellierten Beckentrichter, an dem die Längsschienen befestigt sind. Statt

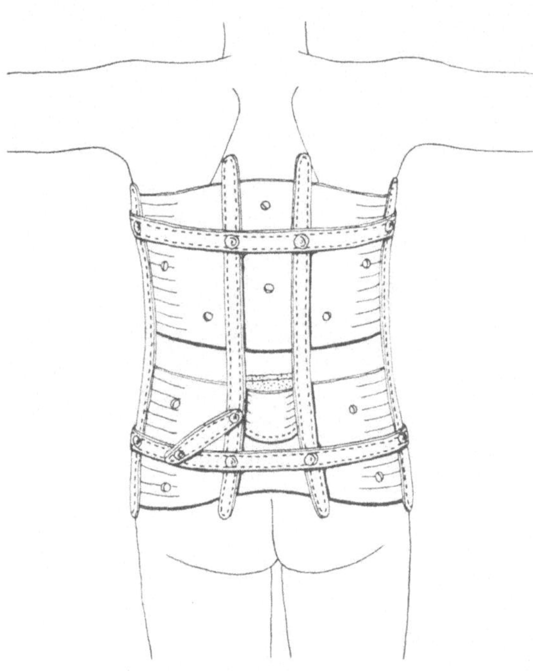

Abb. 100.   Dasselbe.   Rückansicht.

Seitenschienen wählen wir meist vordere, die wir ebenso wie diejenigen der Dorsalseite bis zum Kopf heraufführen und in einer Halsstütze endigen lassen. Der Brusttrichter wird am besten so angebracht, daß die Schienen von ihm bedeckt werden. Dadurch liegen dieselben um so fester dem Körper an und lassen in dem Zwischenraum zwischen Körper und dem flächenhaften Ledertrichter noch genug Spielraum für die Atmung übrig. Der Brusttrichter wird westenartig gearbeitet, damit er die Schultern genügend faßt (Abb. 101).

Bei der im Übergang von Hals- und Brustwirbelsäule befindlichen Form der Spondylitis kann ein ähnlicher Streifenapparat Verwendung finden. Ein großer Teil des westenartigen Brustteiles ist aber entbehrlich. Es genügt das oberste Drittel, dessen Vorder- und Hinterseite lediglich breite Riemen darstellen, welche die Armausschnitte enthalten. Man wird unter Umständen die Schienen im oberen Teile verdoppeln und kann dann darauf verzichten, dieselben auf der Bauchseite bis zum Beckenteil fortzusetzen. So entsteht ein Apparat, der eine gewisse Ähnlichkeit besitzt mit einem von SCHANZ angegebenen Modell, welches allerdings aus Hartleder und Stahldrahtserpentinen besteht. Abb. 102 gibt einen derartigen Streifenapparat wieder.

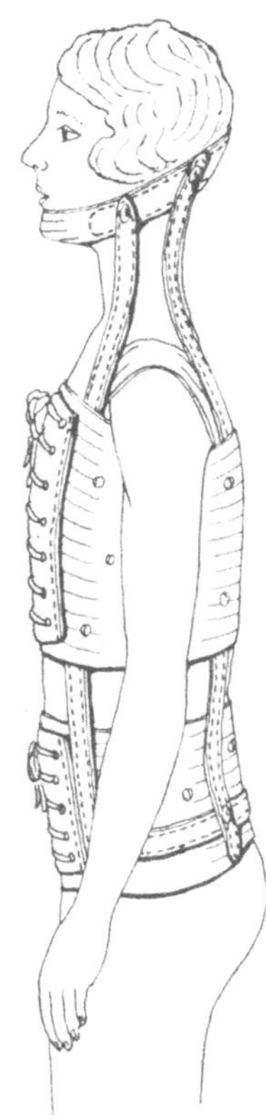

Abb. 101. Streifenkorsett mit Kinnstütze und westenartigem Brusttrichter für Ruhigstellung der mittleren Brustwirbel.

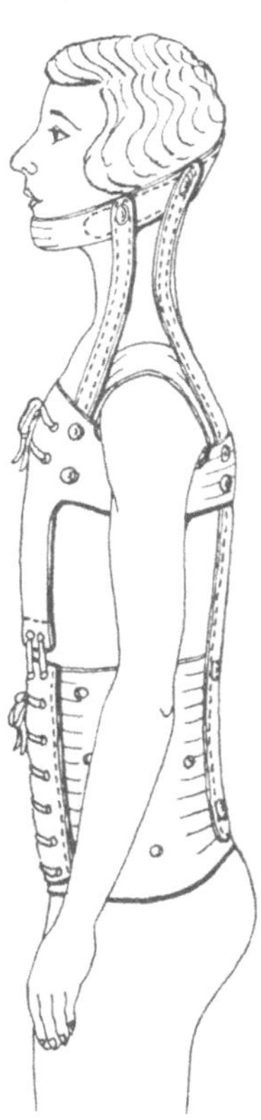

Abb. 102. Streifenkorsett mit Kinnstütze zur Ruhigstellung der oberen Brust- und unteren Halswirbel.

Für die Spondylitis des übrigen Halsteiles möchten wir bei frischen Fällen auf eine *breitere Ruhigstellung* der Brustwirbelsäule nicht verzichten und bevorzugen die Konstruktion nach Abb. 103 und 104.

## Technische Operation des Gibbus.

Das von CALOT eingeführte gewaltsame Redressement bestimmter Arten des spondylitischen Buckels kann heute als verlassen gelten, um so mehr als CALOT selbst diese Methode aufgegeben hat, nachdem sich im Anschluß an dieselbe Todesfälle infolge von Miliartuberkulose, tuberkulöser Meningitis ereigneten sowie Rezidive und Komplikationen (Paraplegien, Abscesse) sich einstellten, über welche von einer Reihe von Autoren berichtet wird. CALOT hat hernach das Etappenredresse-

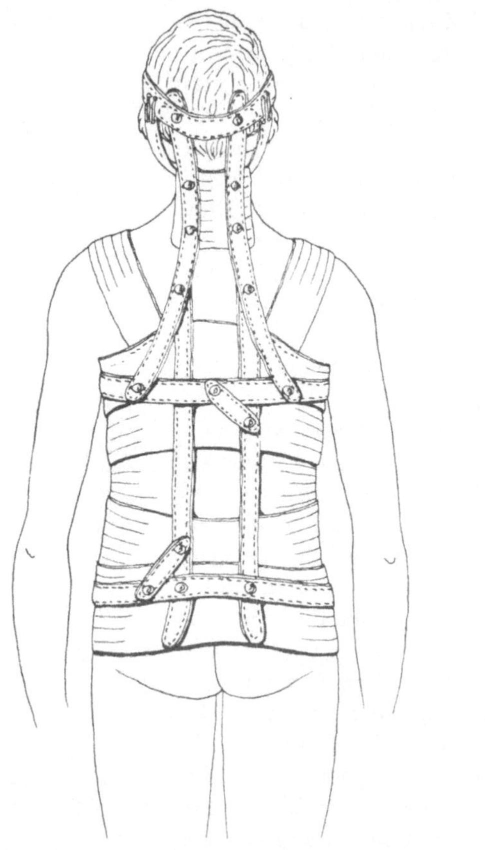

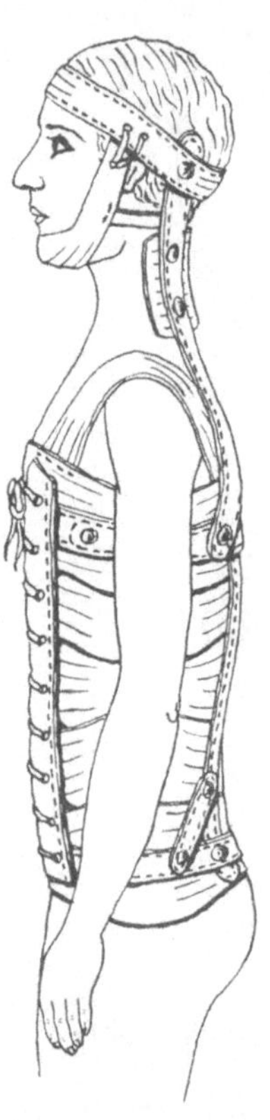

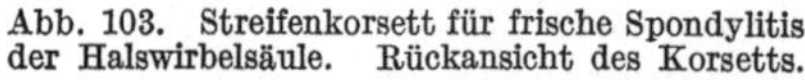

Abb. 103. Streifenkorsett für frische Spondylitis der Halswirbelsäule. Rückansicht des Korsetts.

Abb. 104. Seitenansicht zu Abb. 103.

ment durchgeführt, welches von GAUGELE u. a. in verschiedener Weise modifiziert wurde.

Einen allmählichen, *physiologischen* Ausgleich des Buckels suchte v. FINCK durch einen beständig wirkenden, langsam verstärkten Druck mit Wattekreuzen bei vollkommener Fixation und Entlastung zu erreichen. Seine Methode läßt sich bei den im Bereich des Dorsal- und Lumbalsegmentes befindlichen Prozessen anwenden. Dabei verheilen die Abscesse in acht bis zwölf Monaten ohne weitere Eingriffe; Läh-

mungen gehen nach den Angaben v. FINCKS in 99% der Fälle zurück.
v. FINCK hat folgende Indikationen für seinen Eingriff zugrunde gelegt:

1. Maßnahmen gegen den bei der Spondylitis sich einstellenden
Gibbus sind sofort zu ergreifen, d. h. sobald sich der Patient zum
ersten Male dem Arzt vorstellt.

2. Bei vernachlässigten Formen mit ausgebildetem Buckel: solange
der Prozeß florid ist, d. h. in den ersten vier Jahren nach der Erkrankung,
Nichtbehandlung vorausgesetzt. Bei vorbehandelten Fällen muß eine
genaue Untersuchung entscheiden. Auch ältere, bis zehn Jahre bestehende Buckel lassen sich ausnahmsweise mit Erfolg redressieren.

3. Bei floridem Zustand des Prozesses sind die Aussichten auf
einen vollkommenen Ausgleich des Buckels gute, es sei denn, daß
vor dem erreichten Ausgleich eine Ausheilung und Vernarbung des
Prozesses eintritt. Dies bezieht sich aber nur auf ältere Fälle.

Als kontraindiziert betrachtet v. FINCK Fälle mit ganz oder teilweise vernarbtem Prozeß. Kennzeichen: Abrundung des ursprünglichen Spitzbuckels. Nicht zu verwechseln mit runden Buckeln infolge multipler etagenförmiger Erkrankung.

Infolge der ausgezeichneten *Fixation* und *Entlastung*, die mit unserer
Methode zu erreichen ist, wird es gar nicht nötig, die Patienten oft
jahrelang liegen zu lassen, was der physiologische Ausgleich auch nach
der v. FINCKschen Methode verlangt. Wichtig ist aber die *absolute
Fixation* der *Schultern* und die mindestens *relative Ruhigstellung* auch
der *Halswirbelsäule* bei technischen Eingriffen im Dorsalsegment. Die
*Lumbalpartie* soll unter allen Umständen dabei ebenfalls *völlig*
fixiert und entlastet werden. Nur so läßt sich ein wirksamer, wenn
auch ganz milder und allmählicher Druck auf den Gibbus ausüben.
Wir verstärken den Druck mindestens jede Woche, aber nur etwa um
die Dicke einer Zellstofflage. Dieses Material eignet sich fast noch
besser als Watte für diesen Zweck. Die Hinterwand der Druckpelotte,
d. h. ihr vom Körper abgewandter Teil, muß möglichst unnachgiebig
sein und nach Art einer Presse wirken. Am besten wird die Druckpelotte aus einer Aluminiumplatte gearbeitet, welche nach Art einer
Türe — aufklappbar und verriegelbar — mit den Metallstützschienen
verbunden ist. Zwischen dieser Metallpelotte und dem Gibbus befinden sich die Filzlagen und unmittelbar auf dem Körper der Zellstoff.
Die Haut bestreicht man am besten mit einer Schicht Zinkpaste, an
der die Zellstofflage zugleich klebt, und schiebt dann zwischen diese
und die anderen Polsterlagen die jeweils neuen Zellstoffkompressen ein.

Die v. FINCKschen Indikationen haben auch für unser Vorgehen
Gültigkeit. Wird auf die Redression des Buckels verzichtet, oder
braucht nur eine unvollkommene Korrektur nach Lage des Falles zu
erfolgen, so können wir uns mit der Wirkung der in das *Streifenkorsett*

eingearbeiteten Taschen und Filzpelotten begnügen, wie dieselben zuvor schon geschildert wurden.

## Die technische Verriegelung der Wirbelsäule

ist ein Verfahren, dessen Zweck zum Teil durch moderne Verfahren auf dem Wege einer *operativen Schienung* angestrebt wird. Allen diesen Operationen liegt wohl der Gedanke von LANGE zugrunde, die Schienen des Korsetts in das Innere des Körpers zu verlegen und mit der Wirbelsäule zu verbinden. Dieser Gedanke nahm konkrete Formen an, als es LANGE möglich wurde, zwei verzinnte Stahldrähte auf beiden Seiten der Dornfortsätze zur Einheilung zu bringen (1902). Neben diesem alloplastischen Verfahren, welches später Zelluloidstäbe bevorzugte, haben ALBEE 1911 auf homoplastischem Wege einen der Tibia entnommenen Knochenspan und HENLE etwa gleichzeitig zwei derartige Späne implantiert.

Die ALBEEsche Operation wurde anfangs mit großer Begeisterung in der Fachwelt aufgenommen, später vielfach abgelehnt, blieb aber schließlich doch im Rahmen strengster Indikationsstellung erhalten. Ihr größter Vorzug ist zweifellos die Einfachheit ihrer Ausführung: Narkose. Bauchlage unter entsprechender Lordosierung. Bogenförmiger Hautschnitt, welcher kopfwärts mindestens einen, fußwärts mindestens zwei Dornfortsätze weiter reichen soll, als das Röntgenbild erkennen läßt. Freipräparieren der Rückenfascie, wonach die Spitzen der Dornfortsätze und das Lig. supraspinale sichtbar werden. Spaltung der Dornfortsätze der Reihe nach unter Fixation zwischen den Fingern. Bildung einer Rille von genügender Tiefe (bis zu 2 cm) mit Hilfe eines scharfen Meißels ohne jegliche Erschütterungen durch Hammerschläge. Tamponade. Entnahme eines Knochenspans mit Periostbedeckung. Breite 8—12 mm. Implantation in die geschaffene Rille und Verschluß der derben Fascie mit Seideknopfnähten. Manche Operateure (GOCHT) nähen den aus der Tibia entnommenen Span an Stellen starker Spannung direkt an den Processus spinosi fest. Prominente Dornfortsätze können aus kosmetischen Gründen verkürzt werden. Nach Verschluß der Fascie Hautnaht. Versorgung der Unterschenkelwunde. Schienenverband der Wirbelsäule. Verband der Unterschenkelwunde. Bauchlage auf derber Matratze, evtl. Gipsbett.

Die Nachbehandlung nimmt immerhin mehrere Monate in Anspruch, bis man die Kranken aufstehen und dann frei herumgehen lassen kann. Allgemeinbehandlung darf nicht unterbleiben.

Wir sehen, daß auch in sehr günstig gelegenen Fällen die Operation lange Zeit klinische Nachbehandlung erfordert. Damit wird aber gerade ihre wichtigste, die soziale Indikationsstellung erheblich erschüttert. Denn man muß bedenken, daß die ALBEEsche Operation trotz ihres radikalen Aussehens *nur* eine konservative Therapie darstellt zum Zwecke einer begrenzten Fixation gewisser Wirbelsäulenabschnitte und mit der Absicht, Kosten für Verbände und Korsetts auf die Dauer zu ersparen.

Das Ziel einer Fixation bestimmter Segmente der Brust- oder Lendenwirbelsäule kann aber schneller und sicherer mit unserer *Verriegelung* erreicht werden. Wir gehen zu diesem Zwecke genau so vor wie bei der relativen Fixation und Entlastung (welch letztere bei der ALBEEschen Operation doch sehr fraglich ist) und schalten seitlich von den zu fixierenden Wirbeln je eine im Querschnitt ‿-gehämmerte Schiene ein. Dadurch ist die Sicherheit gegen Verbiegen oder Nachgeben in sagittaler Richtung gegeben. An allen übrigen Teilen der Wirbelsäule kann und darf eine gewisse Beweglichkeit bestehen. Ja, wir können nach einiger Zeit sogar eine vorsichtige Mobilisierung der gesunden Abschnitte versuchen. Die Ruhigstellung des Buckels soll möglichst lange Zeit fortgesetzt bleiben.

Der kosmetische Effekt ist keineswegs schlecht, es kommt eben sehr wesentlich auf die Modellierkunst und die Auswahl des Materials an. Ob und inwieweit die technische Verriegelung der blutigen Operation *auf die Dauer* überlegen ist, kann heute noch nicht entschieden werden.

Von den nicht durch Tuberkulose verursachten Spondylitiden bedürfen einige besonderer Besprechung, da dieselben, abgesehen von einer anderen Allgemeinbehandlung, gewisse orthokinetische Maßnahmen mit Rücksicht auf die Eigenart der Bewegungsstörung erheischen. Es soll damit natürlich nicht gesagt sein, daß die jetzt betonten Gesichtspunkte in *allen* Fällen eingehalten werden müssen. Man wird, wie so oft in der ärztlichen Kunst, auch hier manche Ausnahme von der Regel machen müssen, wenn man individuell behandelt. Nichtsdestoweniger seien einige allgemeine Richtlinien für die *orthokinetische Therapie* genannt, zu deren Begründung eine kurze Schilderung der wichtigsten, meist seltener vorkommenden Krankheitsbilder geboten erscheint.

Bei der

*Spondylarthritis deformans*

handelt es sich um ein Krankheitsbild, das wir vorwiegend bei älteren Männern, meist Arbeitern, antreffen. Die Form der Wirbel ist weitgehend verändert und röntgenologisch durch die ausgezogenen Ränder, die geringe Höhe der nicht mehr vierkantigen Wirbel, ferner durch die vielfach vorkommende Verschmälerung der Zwischenwirbelspalten erkennbar. In sehr fortgeschrittenen Fällen finden wir Osteophytenbildung und knöcherne Spangen, welche die Beweglichkeit erheblich beeinträchtigen können.

Bis zu einem gewissen Grade ist auch bei dieser Erkrankung technische Hilfe möglich. In den leichteren Fällen soll nach Möglichkeit eine orthokinetische Therapie im Sinne einer *mobilisierenden Behandlung* einsetzen. Denn Ruhe ist für derartige Gelenke nicht günstig. Wir müssen aber neben der *kinetischen* Behandlung gleichzeitig gewisse *Gelenkbremsungen* einzelner Wirbelgelenke ausführen, unter Umständen auch gleichzeitig entlasten. Es kommt also die Verwendung des *kinetischen Hülsensystems* gesondert oder in Verbindung mit Stützschienen, mit Gelenkverriegelungen aus Leder- oder Metallstreifen in Frage. Nur in ganz schweren Fällen werden wir uns zu einer *Fixation* und Entlastung entschließen.

Als *Spondylitis ancylopoetica* werden zwei im Wesen gleichartige Erkrankungen zusammengefaßt, welche eine chronische Wirbelsäulenversteifung im Gefolge haben, und früher als die STRÜMPELL-PIERRE-MARIEsche und in die v. BECHTEREWsche Erkrankung unterschieden wurden. Bei der ersteren finden wir bei Beginn der chronischen, vorwiegend auch die Hüft- und Schultergelenke befallenden Erkrankung meist die Lendenwirbelsäule betroffen, einen schmerzlosen, allmählich, aber stetig fortschreitenden Verlauf unter Versteifung der Wirbelsäule von unten nach oben, wobei es nicht zur Ausbildung einer Kyphose zu kommen braucht. Diese kennzeichnet den zweiten Typus neben anderen Unterscheidungsmerkmalen, wie Wurzelsymptomen, Freibleiben der großen Gelenke, Fortschreiten der Erkrankung in absteigender Richtung. Über die Entstehung der Krankheit wissen wir nichts Bestimmtes. Gemeinsam ist beiden Erkrankungsformen die Steifigkeit der Bewegungen und eine typische Haltung, die nach vorn gebeugt erscheint und — besonders beim Befallensein der Hüftgelenke — schon von weitem erkennbar ist. Gemeinsam ist ferner der Beginn der Erkrankung zwischen zwanzig bis dreißig Jahren, der chronische Verlauf sowie die immer mehr eingeschränkte Brustatmung infolge der Ankylosierung der Wirbel-Rippengelenke. Auch die Verknöcherung der Zwischenwirbelscheiben kommt vor.

Therapeutisch können wir nur durch technische Maßnahmen an den großen Gelenken und durch Besserung der Gesamthaltung in bestimmten Stadien der Erkrankung Erleichterung verschaffen, vielleicht auch das Fortschreiten der Erkrankung etwas aufhalten, wie ich dies in einem speziellen schweren Fall von STRÜMPELL-PIERRE-MARIEscher Erkrankung auf Grund mehrjähriger Beobachtung wohl annehmen kann. Im allgemeinen dürfte aber auch hier die *technische Therapie* so gut versagen wie jede andere.

Relativ günstig scheinen jedoch

*technische Operationen bei der Spondylitis traumatica*

zu wirken, für welche KÜMMELL ursprünglich annahm, daß durch ein

Trauma ein entzündlicher, rarefizierender Prozeß im Wirbelkörper zustande käme, den Zustand aber später in Übereinstimmung mit anderen Autoren als Folge von kleinen Kompressionsfrakturen deutete, wobei sich infolge einer zu frühen Belastung ein Gibbus einstellt.

v. Baeyer vertritt den Standpunkt, daß in manchen Fällen auch heute noch die ursprüngliche Ansicht Kümmells als Ursache der Gibbusbildung anerkannt werden sollte, und erinnert an die atropischen Vorgänge, wie sie sich am Oberschenkelkopf, an der Handwurzel und an anderen Stellen nach Traumen abspielen können.

Kümmell unterscheidet drei Stadien:

1. Ein kurzdauerndes mit Schmerzen an der Wirbelsäule,

2. ein beschwerdefreies, während dessen der Verletzte wieder Arbeit, sogar schwerere, verrichten kann,

3. ein nach längerer Zeit wieder mit Schmerzen verbundenes Stadium, in dessen Verlauf es zur Bildung eines rundlichen Gibbus kommt.

Die Schmerzen an der Wirbelsäule treten in diesem Stadium mit besonderer Heftigkeit auf. Die Wirbelsäule hat ihre Tragfähigkeit verloren. Es können dann ähnliche Folgeerscheinungen auftreten, wie wir sie bei der tuberkulösen Spondylitis beobachten (Lähmungen der Beine, der Blase, des Mastdarms). Der sich im Verlauf der traumatischen Spondylitis einstellende *Gibbus* kann auch *tuberkulöser* Art sein.

Die *technische Behandlung* ist die gleiche wie bei der tuberkulösen Wirbelsäulenerkrankung, nur ist die Prognose ungleich besser.

In zwei Fällen von traumatischer Spondylitis, die zur Behandlung im Stadium der Gibbusbildung kamen, konnte ich innerhalb zwei Stunden — solange dauerte die Herstellung eines Stahl-Lederstreifenkorsetts — die sehr heftigen Schmerzen durch *Fixation und Entlastung* der Wirbelsäule prompt beseitigen.

Ein günstiges Feld für technische Therapie bildet die
*Spondylitis* und *Spondylarthritis tabidorum.*

Es handelt sich dabei um eine Art *Arthropathie* mit analogen Veränderungen, wie diese bei anderen Gelenken aufzutreten pflegen. Da die ziemlich seltene Form der Erkrankung im präataktischen Stadium nur geringe Erscheinungen macht und auch schmerzlos verläuft, wird sie wohl oft nicht erkannt werden, so daß die osteoporotischen Wirbel vielfach schon erheblich geschädigt sind, bis sie vor einer *übergroßen Bewegung* und vor *Belastung geschützt* werden können. Und dies ist die Aufgabe der *technischen Operationen,* welche in leichten Fällen sich auf *Gelenkbremsungen* und *Verriegelungen* beschränken lassen.

Neben der allzu großen Beweglichkeit und mangelnden Stützkraft der Wirbelsäule kann auch eine *Versteifung* derselben vorkommen, wenn als Folge von Frakturen der osteoporotischen Wirbel oder prävertebraler Ossifikationen in den Bändern und Muskeln sich erhebliche knöcherne Spangenbildungen zeigen mit der Tendenz der Verhakung oder Verschmelzung. Diese Versteifung soll dann nicht kinetisch in Angriff genommen werden, sondern soll durch *Ruhigstellung* und relative oder absolute *Entlastung* behandelt werden.

Wenn es auch nicht gelingt, das Grundleiden zu heilen, so können wir doch sehr viel für die Kranken erreichen, und zwar gerade mit den leichten Apparaten zum Zwecke der Gelenkbremsung, der Entlastung und der Bewahrung vor Frakturen.

Ferner gibt uns unsere Technik die Mittel in die Hand, das Leiden bis zu einem gewissen Grade aufzuhalten, Verschlimmerungen vielfach vorzubeugen und die Kranken dadurch oft viele Jahre ihrem Berufe zu erhalten.

Über die übrigen Arten *nichttuberkulöser* Spondylitiden liegen praktische Erfahrungen nicht vor, so daß auf die speziellen technischen Eingriffe hier nicht eingegangen werden kann.

Wir gehen jetzt über zu den

### technischen Operationen der asymetrischen Wirbelsäulenverkrümmungen.

Dabei schließen wir die Haltungsanomalien aus und betrachten lediglich die durch eine dauernde laterale Verbiegung der Wirbelsäule verursachten Bewegungsstörungen, welche unter dem Begriff der *Skoliose* zusammengefaßt werden.

Zwar kann eine Skoliose auch infolge Schwäche der Rückenmuskulatur entstehen, jedoch fällt erst das Stadium der *beginnenden* Skoliose unter unsere speziellen Betrachtungen. Die Erkennung dieses Zustandes ist praktisch von der allergrößten Wichtigkeit, weil es uns hierbei noch gelingt, eine *vollständige Heilung* zu erreichen, während späterhin nur eine Besserung, in besonders günstig liegenden Fällen auch ein gutes kosmetisches Resultat, niemals aber eine regelrechte Heilung in den fortgeschrittenen Stadien zu erwarten ist.

Während schwerere Grade der seitlichen Rückgratverkrümmungen auch für den Laien leicht erkennbar sind, erfordern die Anfangsstadien gründlichste Untersuchung des ganzen Rumpfes und Körpers. Dabei muß jede sogenannte „Zwangshaltung" von der gewöhnlichen Haltung deutlich unterschieden und ausgeschaltet werden.

Nach BLENCKE haben wir auf folgende Verhältnisse genau zu achten:
1. Stellung des Rumpfes zum Becken.
2. Halsnacken-Konturen.
3. Stellung der Schulterblätter.
4. Niveaudifferenzen korrespondierender Rumpfabschnitte.
5. Richtung der Dornfortsatzlinie.

Da jede laterale Abweichung der Wirbelsäule die Symmetrie stört, ist eine gründliche Untersuchung der Symmetrieverhältnisse nicht zu entbehren. Die Stellung des Rumpfes zum Becken prüfen wir in einfacher und zuverlässiger Weise durch das *Ausloten.*

Zu diesem Zwecke nehmen wir eine mit einem Gewicht versehene Schnur, welche am siebenten Halswirbel angelegt mit der Gesäßfalte zusammenfallen muß, wenn symmetrische Verhältnisse vorliegen. Abweichungen von der Norm werden durch diese diagnostische Methode leicht erkannt, insbesondere eine asymmetrische Stellung des Rumpfes zum Becken, während die Dornfortsatzlinie nach WOLLENBERG keineswegs immer ein sicheres Kriterium abgibt.

Ferner gibt die „hohe Hüfte" gute Anhaltspunkte für die Beurteilung. Unter dieser „hohen Hüfte" verstehen wir das Hervortreten derjenigen Beckenseite, welche auf der Konkavität der Hauptkrümmung liegt, während die konvexseitige Hüfte mehr verstrichene, nicht sehr winkelig abgeknickte Konturen mit dem Rumpfe darbietet. Dieses Zeichen ist vor allem für die primäre Lendenskoliose von diagnostischer Bedeutung.

Auch die sogenannten „Taillendreiecke", welche von den Seitenumrissen des Rumpfes und der Innenseite der herabhängenden Arme gebildet werden, geben dem Betrachter leicht Anhaltspunkte über seitliche Verbiegungen, da diese Dreiecke sofort als ungleich und inkongruent auffallen, wenn eine asymmetrische Einstellung des Rumpfes zum Becken besteht.

Die Ungleichheit der Taillendreiecke zeigt auch gewisse Anhaltspunkte für die Skoliose der Brustwirbelsäule. Mehr noch für deren Erkennung ist die Asymmetrie der Schulter-Halsumrisse von Bedeutung. Analog der „hohen Hüfte" finden wir hierbei das Symptom der *hohen Schulter.* Des weiteren ist auf die Stellung der Schulterblätter zu achten, deren asymmetrische Lage im Sinne eines ungleichen Hochstandes oder ungleichen Abstandes von der Wirbelsäule als Anfangssymptome einer Skoliose zu deuten sind.

Wie WOLLENBERG ausführt, kann es mitunter sehr schwierig sein, diese Anfangsstadien zu erkennen.

Ab und zu zeigt es sich, daß auf der konvexen Seite der Verkrümmung das Schulterblatt flügelartig absteht. Jedoch spricht diese Erscheinung nicht ohne weiteres für eine Niveaudifferenz des Brustabschnittes. Diese tritt vielmehr erst deutlich in Erscheinung bei der Flexionsstellung, welche auf alle Fälle schon deshalb für die Inspektion zu wählen ist, daß ein etwaiger leichter Rippenbuckel nicht übersehen wird. Die exakte Prüfung der Dornfortsatzreihe vervollständigt die äußere Betrachtung, bei welcher die Beleuchtungsverhältnisse — vor allem für photographische Kontrollen — geeignet und gleichmäßig für die Nachprüfung beschaffen sein müssen, damit eine Reihe hieraus resultierender Fehler, auf welche v. Baeyer mit vollem Recht hingewiesen hat, vermieden werden. Nicht immer ist es auch dem Geübten möglich, mit Sicherheit schon bei der ersten Untersuchung eine beginnende Skoliose zu diagnostizieren, so daß sich wiederholte Beobachtung vor Beginn einer Behandlung empfiehlt. Gerade in solchen Fällen ist uns neben der zeichnerischen Festlegung des Beobachtungsergebnisses die Photographie ein gutes Hilfsmittel (Haglund).

Nach den Formveränderungen unterscheiden wir die sogenannte „*Totalskoliose*" als eine die ganze Wirbelsäule umfassende Verkrümmung von einer „*partiellen*", welch letztere sich auf den Halsabschnitt (Cervicalskoliose) oder den Brustabschnitt (Dorsalskoliose) oder auf den Lendenabschnitt (Lumbalskoliose) erstrecken kann. Die Lage der Konvexität ist maßgebend für die weitere Bezeichnung der seitlichen Lage der Verkrümmung. So wird als rechtsseitige Skoliose eine solche bezeichnet, deren Konvexität nach rechts gerichtet ist. Bei der linksseitigen Skoliose liegt die Konvexität der Verkrümmung sinngemäß auf der linken Seite.

Als *zusammengesetzte* oder *S-förmige Skoliose* bezeichnet der Sprachgebrauch partielle Verkrümmungen mit entsprechender Gegenkrümmung, ja, es gibt Fälle, bei denen sogar drei Krümmungen bestehen. Dann entspricht die Richtung der oberen Verbiegung jeweils der unteren, während die mittlere nach der anderen Seite gerichtet ist.

Neben diesen seitlichen Verkrümmungen kommt es im Verlauf der Erkrankung zu einer *Torsion*, d. h. einer Drehung der Wirbelsäule, indem jeder Wirbel eine Drehung um seine Achse vollzieht; an dieser Drehung beteiligen sich zugleich die zugehörigen Rippen.

Mit dem Grade der Seitenkrümmung steigert sich auch in der Regel die Torsion. So kommt es im Bereich der gedrehten Wirbel zur Ausbildung eines *Rippenbuckels* auf der einen Seite, während auf der anderen Seite die Rippen einsinken. Auf der Vorderseite des Brustkorbes zeigt sich das umgekehrte Bild: Eingesunkensein auf der Seite der hinteren Vorwölbung und Vorbuchtung der Rippen auf der Seite der hinteren Abflachung.

Das Brustbein beteiligt sich verhältnismäßig wenig an diesen Deformierungen. Dagegen werden die *inneren* Organe weitgehend in Mitleidenschaft gezogen. Nach Blencke ist „jede, auch die leichteste Abweichung der Wirbelsäule als ein ernstes Leiden aufzufassen, da wir es nie dem einzelnen Fall von vornherein ansehen können, ob er sich nicht früher oder später verschlimmern kann". Mit vollem Recht betont Hübscher, daß eine schwere Verkrümmung der Wirbelsäule nicht nur eine Verunstaltung des menschlichen Ebenmaßes sei, sondern für dessen Träger die unheilvollsten Gefahren mit sich bringen könne. Wir erwähnen nur die mangelnde Widerstandsfähigkeit der Skoliotiker gegen die Pneumonien und Tuberkulose, die vielfachen Beschwerden von seiten des Herzens und der Gefäße, welche in ihrer Lage weitgehende Biegungen und Veränderungen erfahren.

Von den weniger wichtigen Organen sind es vor allem die Intercostalnerven, die durch die Rippen häufig rein mechanisch geschädigt, abgeklemmt und gepreßt werden, so daß es zu heftigen Neuralgien kommt. Besonders leiden ältere Patienten oft an solchen Intercostalneuralgien, weil bei ihnen schon physiologischerweise die Wirbelsäule und der Thorax noch weiter zusammensinken, und zwar bei den Skoliotikern weniger in sagittaler als in lateraler Richtung.

Mehr als die Veränderungen der Form interessieren uns hier die *Veränderungen der Bewegung*. Die Prüfung dieser Bewegungen bei Ruhe und Muskelarbeit sowie bei entlasteter und belasteter Wirbelsäule ist für die *technische Therapie* von größter Bedeutung. Es genügt für unsere Untersuchung nicht, die Bewegungen lediglich im *Stehen* zu prüfen, wir müssen auch den *sitzenden* und vor allem den *gehenden* Patienten betrachten und aus diesen Gesamtergebnissen unsere therapeutischen Richtlinien festlegen. Es braucht nicht besonders betont zu werden, daß außerdem die ätiologischen, sozialen und eine Reihe von Faktoren zu berücksichtigen sind, bei welchen oft gerade die „Pathologie der Person" nicht unwesentlich ins Gewicht fällt. Alter, Vererbung, Konstitution geben oft Veranlassung, von allgemeinen Regeln für den Einzelfall abzuweichen und für kurze oder längere Zeit andere Arten unserer speziellen Technik in Anwendung zu bringen, als sie nachstehend skizziert werden. Ja, es wird sich oft als zweckdienlich erweisen, zwei scheinbar widersprechende Prinzipien nebeneinander zu verwenden, z. B. Fixierung und Mobilisierung. Dieser Widerspruch findet in den technischen Eigentümlichkeiten unserer Methode seine Erklärung. Aber auch die Auffassung von SCHULTHESS, welche wohl von allen erfahrenen Spezialisten geteilt wird, spricht dafür.

SPITZY sagt mit Recht, daß die sogenannten Entlastungsapparate für die Skoliose, in denen der Körper mittels Achselkrücken hängt, nur Anfängern Eindruck machen können, daß der Erfahrene sehr gut wisse, wie wenig sie infolge ihrer ungenügenden Höhe imstande seien, den beweglichen Schultergürtel ad maximum in die Höhe zu ziehen. Ihr einziger Wert bestehe in der Rückziehung der Schultern oder in einer ausgleichenden Schiefstellung des Schultergürtels durch ungleiche Einstellung der Achselkrücken sowie in einer Stützung des Rippenbuckels, um so ein weiteres Überhängen zu verhindern.

Anders stände es, meint SPITZY, mit der Frage, ob ein portativer Apparat imstande sei, erlangte Korrekturen zu erhalten. Diese Frage könne teilweise bejaht werden unter der Voraussetzung richtiger Konstruktion. Ohne Zweifel hat SPITZY damit recht. Die Möglichkeit der *technischen Operation* gewisser Fälle von Skoliosen berechtigt sogar zu der noch optimistischeren Ansicht, daß nicht nur das Resultat erlangter Korrekturen erhalten, sondern fortwirkend bis zu einem gewissen Grade sogar *gebessert* werden kann, jedoch nur bei der Verwendung eines elastischen und kinetischen Hülsensystems, welches an Stelle aktiver und passiver Gymnastik die Wirkung eines vorwiegend fixierenden, redressierenden und entlastenden *Streifenkorsetts* aus nicht starrem, sondern *flächenhaft* angreifendem elastischem Schienenhülsenmaterial täglich für kurze Zeit ablöst.

Zu diesem Zwecke benötigen wir dann *zwei* Streifenapparate nebeneinander mit einer Reihe von Wirkungen, welche ein einziger Apparat nicht zu leisten vermag, es sei denn, daß seine Bauart sehr kompliziert und dadurch unpraktisch ausfallen würde.

Wir trennen daher für die technische Therapie der Skoliose scharf das Prinzip einer *kinetischen* Behandlung ab von dem *nichtkinetischen* Mittel der Erhaltung stetiger, wenn auch jeweils geringer Fortschritte der Beweglichkeit und ihrer Sicherung. Damit dürften wohl die wesentlichsten Punkte unserer Darstellung vorweggenommen sein, soweit sie für das Verständnis der weiteren Ausführungen von Bedeutung sind. Es dürfte daher genügen, späterhin auf diese Dinge kurz zu verweisen, um so mehr als eine eingehende technische Therapie der Skoliosen mif höherer Einschränkung der Beweglichkeit sich kaum schildern ließe als an der Hand einzelner und sehr zahlreicher Krankengeschichten, und auch dann noch nicht einmal sich bestimmte Normen unseres Vorgehens einwandfrei festlegen ließen. M. E. ist gerade die Behandlung der asymmetrischen Bewegungsstörungen der Wirbelsäule im Sinne der echten Skoliosen immer ein *Kunstwerk*. Wer nicht voll und ganz über alle Methoden verfügt und die erforderliche Erfahrung besitzt, tut besser daran, die Behandlung den dazu Berufenen zu überlassen. Und auch für diese ist die Arbeit nicht leicht, da die Skoliose im allgemeinen zum Fortschreiten neigt, wie wir zur Genüge wissen. Eine „Anbehandlung“ wird so gut wie immer vergebliche Mühe bleiben auch bei bester Behandlung, wenn nicht die Gewähr für eine ausreichende, oft Jahre dauernde Weiterbehandlung und Beobachtung besteht.

Wir kehren zurück zur Betrachtung der Bewegungsstörungen und unterscheiden folgende Gruppen:

1. eine hyperkinetische,
2. eine hypokinetische,
3. eine akinetische.

Diese Unterscheidung bezieht sich zunächst auf die *laterale* Abweichung von der Norm. Hierbei ergibt sich eine weitere Gruppierung in:

a) Bewegungsstörungen mit *gleichsinnigen* Kurven (Totalskoliosen),

b) Bewegungsstörungen mit *entgegengesetzten* Kurven (Gegenkrümmungen).

Neben den rein lateralen Verkrümmungen kommt als weitere Bewegungsstörung diejenige im Sinne der Torsion in Betracht, deren Richtung schon durch den Begriff selbst gekennzeichnet wird. Wir haben schon zuvor gesehen, daß an der *Torsion* auch die Rippen teilnehmen und weitgehende Formveränderungen erfahren. Mit diesen Formveränderungen geht eine Einbuße der normalen Beweglichkeit in beträchtlichem Grade einher. Diese wirkt wieder wechselseitig vor allem durch die Veränderung der *respiratorischen Kräfte* auf die Deformierung ein und umgekehrt, so daß eine Reihe ungünstiger Momente zusammentreffen, abgesehen von der weiter zu ergründenden Ätiologie und der gestörten Statik.

Eine *technische Behandlung* lediglich oder vorwiegend nach den Gesichtspunkten statischer und dynamischer Art wäre ganz und gar ungenügend. Es müssen daher die wesentlichsten Krankheitsbilder, vom ätiologischen Gesichtspunkte betrachtet, noch vorausgeschickt werden, ehe wir auch nur einigermaßen Richtlinien für unser technisches Tun und Lassen festlegen können.

Dabei werden wir in verschiedenen Stadien ursächlich nicht gleichartiger Skolioseformen oft gleichartige Mittel anwenden und andererseits im Verlaufe ein und derselben Erkrankungsart verschiedene Wege beschreiten müssen.

Vom Standpunkte unserer Therapie greifen wir als ätiologischen Begriff auch denjenigen der *Konstitution* heraus und ordnen diesem auch jene Krankheitsbilder bei, welche SCHANZ als Insuffizienz der Wirbelsäule beschrieben hat. Muskuläre und ligamentäre Schwäche sind hier neben anderen Erscheinungen ein ziemlich konstantes Merkmal. Nicht nur über Müdigkeit klagen solche Patienten, sondern über regelrechte Schmerzen, die schon bei relativ geringer Muskelarbeit einsetzen und sich als Rückenschmerzen äußern. Gymnastikkuren, die leider noch viel zu wenig kritisch, zu wenig individuell und vor allem nicht immer zur richtigen Zeit angewandt werden, versagen hier vollständig. Es ist dies die Erfahrung nicht nur von SCHANZ selbst, der sich eingehend mit dieser Frage beschäftigt hat, sondern es stimmen dieser Anschauung gerade die erfahrensten Spezialisten durchaus bei. Mit Recht hat BLENCKE sich dahin geäußert, daß wir gegenwärtig in „einem Zeitalter der Bänderschwäche" leben, und ich halte es gar nicht für ausgeschlossen, daß die Häufung solcher Krankheitsbilder durch Übertreibung und zeitlich ungeeignete Beanspruchung des Bewegungsapparats noch weit größeren Umfang annimmt, wenn nicht eine *vorbereitende* Behandlungsweise dieser hyperkinetisch-dyskinetischen Zustände für die übliche Therapie einsetzt. Mit anfänglicher Ruhigstellung und Entlastung der Wirbelsäule hat man bisher gute Erfahrungen gemacht. Diese Ruhe erscheint — für das *nichtkinetische* Prinzip — so lange erforderlich, bis die Beschwerden aufhören oder doch merklich zurückgehen. Erst dann sollen die eigentlichen Behandlungsmittel herangezogen werden: Massage und Gymnastik.

Wie Schanz ausführt, wird Massage anfangs ebensowenig vertragen wie die Gymnastik. So sehen wir auf der einen Seite die Notwendigkeit der Ruhigstellung und Entlastung, auf der anderen Seite wieder als wichtigstes und eigentliches Behandlungsmittel die Bewegung, welche durch Massage unterstützt werden muß.

Ebenso falsch wie eine übertriebene Beanspruchung der noch nicht genügend leistungsfähigen Muskulatur durch Gymnastik wäre die Bekämpfung des Leidens durch Geradehalter und Korsetts alten Systems. Mit Blencke bin ich der Ansicht, daß es „ein Hauptfehler" der alten Behandlung gewesen ist, die „Verwendung der eigenen Muskelkraft zu verschmähen".

Unsere Technik löst dieses nicht immer sehr einfache Problem dadurch, daß sie weder in den einen noch in den anderen Fehler zu verfallen braucht, indem sie eine Schädigung der Muskulatur durch Inaktivität von Anfang an vermeidet, andererseits keine Ansprüche an die Muskulatur stellt zu Zeiten, wo diese dazu noch nicht vorbereitet ist. Schonend und stetig geht diese Vorbereitung der zu schwachen Muskulatur vor sich, bis die Kräftigung so weit gediehen ist, daß auch Massage und Gymnastik — als die eigentlichen Behandlungsmittel — entbehrlich geworden sind.

Die theoretischen Grundlagen sind für die *orthokinetische* Therapie in diesen Fällen keineswegs verschieden von denen für das Ziel, welches die Behandlung zu erstreben hat. Nur gehen wir von dem Grundsatz aus: Nicht erst die Muskelarbeit ausschalten und dann die Muskeln systematisch kräftigen, sondern wir stehen auf dem Standpunkt, daß noch schneller und sicherer das Resultat erreicht wird, wenn wir *primär die Muskelarbeit erleichtern.*

Wie geschieht dies? Die in sich zusammensinkende Wirbelsäule soll aufgerichtet und aufrechterhalten werden durch die Muskulatur, welche dazu noch nicht oder nicht genügend imstande ist. Denken wir uns die Wirbelsäule als eine Kette von Gelenken nach den früher aufgestellten Beispiel und eine asymmetrische Einstellung infolge ungenügender Haltefunktion, so liegt der Gedanke nahe, die zu lockere Verbindung einzelner Teile dieser Gelenke mehr zu festigen, zu bremsen. Dadurch wird der Muskulatur Weg erspart, die Muskelarbeit ist rein physikalisch geringer, und physiologisch macht sich die Störung des muskulären Gleichgewichts bald nicht mehr unangenehm bemerkbar. Mit den Gelenkbremsungen können wir weiterhin — wenn auch nicht ganz, so doch in merklichem Grade — die Haltebänder in ihrer Funktion ersetzen und unterstützen. Die Muskeln haben Zeit, sich zu erholen, werden nicht überanstrengt, aber auch nicht ausgeschaltet.

Der psychische Einfluß dieser Therapie ist nicht minder vielseitig: der Patient wird auch geistig nicht angestrengt, der Apparat *führt* ihn und *erinnert* an die Grenzen, welche nicht überschritten werden sollen und können. Es bleibt Zeit zur Ablenkung, zum Spiel in der frischen Luft, zum Spazierengehen und Wandern. Als sehr wirksames Unterstützungsmittel haben sich Thermalschwimmbäder erwiesen, welche neben den rein physikalischen Eigenschaften (Auftrieb des Wassers) und speziell der pharmakodynamischen Wirkung auch insofern günstig auf derartige, meist asthenisch veranlagte Typen wirken, weil die gleichmäßige Wärme des Wassers angenehm und nicht abschrekend, wie bei kälteren Flußbädern, empfunden wird.

Über das kinetische Hülsensystem ist eigentlich nicht viel Besonderes zu sagen. Es besteht aus möglichst zahlreichen, segmentär korrigierenden Streifen aus weichem Leder und hat äußerlich eine sweaterartige Form. Bestimmte Stellen im Bereich der Krümmung können durch Lederduplikaturen, aber auch durch bestimmte Nähteanordnungen (flächenhafte Naht) oder auch durch Einschaltung von Metallriegeln in der Beweglichkeit stärker eingeschränkt werden. Die Schnürung erfolgt am besten auf der Vorderseite und in der ganzen Längsausdehnung des Rumpfes.

Regulierungen des Streifenapparates sind häufiger, vor allem für den Anfang erforderlich. Dies ist aber auch die einzige Behandlung, welcher sich die Patienten unterziehen müssen. Sie läßt sich in ganz kurzer Zeit jeweils erledigen, so daß der den Fortschritten angepaßte Apparat jeweils gleich wieder in ein und derselben Sprechstunde angelegt werden kann und eine weitere ärztliche Behandlung in der Mehrzahl der Fälle gar nicht erforderlich ist.

Es ist klar, daß diese Behandlungsweise nur für gehfähige Patienten, nicht für kleine Kinder und auch nicht für solche in Betracht kommt, bei denen eine gewissenhafte Überwachung richtigen Gebrauchs des Apparates nicht gesichert ist.

Während das *kinetische* Prinzip sich in einer Wirkung äußert, die in *ventro-dorsaler* Richtung zur Geltung kommt und gewissermaßen eine permanente Massage der oberflächlich gelegenen Rückenmuskeln darstellt unter Bewahrung dieser und auch der tiefer liegenden vor seitlicher Abbiegung, schreibt unsere Technik für die

mobilisierende Behandlung

der *hypokinetischen Zustände* andere Wege vor.

Man sollte erwarten, daß gerade das kinetische Verfahren sich vorzugsweise für die Mobilisierung der muskulär fixierten Wirbelsäulenabschnitte eignen würde. Die Erfahrung hat aber gezeigt, daß dies so gut wie nicht der Fall ist. Die Erklärung hierfür liegt in den anatomischen, physiologischen und vor allem in den pathologischen Verhältnissen und ist auch durch die Tatsache begründet, daß eine nennenswerte Korrektur im *Gehen* und überhaupt bei aufrechter Körperstellung nicht erreicht wird. Vielmehr müssen wir uns damit begnügen, die jeweils erlangten *Fortschritte* zu erhalten und bis zur weiteren (Etappen-) Korrektur zu sichern. Dabei soll und darf aber die Muskulatur nicht untätig sein. Wir können dieselbe durch Übungen anregen und auch durch das federnde Spiel des *Gerüstsystems* selbst. Falsch aber wäre es, darunter eine kinetische Wirkung des Streifenapparates zu verstehen. Denn es stehen uns nur *extendierende Kräfte* in der Hauptsache zur Verfügung, und außerdem schwächer wirkende Kräfte im Sinne der *Redression*.

Die Patienten versuchen es, aus dem *Streifenkorsett* gewissermaßen herauszuwachsen, sie recken und strecken sich in dem elastisch federnden und extendierenden Streifenkorsett, welches ihnen offenbar selbst Anreiz dazu gibt. Nur in seltenen Fällen ergab sich die Notwendigkeit, die Patienten hierzu besonders aufzufordern.

Wir besprechen zuerst die *Totalskoliosen*, also *asymmetrische Bewegungsstörungen der Wirbelsäule mit gleichsinniger Kurve*, weil hier die Verhältnisse am unkompliziertesten sind.

Die *technische Therapie* kann eine vorhergehende Lockerung der Wirbelsäule durch Massage und Gymnastik ersparen, allerdings nicht immer. Für die nach den Grundsätzen einer starren Bauart hergestellten und früher von uns beschriebenen *Streifenkorsette* ist eine *vorbereitende Lockerung* ebenso wenig zu entbehren wie für das Gipskorsett. Und dieses kann doch wohl als eines der wirksamsten Mittel zur Erhaltung des Resultates und seiner Ausnützung der Extension gelten.

Die elastische Konstruktion des extendierenden Streifenkorsettes schwächt die Rückenmuskulatur aber in keiner Weise und ist nicht nur imstande, bereits erreichte Resultate zu erhalten, sondern primär eine Dehnung der kontrakten Muskeln in weitgehendem Grade hervorzurufen. Dabei kann das Muskelgleichgewicht in leichteren Fällen unter aktiver Betätigung der Muskulatur beim Tragen und durch das Tragen des Korsetts ganz oder teilweise wiederhergestellt werden.

Das elastische Streifenkorsett kann bei dem Totalskoliosen und den in praktischer Hinsicht gleichartigen einfachen Skoliosen vielfach die Rolle der Vor- und Nachbehandlung sowie der Gipsbehandlung zugleich übernehmen, wenigstens in dem Umfange, wie er bis zur „Selbstredression" erreicht wird.

Wir wollen kurz die Aufgaben der aktiven und passiven Bewegungsübungen und der dazu erforderlichen Massage für die einschlägigen Fälle betrachten.

In all diesen Fällen kommen wir nur dann zurecht, wenn wir das Postulat von Schulthess erfüllen und eine „Reduktion des Krümmungsscheitels durch Lokalisation der Umkrümmung gerade auf seine Kuppe zu erreichen suchen". Dann, aber auch nur dann, kann von einem Erfolg die Rede sein, während alle anderen Versuche, der Deformierung und der damit verbundenen Bewegungs- und Gleichgewichtsstörung zu Leibe zu rücken, sich als untauglich und eher schädlich denn als nützlich herausgestellt haben. Bisher konnte ein solches Resultat nur erreicht werden durch eine mühsame, lange Zeit fortgesetzte und streng individualisierende Gymnastik unter persönlicher Kontrolle des Spezialisten. Blencke betont mit vollem Recht, wie schwierig und verantwortungsvoll diese Aufgabe ist: „Es bedarf eines guten Teiles von Aufwand an Mühe und Geduld, den Patienten diese Übungen beizubringen, bei denen man zunächst mit seinen eigenen Händen mitwirken und immer wieder die Hand der Übenden an die richtige Stelle setzen muß, und es bedarf ständiger Aufsicht und Kontrolle, um nicht den Nutzen solcher Übungen ins Gegenteil umschlagen zu lassen, da sie keineswegs so harmlos und unschädlich sind, wie sie vielleicht aussehen; sie können auf die Gegenkrümmung direkt schädigend einwirken im Sinne einer Verschlechterung derselben, wenn sie nicht an der richtigen Stelle ihren Angriffspunkt finden, wobei die Differenz nicht einmal so groß zu sein braucht, sie können bei reinem Seitendruck eine vorhandene Torsion vermehren und zu schärferer Abnickung der Rippenwinkel führen."

Das gleiche gilt auch von Klappschen *Kriechübungen*, für welche strengste Indikationsstellung und Individualisierung erforderlich ist. Nach Lange eignen sich nur 10% der Skoliosen für das Klappsche Kriechverfahren, und Klapp selbst hat die Grenzen für die Anwendung seiner bei richtiger Indikationsstellung und genauer Kenntnis der Technik zweifellos ausgezeichneten Methode scharf umrissen und gegen die „unnötige und vielfach voreilige Popularisierung" Einspruch erhoben.

Auf die einzelnen Arten der Gymnastik und Massage einzugehen, liegt außerhalb des Gebietes unserer Darstellungen. Auch können die nötigenfalls zur Unterstützung der technischen Eingriffe heranzuziehenden Lagerungsvorrichtungen sowie die maschinellen Mittel als bekannt vorausgesetzt werden, da sie in der einschlägigen Literatur zur Genüge beschrieben sind.

Die *Herstellung des Streifenkorsetts* erfolgt in der Weise, daß der Apparat *anfangs* in der Hauptsache nur eine *Stützwirkung* entfaltet und dem Skoliotiker die Möglichkeit gibt, sich im Apparat zu recken. Wir bevorzugen eine leicht kyphotische Stellung der Wirbelsäule — wenigstens in der Mehrzahl der Fälle — und suchen in der sitzenden oder stehenden Körperstellung die jeweils günstigste Stellung heraus. Kopf und Schultern werden nur so weit suspendiert, daß die Belastung der Wirbelsäule durch diese Körperteile in Wegfall kommt.

Zuerst wird der unterste quere Metallstreifen festsitzend und möglichst distal am Becken anmodelliert. Dann folgt die Modellierung des oberen Querstreifens so hoch wie möglich am Thorax. Dieser Streifen soll im allgemeinen nicht absolut fest anliegen, sondern einen gewissen Spielraum zur Ausdehnung des Brustkorbes übrig lassen.

Zwei hintere und zwei bis vier seitliche Längsstreifen werden nunmehr dem Körper so angebogen, daß sie nicht streng den pathologischen Konturen folgen, sondern das zunächst beabsichtigte Resultat der Korrektur für die nächste Etappe im Modell darstellen. Vernietung dieser Teile, welche längs und quer leicht verstellt werden können, ehe ihnen ein Winkelstück unverschieblichen Halt verleiht.

Das so entstandene *Gerüst* wird vor Anlegung des Winkelstückes nochmals am Körper probiert, so daß der Kontrast zwischen der bestmöglichen primären Einstellung der Wirbelsäule und der nächsten Korrekturstellung besser in die Augen springt. Der Rumpf soll in bestmöglicher Streckung in diesem weiten Gerüst einigermaßen Halt finden und genügend Spielraum für die Seitenbewegungen der Wirbelsäule besitzen (Abb. 105 und 106).

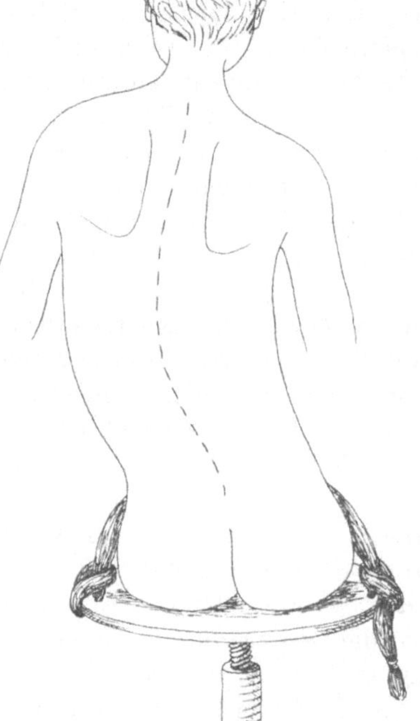

Abb. 105.   Linkskonvexe Totalskoliose.

Jetzt wird das Gerüst abgenommen und der aus Leder bestehende Beckenteil auf das sorgfältigste herausmodelliert. Dieser Lederteil für das Becken wird so weit wie möglich proximal heraufgeführt und am besten aus *einem* Stück gefertigt.

Der oder die übrigen Lederstreifen werden derart angelegt, daß ihre elastische, lateral nach der (rechten) Seitenlängsschiene gerichtete Gesamtwirkung den durch die Wirbelsäulenverkrümmung gebildeten Bogen abflachen. Dabei muß die kopfwärts befindliche Partie der Lederstreifen oder der oberste, breitere Streifen gleichzeitig einen trichterartigen Halt gemeinsam mit der oberen Querschiene darstellen.

Der mittlere Teil des Hülsensystems bleibt ziemlich frei beweglich und kann mittels Schnürvorrichtungen oder Riemen oder auch elastischer Zügel gegen die rechte Schiene allmählich weiterbewegt werden.

Um das Becken fest und sicher, aber doch weich zu fassen, vernieten wir den aus Leder bestehenden Beckenstreifen in breiter Fläche mit dem Gerüst. Aus Abb. 107 geht die Konstruktion und Wirkung eines derartigen *Streifenkorsetts* hervor.

Ist eine genügende Lockerung der Wirbelsäule, die schon mit einem gewissen Fortschritt der Verbesserung von Form und Beweglichkeit im Sinne der Abflachung einhergeht, erreicht, dann greifen wir zu kräftigeren Mitteln. Nunmehr kann eine wirksame Extension im Streckrahmen ausgeführt und damit eine *wesentliche* Verbesserung der Wirbelsäulenabbiegung erfolgen. Vorwiegend wählen wir zu diesem Zwecke die *Extension am stehenden* Patienten.

Vom *Streifenkorsett* sind zuvor der obere Querstreifen mitsamt

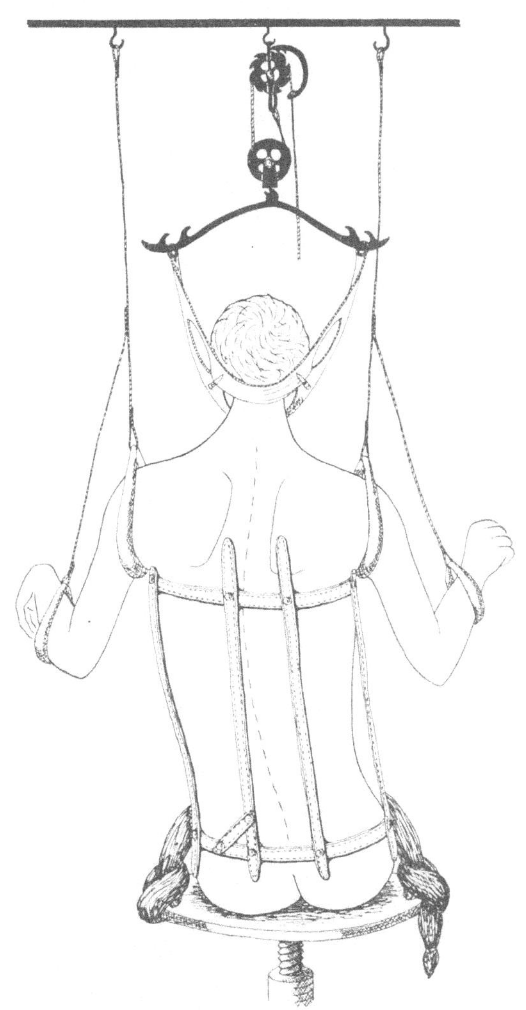

Abb. 106.   Streifengerüst, im Sitzen unter Suspension von Kopf und Armen angelegt.

seinem Ledertrichter gelöst, die mittleren (redressierenden) Lederstreifen einfach mit der Schere abgeschnitten und die Winkelverstrebung am Beckenteil abgenietet worden. Es bleiben also das aus Stahl und Leder bestehende Beckenstück ohne die Winkelverstrebung und die Längsschienen übrig, welche letztere der Abb. 108 nochmals wiedergibt.

Die Nachmodellierungen des Beckenstückes machen meist keine nennenswerten Schwierigkeiten. Das Nachrichten der Seitenschienen gelingt meist aus freier Hand. Die letzteren können gewöhnlich schon jetzt den im Extensionszug geformten Körperkonturen angepaßt

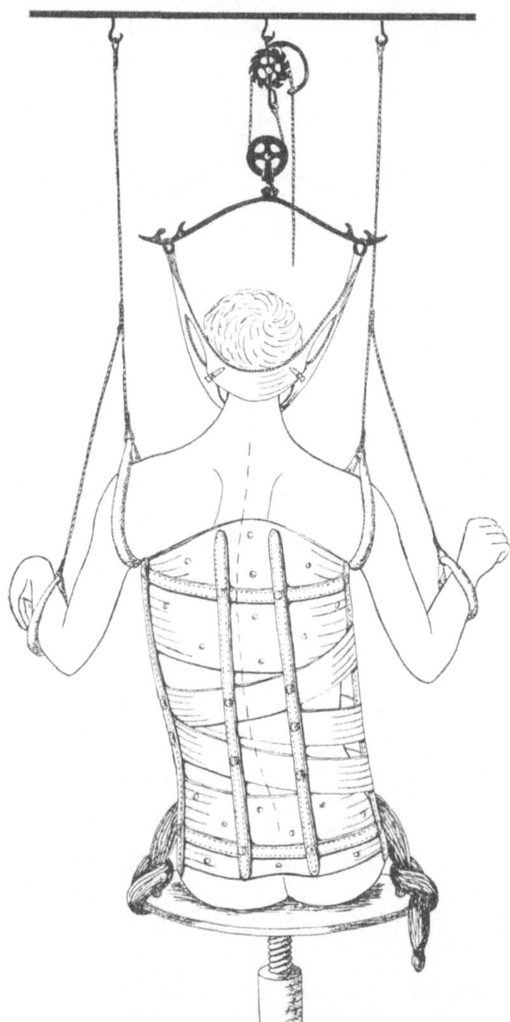

werden, und zwar soll das Nachpassen so geschehen, daß die Schienen ziemlich fest den Umrissen anliegen. Nur auf der Seite, nach welcher die redressierenden Kräfte gerichtet sind, soll ein gewisser Spielraum bleiben. Nach genügender Übung findet man die Dosierung bald heraus. Schwieriger ist die Verteilung des redressierenden Druckes auf das Schienensystem herauszufinden, auch zu erklären. Man muß sich darüber klar sein, daß der *extendierenden Wirkung* des Streifenkorsetts in dieser Etappe die *Hauptaufgabe* zukommt, und daß die *redressierenden Kräfte* bei dieser weiteren Art des Vorgehens *sekundärer Natur* sind. Ferner ist zu beachten, daß ʻdie jetzt einsetzende Wirkung gemeinsam von dem Hülsen- und Gerüstsystem zu erfüllen ist.

Diese Gesichtspunkte fordern dazu auf, *möglichst flächenhaft die*

Abb. 107. Streifengerüst, mit den Lederstreifen verbunden. Winkelstück nicht eingezeichnet.

*Extension auf Schienen und Hülsen zu übertragen und dabei alle elastischen Kräfte für die Redression flächenhaft, aber viel weniger energisch als für die Streckung, spielen zu lassen.*

Das *Streifenkorsett* muß also nach der erneuten Nachpassung länger, enger und fester werden. Dementsprechend wird der obere Teil umgearbeitet oder noch besser zusammen mit den mittleren Streifen neu hergestellt und an dem Beckenteil angebracht. Die auf der Brust- und Bauchseite befindlichen Ösenstreifen entfernt man und richtet die Schnürung so ein, daß dieselbe die gesamten Querstreifen miteinander verbindet. Die Schnürung selbst soll weit genug sein, um auch ihrerseits die Redression beliebig und allmählich zu verstärken.

Mit den Ösenstreifen kann bei den Extensions-Redressionskorsett schon eine gewisse *kinetische* Wirkung auf Rumpf und Wirbelsäule ausgeübt werden, doch ist dieselbe nur minimal.

Sobald eine Besserung der Form und Beweglichkeit erreicht ist, welche etwa dem Zustande der „Selbstredression" entspricht, halten wir im allgemeinen den Zeitpunkt für gekommen, um die *respiratorischen Kräfte* für die weitere Korrektur zu verwerten und zur passiv-aktiven Bewegungserzeugung heranzuziehen. Nun beginnt erst die eigentliche *orthokinetische* Behandlung, die vor allem die *Überkorrektur* und den *Niveauausgleich* bewerkstelligen soll.

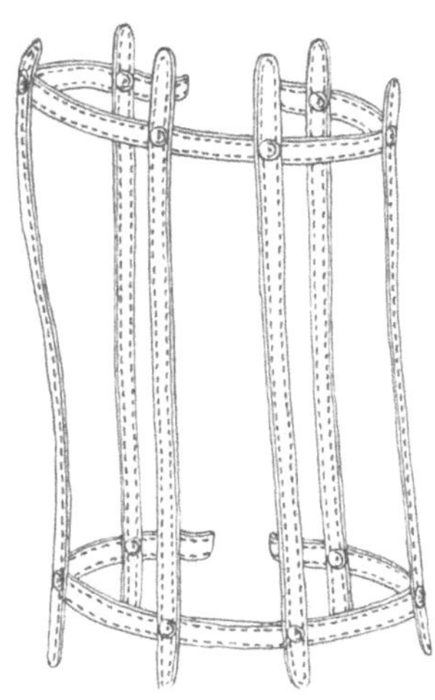

Abb. 108. Streifengerüst, abgenietet und nachmodelliert für zweite Etappe. Winkelverstrebung gelöst.

Die hierfür erforderlichen Änderungen des *Streifenkorsetts* lassen sich ebenfalls schnell und einfach ausführen. Für die Überkorrektur genügt meist schon eine neue Einstellung des Winkelstückes und eines oder beider Ösenstreifen. Der Niveauausgleich bzw. die etappenweise Abflachung eines Rippenbuckels und die Erhöhung der konkavseitigen Rippenpartie geschieht durch Anbringen von Taschen zur Aufnahme von jeweils zu verstärkenden Filzlagen sowie durch Ausschneiden größerer Teile aus den über der konkaven Seite befindlichen Lederlagen, um der Atmung entsprechenden Raum zu gewähren. Stoßen zwei Lederquerstreifen aneinander oder würde ein schmaler Lederstreifen in seiner Kontinuität unterbrochen werden, so wird man die Ränder des Ausschnittes steppen. Eine Unterbrechung des Gerüstteils macht wesentlich mehr Schwierigkeiten, da eine Unterpolsterung, mit welcher ein Niveauausgleich leicht geschaffen werden könnte, den sonstigen Sitz des Streifenapparates doch merklich beeinträchtigen und gerade die so wertvolle feine Wirkung stören würde. Man kann sich aber dadurch helfen, daß man etwa störende

Gerüstpartien durch Abschneiden und Überbrückung der Schienen für den neuen Zweck umarbeitet.

Bei all diesen Maßnahmen ist strengstens zu *individualisieren* und die *Wirkung* zu *kontrollieren.* Alle Streifenkorsette ohne exakt modellierten Beckenteil halten wir für ebenso falsch und schädlich wie die vielen Halbfabrikate, welche ohne Modell nach Bestellung geliefert werden, oder gar Maschinen, die sozusagen für alles passen sollen.

Gerade *der Bau des Streifengerüstes erfordert ein außerordentlich feines Modellieren in allen Ebenen des Raumes und dazu noch eine nur individuell abzustimmende Dosierung der Zug- und Druckwirkungen,* daß an ein Garnieren etwa vorrätig zu haltender Gerüste, wie bei den Apparaten nach NYROP und ähnlichen Konstruktionen, gar nicht zu denken ist. Dazu kommt, daß auch das *Hülsensystem* eine *überaus feine Modellierung,* und zwar direkt am Kranken, erfordert, wenn nicht die ganze Wirkung illusorisch werden soll.

Die Dorsalskoliosen erfordern selbstverständlich das Miteinbeziehen der Schultern. Auch damit kommt man nur zurecht, wenn die Kuppe im unteren Teil der Brustwirbelsäule liegt. Die höhersitzenden Abbiegungen machen — wenigstens zeitweise — das Heraufführen des Korsetts bis zum Hinterhaupt und Kinn notwendig, so daß sich auch hier analoge Konstruktionen ergeben, wie wir sie bei der Spondylitis kennenlernten.

Natürlich ist diese „Analogie" cum grano salis zu verstehen, da nur die äußerliche Bauart eine gewisse Gleichartigkeit darbietet. Die Wirkungsweise der verschiedenartigen Streifenkorsette muß durch die Gesichtspunkte bestimmt werden, wie sie aus der Therapie der Skoliosen bezüglich der Form, der Bewegungsstörung und der speziellen Ursachen allgemein vorgezeichnet sind, und wie sie den Eigentümlichkeiten der *Streifentechnik* bzw. unserer *technischen Eingriffe* entsprechen. Es würde zu Wiederholungen oder zu sehr weitschweifigen Einzeldarstellungen führen, wenn wir uns hierbei weiter in Details verlieren würden.

Nur auf wesentliche Fehler wollen wir an dieser Stelle noch aufmerksam machen, welche selbstverständlich mit unsere Technik genau so gut konstruktiv möglich wären wie mit anderen: Hosenträgerartige Korrektionsapparate sind für die Behandlung ungeeignet, auch in der Form eines flächenhaften oder aus einer Mehrzahl von „künstlichen Muskeln" bestehenden technoplastischen Muskelausgleichs. Ferner verwerfen wir mit SAYRE und v. VOLKMANN Apparate, welche die Wirbelsäule gewaltsam nach vorn und die Schultern nicht minder stark nach hinten drängen. Die *physiologische Kyphose* soll auf keinen Fall beseitigt oder gestört werden!

*Die technische Therapie der kombinierten Skoliosen* ergibt sich aus dem Vorangehenden, wenn man sich darüber klar ist, daß die *Haupt-*

*krümmung* den wichtigsten Gegenstand der Behandlung darstellt und in erster Linie in Angriff zu nehmen ist. Sie stellt wegen der größeren Hartnäckigkeit größere Ansprüche an die *technischen Eingriffe.* Mit ihrer Besserung gehen die nachgiebigeren, kompensatorischen Gegenkrümmungen entsprechend zurück.

Dem technischen Heilplan läßt sich daher der Gedanke zugrunde legen, daß die Intensität für die Korrektur der Hauptkrümmung und der Gegenkrümmungen dem Grade der Starrheit von Hauptkrümmung gegenüber demjenigen der Gegenkrümmungen entsprechen soll. Bei der Wirkung von schwächeren Kräften, die wir therapeutisch für die Wiederherstellung oder Besserung der Störungen von Form und Bewegung verwenden, ist naturgemäß eine längere Zeit für den Ausgleich der Hauptkrümmung erforderlich als für denjenigen der Nebenkrümmungen. Nähert sich die technische Einwirkung ihrem Ende, so genügt für die letzteren schon ein gewisser Gegenhalt, und zwar sobald der Ausgleich so gut gelungen ist, daß nur noch minimale Kräfte an der Hauptkrümmung anzugreifen brauchen.

Für solche Fälle genügt dann ein gut sitzendes Beckenstück (nach Abb. 107) mit Winkelstückbefestigung und einem breiteren, serpentinartig geführten Lederstreifen zur Unterstützung der im *Streifenapparat* häufig auszuführenden *Selbstredressionen.* Am proximalen Ende werden die Metallängsstreifen mit einem lediglich aus gedoppelten Leder bestehenden Streifen verbunden und schnürbar eingerichtet. Derartige Konstruktionen entsprechen den von BADE, ROTH und MÖHRING angegebenen, nur kommen Achselkrücken in Wegfall. Auf den HESSINGschen Beckenkorb kann man verzichten, während ringförmige Beckengürtel auch in solchen der Heilung nahen Fällen ganz und gar zwecklos sind. Wir benützen auch hier den mehrfach erwähnten Beckentrichter aus Lederstreifen mit einem im stabilen Gleichgewicht wirkenden Metallstreifen. Nötigenfalls wird dessen Wirkung vorübergehend durch einen etwa im oberen Drittel der Darmbeine angebrachten Lederquerstreifen verstärkt.

*Gymnastik* läßt sich bei der Behandlung der *kombinierten* Skoliosen nur selten entbehren. Sie soll zum mindesten nach Abschluß der technischen Therapie genügend lange fortgesetzt werden.
Die

### technische Therapie der Torsion

ist eine heikle, aber nicht immer vergebliche Arbeit. Eine gesonderte Besprechung der wichtigsten Punkte unseres Vorgehens erscheint daher berechtigt. Nur die *muskulär fixierten* Formen bieten eine gewisse Aussicht auf Besserung.

Zunächst bietet die *Extension* die Voraussetzung für *alle* portativen Apparate. Mit der Extension wird eine gewisse *Entlastung* und *Streckung* der Wirbelsäule erreicht. Wir beginnen mit diesem Mittel und verstärken allmählich seine Wirkung. Die hierfür erforderlichen Mittel und Methoden sind in den vorangehenden Ausführungen zur Genüge geschildert, so daß sich ihre nochmalige Wiedergabe erübrigt.

Wie aber gelingt es, eine *rotierende Wirkung* zu erzielen?

Leichtere Formen der Torsion können unter der *Extensionswirkung* nach Erreichung des bestmöglichen Grades *detorquiert* werden, indem wir bei absolut sicher gefaßtem Becken und Torax eine *Rückwärtsdrehung* des oberen gegen den untern Apparatteil ausführen. Dieser Vorgang läßt sich leicht an dem Beispiele eines Quengels veranschaulichen, welcher entspannt werden soll. Auch das Lösen der oberen Schraubenmutter einer längeren, im unteren Teile drehbaren, aber sonst nicht verschieblichen Schraube würde die detorquierende Bewegung einfach und klar genug kennzeichnen. Denn die spiralige Rückdrehung vergrößert den Abstand zwischen distalem und proximalem Teil der Wirbelsäule, welch letzterer in Wirklichkeit allerdings schon mit dem obersten Brustabschnitt aufhört, da eine Einwirkung auf die Halswirbelsäule für sich allein und viel einfacher erfolgen kann.

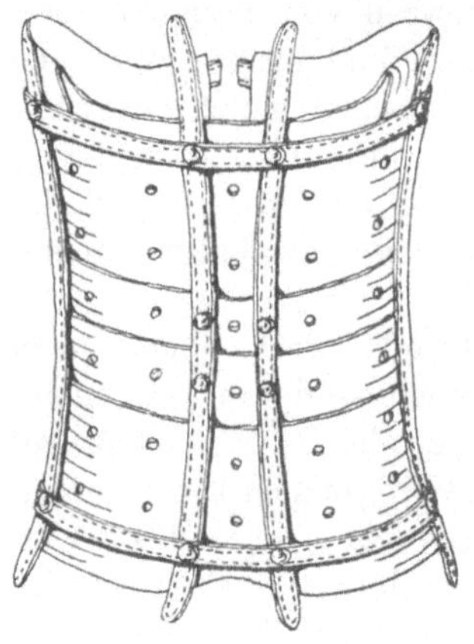

Abb. 109.  Streifenkorsett mit Detorsionswirkung.  Vermehrte Extension.

Durch die *Detorsionswirkung* wird die Wirbelsäule *länger*, die *Extension* kann und muß *verstärkt* werden (Abb. 109), da sonst wieder eine Belastung erfolgen würde. Es hat nun gar keine Schwierigkeit, eine vermehrte Extension in wenigen Minuten durchzuführen und zu sichern. Ohne daß man die obere Metallquerschiene löst, bringt man oberhalb derselben eine weitere an, verstärkt dadurch die Festigkeit des Korsetts und potenziert die Wirkung von Detorsion und Extension (Abb. 110). Mitunter genügt auch eine Nachpassung lediglich des proximalen Lederstreifens, indem der unter den Achseln angreifende, nach Art des Sitzriemens wirkende, sichelförmige zugeschnittene Achselschulterstreifen dem neuen Zustand adaptiert wird (Abb. 111).

Weiterhin vermag die *Streifentechnik* gestaltend und mobilisierend bei entlasteter Wirbelsaule einen *seitlichen und rotierenden Druck* an jeder Stelle der Wahl auszuüben. Nach SCHANZ sind es weniger die technisch-konstruktiven Schwierigkeiten als diejenigen von seiten des Körpers, welche uns bei der Ausübung von seitlichem und rotierendem Druck entgegentreten, da wir „nicht direkt" an die Wirbelsäule herankönnen.

Indes kommen wir über eine ganz beträchtliche Menge Hindernisse hinweg, wenn wir ganze Rumpfabschnitte erfassen und möglichst nahe der Wirbelsäule einwirken. Während die Halswirbelsäule so gut wie keine Schwierigkeiten darbietet und schon auf asymmetrische Extension und Rotation ohne oder doch ohne nennenswerte Druckwirkung zugänglich ist, umgibt die Lendenwirbelsäule ein regelrechter Wall von Muskulatur. Diesem gegenüber gewährt uns aber die sichere „Operationsbasis" des Beckens und der verhältnismäßig kurze Weg eine willkommene

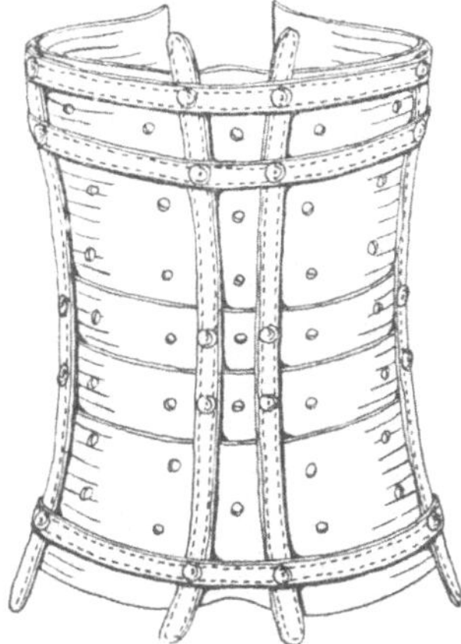

Abb. 110. Streifenkorsett, verlängert.
Zwei obere Querschienen.

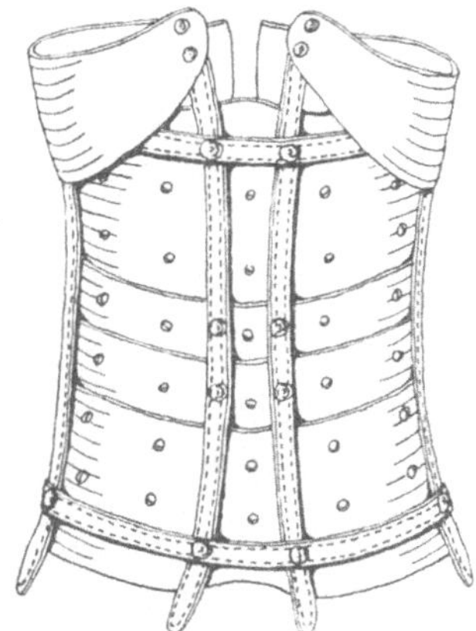

Abb. 111. Modifikation. Eine Querschiene und Lederstreifen zum Tragen der Schultern.

Hilfe, um ausgiebig und bestimmt — wenn auch mit schwächeren Kräften — einen weitgehenden Ausgleich zu erzwingen, ohne die Muskulatur zu schädigen.

Unter Umständen können wir sogar die Hüftgelenke nicht nur als statische Faktoren, sondern sogar als Motoren zur Hilfeleistung heranziehen.

Am Thorax sind es die Ausweichbewegungen, welche unsere Aufgabe erschweren. Dazu kommen knöcherne und ziemlich spröde Hindernisse von seiten der Rippen, weniger von seiten der Intercostalmuskeln, die in ihrer Masse immerhin auch einen beträchtlichen Widerstand bedeuten. Es kommt dazu der veränderte Atemtypus und die größere Empfindlichkeit gegen Druck.

Daher ist das Problem wesentlich schwieriger. Reiner Seitendruck wäre nicht nur zwecklos, er würde sogar den Rippenbuckel vermehren und den Zustand verschlechtern.

Folgende Umstände bestimmen daher unseren Angriff:

1. Bieten die Rippen lange Hebelarme dar, an denen wir mild und doch gründlich genug die einzelnen Wirbel fassen können

2. Kann die Druckwirkung auf der Höhe des Rippenbuckels an den einzelnen Rippen etwas intensiver erfolgen.

3. Kommen wir vielfach ganz dicht an die Wirbelsäule heran.

Wir besitzen daher die Möglichkeit, *segmentär* auf die. Gesamtheit des Brustabschnittes unter feinster Dosierung von Druck und rotierendem Zug, ja sogar segmentär entlastend eine sehr *weitgehende Umformung der Gestalt und der Bewegung* auszuüben. All diese Eingriffe vollziehen wir ohne Gewalt, aber mit *Ausdauer.* Bei den ankylotisch fixierten Skoliosen der Erwachsenen ist allerdings an eine Korrektur nicht zu denken, bei den muskulären jedoch viel und auf schonendstem Wege erreichbar.

Das *Redressement forcé lehnen wir ab*, geben lieber in den einschlägigen Fällen leichte, bequeme und unauffällige

*Stützkorsette.*

Ihre Bauart ist in der Hauptsache durch ein möglichst *flächenhaftes, elastisches Gerüst* mit exakt sitzendem Becken- und Brusttrichter charakterisiert, wobei wir stets auch den kosmetischen Effekt weitgehend berücksichtigen, soweit durch ihn keine Nachteile gesundheitlicher Art entstehen. Etwa erforderliche Kinnstützen werden auswechselbar angebracht, am besten mit weißem Leder überzogen, damit sie schön aussehen. Sie können durch das Tragen von Halskrausen, Kragen u. dgl. leicht verdeckt werden.

Zum Schlusse dieses Kapitels seien die verschiedenen Arten der Skoliose noch vom Standpunkte der *Ätiologie* betrachtet. Es ist selbstverständlich, daß bei der Korrektur der Form- und Bewegungsstörungen das *Grundleiden* weitestgehend berücksichtigt werden muß, wenn wir einen durchgreifenden Erfolg erwarten und uns keiner Unterlassung (sei es prophylaktisch, sei es therapeutisch) schuldig machen wollen. Gesichtspunkte, wie sie sich aus der von PAYR ausgearbeiteten *Konstitutionspathologie der Gelenke* ergeben, müssen ohne Zweifel bewußter als bisher in diese Betrachtungen eingeschlossen werden. Soweit die rein technische und funktionelle Seite berührt wird, glauben wir in der Einteilung in hypo-, hyper- und akinetische Gruppen einige beachtenswerte Merkmale gegeben zu haben.

Im Nachstehenden folgen wir der von SCHULTHESS gegebenen und auch von BLENCKE in seiner „Orthopädie des praktischen Arztes" übernommenen Einteilung der asymmetrischen Wirbelsäulenverkrümmungen.

*Die angeborene Skoliose* ist die Folge einer primären Formstörung der Wirbelsäule. Als Ursachen werden angesehen Raumbeengungen in utero insbesondere dann, wenn noch weitere Deformitäten aus gleicher Ursache sich vorfinden, ferner eine asymmetrische Anlage der Wirbelkörper, wodurch die Wirbelsäule in ihrem weiteren Wachstum seitlich abgebogen wird. Neuere Arbeiten (Böhm, Budde, Drehmann, Falk, Garré, Gundermann, Naegeli, Putti) haben diese nicht allzu seltene Genese erwiesen. Insbesondere ist es das Verdienst Böhms, auf die Häufigkeit der sogenannten „numerischen Varietät" hingewiesen zu haben.

Außer diesen Variationen gibt es noch gröbere Veränderungen, wie die Verschmelzung einzelner Wirbel, ein Ausbleiben der Entwicklung wichtiger Wirbelelemente, die keilförmige Verbildung von Wirbelkörpern, das Vorhandensein eines keilförmigen, überzähligen Knochenstückes zwischen zwei Wirbeln, Anomalien der Rippen, über welche uns das Röntgenbild leicht Aufschluß geben kann.

Bei rechtzeitiger Erkennung der speziellen Ursachen kann durch geeignete technische Behandlung das *Wachstum* noch immer weitgehend günstig beeinflußt werden, so daß es wenigstens gelingt, kompensatorisch die Wirbelsäule auszugleichen. Die Gegenkrümmungen der angeborenen Skoliose bilden sich teils schon von selbst in ziemlich scharfem Winkel aus, zeigen zum mindesten eine Neigung hierzu. Diese Selbsthilfe der Natur können wir ausgiebig unterstützen durch *orthokinetische Maßnahmen* in unmittelbarer Umgebung der Wachstumstörung, sodaß ein noch gutes Gesamtresultat für Form und Bewegung der *ganzen* Wirbelsäule nicht ausbleiben muß.

Neben einem aus *Leder*streifen bestehenden Hülsensystem, das *kinetisch* oder *örtlich bremsend* anwendbar ist, kann sich in hartnäckigeren Fällen ein *Stahl-Lederstreifenkorsett* als nützlich erweisen, dessen Längsschienen auf die Lokalisation der Umkrümmungen ganz präzis und dosierbar einzuwirken erlauben. Nach dem Vorbild des „Kettenfederkorsetts von Nyrop" schalten wir Kettengelenke aus Metallschienenteilen ein und geben jedem einzelnen Wirbelgelenk eine ganz bestimmte seitliche Exkursion, welche durch den Anschlag der aneinandergereihten Metallgelenke im Zuschnitt beliebig eingerichtet werden kann. Es hat keine Schwierigkeiten, bestimmte Teile einer solchen Kettenschiene frei beweglich zu lassen oder zu bremsen oder auch völlig zu versteifen. Die Schienen werden am besten links und rechts seitlich von der Wirbelsäule angebracht, können aber auch einzeln direkt über bzw. entlang der Wirbelsäule in das Hülsensystem eingeschaltet werden, wie sie überhaupt jegliche Verwendungsmöglichkeit auch als Querschienen usw. bieten. Ein Schränken der bereits fertigen Kettenschiene ist nicht ratsam, da darunter die jeweiligen Vernietungen leiden. Die einzelne Schiene wird am besten für den speziellen Verwendungszweck individuell hergestellt.

Abb. 112 zeigt verschiedene Stellungen der einzelnen Glieder einer solchen Kettenschiene. Hochsitzende Anomalien der Wirbelsäule erfordern die Anwendung einer Kopfstütze. Für diese kann die Kettenschiene natürlich auch Verwendung finden. Besser und einfacher wird aber die Kopfstütze in der Weise hergestellt, wie dies früher beschrieben wurde. Auswechselbarkeit ist für viele Fälle ratsam.

Die im *Lumbalteil* befindlichen angeborenen Veränderungen des 5. Lendenwirbels bieten wohl jeder Therapie nahezu unüberwindlichen Widerstand. Die übrige Therapie der angeborenen Skoliose unterscheidet sich nicht wesentlich von der sonst gebräuchlichen.

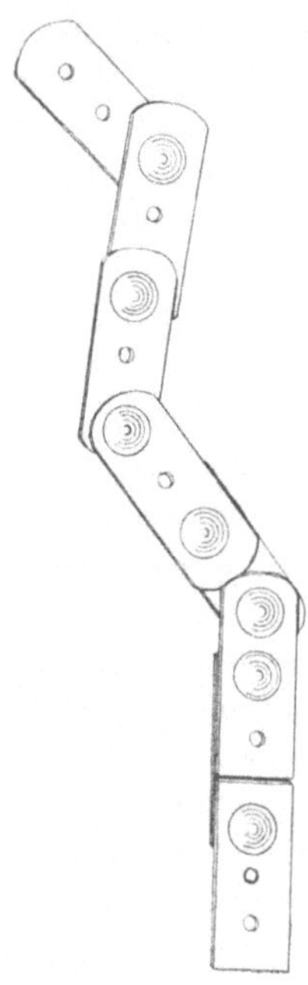

Abb. 112. Kettenschiene aus Lochstreifen. Verschiedene Stellung der einzelnen Glieder.

Von den Skoliosen, welche durch allgemeine Schwäche der Bewegungsorgane verursacht sind, haben wir das Bild der Bänderschwäche bereits gezeichnet. Zu dieser Kategorie der konstitutionellen Bewegungsstörungen zählt SCHULTHESS auch die *rachitische Skoliose*.

Wir möchten lieber zwei verschiedene Gruppen innerhalb des Krankheitsverlaufes unterscheiden und zwar:

a) eine *hyperkinetische*, welche in dem Stadium der Knochenerweichung besteht und funktionell der ligamentären Schwäche entspricht,

b) eine *hypokinetische*, welche nach Ablauf des floriden Stadiums in Erscheinung tritt.

Diese beiden Arten können zugleich dyskinetischer Natur sein.

BÖHM und HERZ haben in Ländern, wo die Rachitis selten ist, nur ganz wenige Skoliosen beobachten können, während die Autoren aus Deutschland, Österreich usw., also von Ländern, in denen Rachitis häufig vorkommt, übereinstimmend von der *Häufigkeit der rachitischen Skoliose* berichten. Jedenfalls wissen wir, daß die Rachitis weitaus die wichtigste Rolle für das Entstehen der Skoliose spielt, wenngleich sie nicht als auslösendes Moment anzusehen ist. Zu der rachitischen Schädigung des Skeletts kommen noch ungünstige Faktoren von seiten der Statik und Bewegung, wie das zu frühe Aufsetzen der Kinder, das Tragen auf dem Arm, ungeeignete Bettlage und dergleichen äußere Einwirkungen auf die Bewegungsorgane.

Die rachitische Skoliose kann die ganze Wirbelsäule befallen oder nur gewisse Abschnitte oder auch einzelne Wirbel. Im floriden Zustande ist die *Allgemeinbehandlung* von allergrößter Bedeutung. Bei kleinen Kindern wird man mit geeigneter Lagerung (Gipsbett) vielfach auskommen. Später dürfte die Streifentechnik für die Therapie der Verkrümmungen bei der im allgemeinen ungünstigen Prognose mindestens so viel leisten als die sonst üblichen Behandlungsmethoden, nur mit dem Unterschiede, daß die technischen Eingriffe in jeder Beziehung für die Kranken angenehmer sind.

Als Richtlinien für die *technische Behandlung* kommen bei älteren Kindern und Erwachsenen teils extendierende und bremsende, teils entlastende und mobilisierende Eingriffe in Betracht. Ist nur ein Wirbel befallen und stärker deformiert, so gelten die gleichen Regeln wie bei der angeborenen Skoliose.

In ganz schweren Fällen wird man Stützkorsette anwenden.

Auf die frühzeitige Erkennung der rachitischen Skoliose und die rechtzeitige vorbeugende Behandlung kommt eben alles an. Als vorbeugende Therapie kann noch die Vermeidung der bei der Körperaufrichtung leicht entstehenden Form-, Bewegungs- und Wachstumsstörungen betrachtet werden. Durch eine *kinetische* Therapie gelingt es in dieser Zeit noch, das Leiden bei gleichzeitiger antirachitischer Behandlung *kausal* anzugreifen. Alle späteren Eingriffe sind mehr oder weniger palliativer Natur.

Die infolge angeborener *Lues*, durch *Osteomalacie* und andere Knochenerkrankungen entstandenen *asymmetrischen Verkrümmungen* bieten technisch keine Besonderheiten. Die Allgemeintherapie unterscheidet sich in nichts von der sonst üblichen und wird durch das jeweilige Grundleiden bestimmt.

Bei den *asymmetrischen Verkrümmungen durch sekundäre Formstörungen* ist *primär* die Muskelarbeit verändert. Anomalien des Thorax, der oberen, häufiger noch der unteren Extremitäten führen bei einseitigem Vorkommen zu einer Störung der Muskelaktion. Gelingt es, frühzeitig genug das Grundleiden zu beseitigen, so reguliert sich die Muskelarbeit von selbst. Aber auch späterhin ist nach Beseitigung des Grundleidens eine *orthokinetische* Therapie fast immer erfolgreich. Die *muskuläre Transformation* bzw. das *kinetische Hülsensystem* führt meist schnell und sicher zum Ziel. Mit GOCHT stehen wir auf dem Standpunkte, daß nur bei einer konvexseitigen Hemmung der Bewegung oder beim Auftreten von Rotationserscheinungen die Skoliose direkt angegriffen werden soll. Sobald es sich zeigt, daß die Skoliose beim Sitzen und Liegen sich konstant ausgleicht, erscheint jedes direkte Eingreifen an der Wirbelsäule sonst überflüssig, da wir imstande sind, die *statische Skoliose* durch *orthokinetische Behandlung* des Grundleidens zu beseitigen. Die Mittel, um eine Symmetrie der Form und das Gleichgewicht der Bewegungen an der unteren Extremität wiederherzustellen, sind aus den früheren Ausführungen bekannt. Die Vielseitigkeit der *technischen Operationen* gibt uns fast immer die Aussicht auf eine provisorische oder dauernde Wiederherstellung des *Gleichgewichts*. Mit der richtigen Einstellung des Schultergürtels verschwinden meist auch die im oberen

Brustabschnitt der Wirbelsäule sitzenden Skoliosen statischer bzw. kompensatorischer Natur. Die Mittel hierfür kennen wir bereits zum größten Teil aus den Ausführungen über die technichen Operationen der Wirbelsäule. Weitere Ergänzungen werden in den folgenden Ausführungen noch hervorgehoben.

Störungen der Muskelarbeit können nicht nur durch knöchere, außerhalb der Wirbelsäule gelegene Veränderungen erfolgen, sondern auch durch Schädigungen der Muskeln. So kennen wir also *myogene Skoliosen*, seitliche Verkrümmungen der Wirbelsäule bei angeborenen Muskeldefekten (Pectoralis major, Trapezius). Eine *technoplastische Behandlung*, die theoretisch in Erwägung zu ziehen wäre, dürfte praktisch kaum in Betracht kommen.

Hierher gehören noch Störungen der Muskulatur infolge allgemeiner *Muskelschwäche*, die vielfach mit der *Bänderschwäche* vergesellschaftet oder durch die letztere verursacht sind. *Orthokinetische* Behandlung vermag bei solchen, vorwiegend konstitutionellen Zuständen Ausgezeichnetes zu leisten.

*Die neurogenen Skoliosen* werden in der Hauptsache hervorgerufen durch die *spinale Kinderlähmung*. Wird die *Rückenmuskulatur* selbst durch die Erkrankung betroffen, so entstehen oft erhebliche seitliche Verbiegungen der Wirbelsäule mit sekundären Contracturen, die allerdings meist sehr spät zur Entwicklung kommen. Durch leichte *Stahl-Lederstreifenkorsette* kann man viele Schäden verhüten und eine weitgehende Korrektur der Verbiegung erreichen. Totalskoliosen und die Kombination mit einer Kyphose sind nahezu pathognomisch für diese Wirbelsäulenverbiegungen, ebenso die geringe Neigung zur Fixation sowie zur Entstehung eines Rippenbuckels. *Leichtere* Grade der Lähmung eignen sich unter Umständen für die *kinetische* Therapie. Aktive Gymnastik ist so gut wie immer kontraindiziert.

Bleibt die Rumpfmuskulatur selbst von der Lähmung verschont, so kann durch die ganze oder teilweise Lähmung der Extremitäten sekundär eine Skoliose entstehen. Diese ist dann als statische zu betrachten und wird durch die *orthokinetische* Behandlung der gelähmten Extremität nach den bereits erwähnten Prinzipien ausgeglichen, wobei die Rumpfbewegungen selbst sogar teilweise als kinetische Kraftquellen dienen können.

*Skoliosen infolge von Syringomyelie und Tabes* werden nach den von der Behandlung der Spondylitis und Spondylarthritis bekannten Richtlinien technisch versorgt. Die Allgemeinbehandlung ist symptomatisch.

*Die skoliotischen Schmerzeinstellungen* sind *Entspannungshaltungen* bei einseitig auftretenden schmerzhaften Prozessen der verschiedensten Art.

Am häufigsten dürfte die *Ischias* als Grundleiden anzutreffen sein. Die Behandlung besteht in einer unblutigen oder blutigen Dehnung oder auch einer blutigen Verlagerung des Nerven zur dauernden Entspannung. Bei *temporärer* Entspannung des Nerven durch Gelenkbremsung im Kniegelenk kann indes ebenfalls ein Dauererfolg erzielt werden. Jedenfalls sollte eine derartige *technische Operation* zuerst versucht werden, ehe man blutige oder sehr langwierige physikalische Maßnahmen unternimmt. Injektionen mit physiologischer Kochsalzlösung, Alkohol oder Novokain-Adrenalin in den Nerven oder dessen unmittelbare Umgebung leisten vorübergehend gute Dienste. Wir halten diese Injektionen nur bei akuten, nicht bei rezidivierenden Fällen für angebracht. GOCHT erwähnt als Ursachen auch *Neuralgien* im Gebiet der *Nn. glutaeus superior* oder *inferior*, die neben dem N. ischiadicus aus dem Foramen ischiadicum majus austreten. Bei einer Injektionsbehandlung sticht man an der gleichen Stelle ein wie zur Injektion in den Ischiadicus.

Weiterhin spielen kariöse, arthritische, osteomyelitische Erkrankungen der Wirbelsäule oder deren nächster Umgebung (Sychondrosis sacro-iliaca) eine gelegentliche Ursache der Verkrümmung. Dazu kommen Folgen von Verletzungen, Geschwülste, Infektionen (wie Tetanus) und eine Reihe der verschiedenartigsten schmerzauslösenden Erkrankungen auch der inneren Organe.

Häufiger als vielfach angenommen wird, ist es die Schmerzhaftigkeit der Muskulatur selbst, welche zu der skoliotischen Einstellung führt. Bei gründlicher Untersuchung findet man als Ursache des Leidens in der Rücken- und Bauchmuskulatur Anzeichen des *chronischen Muskelrheumatismus*, dessen nachweisbare Symptome von LANGE, PORT, SCHEDE, VERFASSER bei Skoliosen nachgewiesen wurden. Die in den Extremitäten vorkommenden *Myogelosen* (SCHADE) können bei *einseitigem* Sitz natürlich ganz analoge Erscheinungen machen wie die Ischias.

Die Behandlung all dieser verschiedenartigen Ursachen ist die Voraussetzung für eine rationelle Gesamttherapie der skoliotischen Schmerzeinstellungen. Hat sich infolge langen Bestehens des Grundleidens eine Skoliose entwickelt, so ist die *technische Therapie* sowohl *kausal* wie auch *symptomatisch* in der verschiedenartigsten Weise zur Beseitigung oder Besserung der Gleichgewichtsstörung verwendbar.

Als *cicatricielle Skoliosen* werden solche infolge *Narbenzuges* bezeichnet. Ausgedehnte Verbrennungen des Rückens mit sekundären Narbenbildungen und vor allem Schrumpfungen des Narbengewebes, aber auch Erkrankungen der inneren Organe (eitrige Prozesse der Brusthöhle, gewisse Formen der Pleuritis) kommen als wichtigste Ursachen in Frage.

Verwandt mit diesen Skoliosen sind die *respiratorischen*, wie sie bei *einseitiger* Behinderung der Atmung auftreten können.

Neben der Beseitigung des Grundleidens ist die Wiederherstellung einer symmetrischen Atmung anzustreben, die auch bei den cicatriciellen

Verkrümmungen nicht unterschätzt werden sollte. Das *kinetische Streifenkorsett* kann in seinen verschiedensten Modifikationen auf Atmung und Bewegung gestaltend, bessernd und heilend wirken.

Unter den *funktionellen Skoliosen* verstehen wir mit Blencke die durch eine einseitige Tätigkeit entstandenen Wirbelsäulenverkrüm- . mungen, für welche die vom Standpunkte der veränderten Form gegebene Einteilung der „*Berufsdeformität*“ Gültigkeit hätte. Hierher gehört auch die sogenannte „*Schulskoliose*“.

Nach Ansicht verschiedener Autoren entstehen die „Berufsdeformitäten“, die wir zusammen mit den wirklichen „Schulskoliosen“ als „*Beschäftigungsskoliosen*“ bezeichnet wissen wollen, infolge einer regelmäßigen Einseitigkeit der lateralen Wirbelsäulenabbiegung. Nicht nur Beschäftigung und Beruf, sondern auch Linkshändigkeit scheint eine gewisse Rolle in der Entstehung zu spielen. Wenigstens ist mir eine gewisse Häufigkeit der „Beschäftigungsskoliose“ bei angeborener Linkshändigkeit aufgefallen.

Die Therapie der Beschäftigungsskoliosen kann nur eine individuelle sein. Maßgebend sind Alter, Beruf, Möglichkeit der Berufswahl oder des Berufswechsels, Stadium der Erkrankung.

Handelt es sich um noch muskuläre Störungen, so kann ein Ausgleich durch *symmetrische* Übungen, vor allem Schwimmen, Turnen, bei *allmählicher* Bevorzugung der vernachlässigten Körperseite erreicht werden. Massage der schwächeren Körperseite wird unterstützend zur Behandlung herangezogen werden. Dasselbe Resultat läßt sich durch eine *kinetische* Therapie erreichen, wenn aus irgendwelchen Gründen die allgemein bekannten Maßnahmen nicht durchführbar sind (entlegener Wohnort, ungünstige soziale Verhältnisse, bereits ergriffener Beruf, welcher nicht gewechselt werden will oder kann). Die *kinetische, muskuläre Transformation* wird man auch bei bereits knöchernen Veränderungen unter Umständen nutzbringend für die Kranken anwenden können, wenn Ermüdungsschmerzen die Arbeitsfähigkeit beeinträchtigen, aber keine Möglichkeit besteht, die Schädlichkeiten einer einseitigen Beschäftigung auszuschalten. Wo dies nur immer angängig ist, wird natürlich *dieser* Gesichtspunkt der rationellste sein, da die Ursache der Schädigung beseitigt wird. In allen anderen Fällen wird man eine Besserung durch die kontralaterale Betätigung oder Mitbetätigung anstreben (Klavierspielen, Schreibmaschinenschreiben, Rudern, Schwimmen seien nur als einige Beispiele angeführt, die zu einer Mitbetätigung und Kräftigung der vernachlässigten Seite dienen können).

Diese wenigen Beispiele mögen genügen, um zu zeigen, daß sich einfache Mittel genug finden, die bei älteren Patienten der verschiedensten Berufe anwendbar sind.

Besondere Beachtung verdienen die *Wachstumsskoliosen*, für welche das Gesetz gilt, „daß die Deformität proportional der Intensität des Wachstums zunimmt", womit auch die Bewegungsstörung parallel läuft. Wachstum, Pubertät, Infektionen sind für diese, vielfach während der Schulzeit konstatierten Erscheinungen die Ursachen, weshalb manche Autoren — allerdings nicht mit Recht — diese Wachstumsstörungen den Schulskoliosen zurechnen. BLENCKE, MAYER, MUSKAT, SCHULTHESS und andere stehen auf dem Standpunkt, daß die Schule eine Anzahl leichter Verkrümmungen direkt verursachen und bestehende verschlimmern kann, daß aber als wirkliche Schulskoliosen nur die linkskonvexe Totalskoliose und die Lendenskoliose zu betrachten sind. Indes führen diese Skoliosen nur sehr selten zu ernsteren Störungen. Sie sind nach unseren Erfahrungen verhältnismäßig leicht korrigierbar, meist schon durch Schonung der Schulkinder und durch eine Behandlung, die in den wesentlichen Zügen derjenigen bei ligamentärer Schwäche entspricht. Selbstverständlich aber bietet jeder einzelne Fall seine Besonderheiten, für welche die verschiedenartigen Methoden unserer *technischen Eingriffe* auch wieder eine Reihe der verschiedensten Behandlungsmöglichkeiten darbieten. Es bedarf keines besonderen Hinweises darauf, daß auch eine geeignete Allgemeinbehandlung Platz greifen soll zur Kräftigung des Skelettes und des ganzen Körpers.

## Die technische Therapie der Thoraxdeformitäten

geht bei den *sekundären* Formen einher mit den *technischen* Eingriffen, wie wir dieselben bei den Wirbelsäulenverkrümmungen kennenlernten, da diese Thoraxveränderungen mit denjenigen der Wirbelsäule, insbesondere der Skoliose, einhergehen. Infolgedessen kann die technische Behandlung keine selbständige sein.

Anders bei den selbständigen **Deformitäten des Thorax.**

Als häufigsten Vertreter dieser Gruppe kennen wir die sogenannte

*Hühnerbrust,*

auch Kielbrust, Pectus carinatum, genannt. Als Haupterscheinung dieser vorwiegend auf rachitischer Basis entstandenen Gestaltsveränderung des Thorax findet sich funktionell eine *Veränderung der Atmung.* Nach RITTER entspricht die Form des Querschnitts durch einen solchen Thorax derjenigen einer Birne, deren Stil das Brustbein darstellt. Die unteren Rippen erscheinen nach außen abgebogen, der Brustkorb seitlich abgeflacht.

Aufgabe der *technischen Behandlung* kann es werden, die *Atmung* zu *bessern* und dadurch sowie *von außen mechanisch* auf die Gestaltsveränderung *korrigierend einzuwirken.*

Wir verfahren dabei nach denselben Grundsätzen, wie sie von HOFFA für die Atemübungen vorgesehen sind, indem der Thorax von vorn nach hinten verengert wird, und wobei eine tiefe Atmung erfolgen soll. HOFFA läßt das vorspringende Sternum mit einer Hand gegen die andere pressen, welche auf die Wirbelsäule drückt. KÖLLIKER und SCHANZ haben einfache, sehr sinnreiche Apparate konstruiert, welche sie tagsüber tragen lassen, um für längere Zeit auf Atmung und Gestalt des Brustkorbes einzuwirken. Diese Apparate haben als wichtigsten Bestandteil eine Pelotte gemeinsam, welche an einer Feder montiert ist und gegen den First des Thorax wirkt. Komplizierter sind Apparate von VINCENT, THILO u. a.

Wir können diese Apparattypen ohne weiteres mit Hilfe der *Streifentechnik* herstellen.

In leichten Fällen benutze ich an Stelle von KÖLLIKERS *Fixationsweste* ebenfalls ein *westenartiges*, aber *kinetisches Streifensystem*, welches aus zwei größeren Teilen besteht: Der untere Beckenteil wird aus einem breiteren Lederstreifen hergestellt und mit einer besonderen Schnürung versehen. Er soll die Bauchatmung im ganzen einschränken und dadurch die Brustatmung verstärken. Der obere Teil besteht aus einer Reihe Querstreifen aus Leder, die

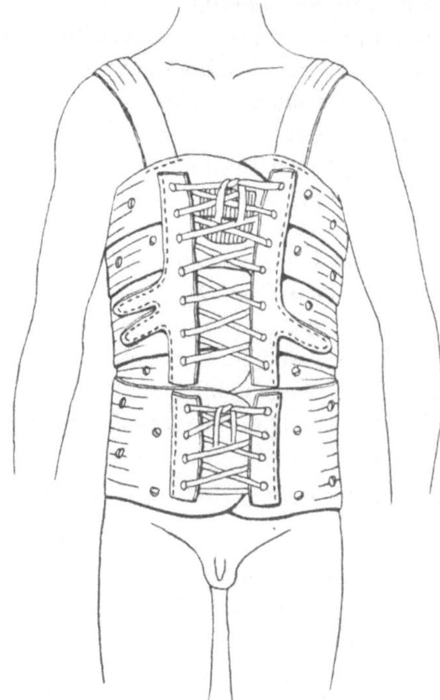

Abb. 113.  Kinetisches Streifenkorsett zur Behandlung der Hühnerbrust.

miteinander durch je einen Ösenstreifen in bestimmter Anordnung und unter verschieden starker Spannung verbunden sind. Die Elastizität der Streifen muß in sagittaler Richtung wirken. Gegen das Sternum drückt lokal noch eine mit Filzlagen versehene Ledertasche, deren Druck durch die Schnürung und Erhöhung der Filzlagen verstärkt werden kann. Auf bestimmte Stellen der ausgebogenen Rippen kann man durch Lederduplikaturen korrigierend einwirken. Abb. 113 gibt einen derartigen Streifenapparat wieder.

Weniger nachgiebige Zustände machen die Kombination mit einem *Streifengerüst aus Metall* erforderlich, welches natürlich so *einfach* wie möglich gebaut sein soll: Unterer Querstreifen, zwei Längsschienen parallel der Wirbelsäule, oberer Querstreifen, welcher seitlich nicht an-

liegen soll und von vorne nach hinten die an ihm angebrachte Druckpelotte an das vorspringende Brustbein anpreßt. Winkelverstrebung
dieses Gerüstes, das mit einigen Nieten an dem Leder-Streifenapparat
angenietet wird.

Gewissermaßen das Gegenstück der Hühnerbrust stellt die *Trichterbrust* dar, bei welcher die sternale Region eingesunken und trichterförmig
vertieft ist. Der Thorax zeigt eine Abplattung in ventro-dorsaler Richtung und ist nach beiden Seiten verbreitert.

Wenn eine Therapie überhaupt in Betracht kommt, so hat sie neben
der Behandlung des Grundleidens die Aufgabe, die Brustatmung nach
Möglichkeit zu heben, was neben der Einschränkung der Bauchatmung
in einfacher Weise durch Trompetenblasen und Atemübungen unter
seitlichem Zusammenpressen des Thorax geschehen kann.

Stärkere Grade von Trichterbrust kann man durch ein lordosierendes
*Streifenkorsett* noch günstig beeinflussen, welches seitlich auf den Thorax
einwirkt und unter Erhöhung des intrathorakalen Druckes eine Ent-
faltung der eingesunkenen vorderen Thoraxgegend ermöglicht. Die
Stelle, an welcher bei der Hühnerbrust die Pelottenwirkung erfolgen
soll, muß bei der Trichterbrust entsprechend der Ausdehnung der Ver-
tiefung frei bleiben und Gelegenheit bekommen, sich auszudehnen.
Wir haben nur zwei Fälle dieser Art technisch behandelt, und zwar einen
Fall (Schulkind) mit Stahl-Lederstreifenapparat, einen zweiten mit
Lederstreifenapparat. Beide Male waren die Resultate befriedigend.
Als Kuriosum sei mitgeteilt, daß der erste Patient beim Angeln in einen
tieferen Teich fiel und wieder herausschwamm, während er den Stahl-
Lederapparat trug.

## Technische Operationen des Halses.

Die den Orthopäden interessierenden *Bewegungsstörungen des Halses*
bilden teils eine Untergruppe der Wirbelsäulenverkrümmungen und
haben, soweit dies der Fall ist, in den einschlägigen Kapiteln ihre therapeutische Besprechung gefunden. Teils handelt es sich um mehr selbständige Krankheitsbilder, welche — vom Gesichtspunkte der veränderten Form betrachtet — als „*Schiefhals*" oder „*Caput obstipum*"
zusammengefaßt sind. Gewiß ist damit auch eine abnorme Haltung
des Halses bzw. des Kopfes ausgedrückt, aber man wird doch in erster
Linie bei diesen Worten an die Formveränderung, an die „Deformität",
zu denken gewohnt sein.

Die Nomenklatur kennt auch bereits die Bezeichnung „*Torticollis*",
womit eine Drehung des Halses zum Ausdruck kommt. Wir sind der
Meinung, daß der Name „*Drehhals*" als wörtliche Übersetzung von
Torticollis sich ausgezeichnet für die funktionelle Betrachtungsweise

eignet und können ja auch feststellen, daß sich diejenigen Arten des sogenannten „Schiefhalses", bei welchen die Bewegungsstörungen markanter hervortreten, bereits als „Torticollis" bezeichnet finden, z. B. Torticollis rheumatica, Torticollis spastica. Man spricht aber nicht von einer „habituellen Torticollis", einer muskulären usw., obgleich hierbei die Veränderungen der *Bewegung* ebenso deutlich in die Augen springen wie diejenigen der Form. Wir halten die Bezeichnungen und Begriffe: „habitueller Drehhals", „muskulärer Drehhals" für durchaus geeignet, in den Sprachgebrauch aufgenommen zu werden, da sie allgemein verständlich und einer mehr funktionellen Anschauungsweise, deren praktische Auswirkungen ungeahnte Fortschritte erzielten und noch weiterhin erreichen werden, in jeder Hinsicht förderlich sind.

Als „*Drehhals*" im engeren Sinne wäre der *muskuläre* zu verstehen. Er kommt zustande durch einseitige Störung in der Wirkungsweise des Sternocleidomastoideus oder „Kopfnickers".

Mit diesem Muskel wollen wir uns etwas näher beschäftigen, da die durch seine Erkrankung hervorgerufenen Veränderungen unter den selbständigen Bewegungsstörungen des Halses weitaus die häufigsten sind.

Der Muskel besteht, wie wir wissen, aus zwei Teilen: einer sternalen und einer klavikularen Portion. Die erstere entspringt am Manubrium sterni, die letztere am Schlüsselbein und ist mitunter durch die erstere verdeckt. Beide Teile inserieren am Warzenfortsatz und der Linea nuchae superior, wobei nach Braus die Fasern der sternalen Portion diejenigen der klavikularen regelmäßig überdecken und nur künstlich zu trennen sind.

Nur gegen seinen Ursprung zeigt der Muskel eine verschieden starke Sonderung, was nach Braus mit der Wirkung auf Brustkorb und Schultergürtel zusammenhängt: der eine Teil hebt das Brustbein, der andere das Schlüsselbein. Diese Wirkungen auf den Brustkorb (bei indirekter Beteiligung des Schultergürtels) kommen indes nur ausnahmsweise in Betracht, und zwar als Hilfsatmung bei Lähmung der Intercostalmuskeln. Eine weitere Rolle spielt der Muskel bei Schlüsselbeinbrüchen durch das Hochziehen des sternalen Fragmentes, welches der Einrichtung meist unüberwindliche Schwierigkeiten macht, so daß in der Regel ein „Reiten" auf dem distalen Fragment zustande kommt.

Die wichtigste Wirkung des Muskels ist diejenige auf die Kopfbewegung. Infolge des spiraligen Verlaufs entsteht bei der Contraction eine Wendung des Kopfes derart, daß das Gesicht nach der anderen Seite gerichtet, etwas gehoben und der Kopf nach der Seite des kontrahierten Muskels gesenkt wird. Wirken beide Muskeln gemeinsam, so können sie die ganze Halswirbelsäule nach vorn biegen, wie dies bei der Aufrichtung aus der Rückenlage an den sichtbaren Contrac-

tionen der Muskeln deutlich zu sehen ist. Bei unbeweglicher Halswirbelsäule entsteht durch die Wirkung beider Muskeln ein Umkippen des
Kopfes nach hinten.

Bei dem muskulären Drehhals besteht eine Contractur des Sternocleidomastoideus. Infolgedessen sind die Bewegungen einseitig gehemmt.
Der Muskel zeichnet sich deutlich auf der kontrakten Seite ab, noch
mehr bei passiver Neigung des Kopfes auf die gesunde Seite. Zu Beginn
der Erkrankung finden wir die Neigung des Kopfes mehr im Vordergrund der Erscheinungen, während die Drehung des Gesichtes nach der
gesunden Seite später auftritt. Nicht regelmäßig besteht die Hebung
des Gesichtes, die an der Stellung des Kinns am leichtesten erkennbar
ist. Mitunter wird das Kinn auch gesenkt.

v. ABERLE und BECK weisen darauf hin, daß namentlich bei älteren
Kindern außer der Contractur des Sternocleidomastoideus auch derbe
fibröse Stränge vorhanden sein können, welche dem Platysma angehören.

Die Bewegungsstörung tritt in doppelter Weise hervor. Einmal in
der Bewegungsbehinderung des Kopfes, ferner in einer Bewegungsbehinderung der Wirbelsäule. Besteht die Contractur des Kopfnickers
oder mit BRAUS besser „*Kopfwenders*" längere Zeit oder in stärkerem
Grade, so wird der kontralaterale Muskel überdehnt. Er kann selbst
in leichten Fällen nur ungenügend den Kopf gegen die Mittellinie bewegen und aufrichten.

Dadurch kommt es zur Entstehung einer Cervicalskoliose mit Torsion, und zwar so, daß die Konvexität auf der gesunden Seite auftritt
und die Halsmuskeln hier wulstartig hervortreten, während auf der
Gegenseite eine Abflachung eintritt.

Sekundär bilden sich Verkrümmungen der Brust- und der Lendenwirbelsäule aus.

Mit den Veränderungen der Weichteile sind beim muskulären Drehhals solche von seiten des Skeletts verbunden, nämlich die *Asymmetrie
des Schädels*, an welchen hinwiederum die Weichteile des Gesichtes
teilnehmen.

Haben wir Gelegenheit, einen muskulären Drehhals in den ersten
Wochen nach der Geburt zu behandeln, so erweist sich die
*technische Operation*
beim Fehlen von schweren Degenerationserscheinungen des Kopfwenders
als eine *kausale*, und zwar in *orthokinetischer und orthoplastischer* Hinsicht.

Die schon im ersten Lebensjahr, sogar in den ersten Lebensmonaten
erheblich zunehmenden Skelettveränderungen vermögen wir bei *Früh-
behandlung* denkbar günstig zu beeinflussen durch die Funktion als
wichtigstes Heilmittel.

Drei nicht unerhebliche technische Schwierigkeiten müssen dabei
überwunden werden.

Es sind dies:
1. Das sichere Fassen des Kopfes.
2. Das Verhindern von Ausweichbewegungen des Schlüsselbeines.
3. Die Rücksichtnahme auf das Stillen.

Folgendes Verfahren hat sich uns bewährt, welches in einer Dauerwirkung besteht und sich aus *Extensionswirkung mit Gegendrehung* zusammensetzt. Der *Drehhals wird aufgerollt*, indem wir den verkürzten Muskel durch die richtige Einstellung des Kopfes oder, besser gesagt, durch das schrittweise der Norm sich nähernde Muskelgleichgewicht dehnen und aktivieren.

Als Ausgangspunkt unseres Eingriffes wählen wir das Becken und legen einen exakt modellierten Beckenstreifen aus Leder an. Dieser muß insbesondere die Darmbeinkämme sicher fassen und darf sich distal nicht verschieben, aber auch Drehbewegungen müssen auf ein Minimum beschränkt sein, was gerade bei ganz kleinen Kindern eine nicht geringe Modellierkunst in der Lederbearbeitung erfordert. Sobald der schnürbare Beckenteil fertig ist, wird er provisorisch angelegt und nochmals darauf geprüft, ob er bei einem in der Längsachse der Beinchen fußwärts gerichteten Zug gut hält. Dann legen wir einen Bruststreifen an, der ebenfalls geschnürt werden kann und etwas loser sitzen darf.

Auf der dem Körper nicht anliegenden Oberfläche der Lederstreifen befestigen wir jetzt ein galgenartiges Gerüst aus Schienen, die vorn und hinten etwa in der Mammillarebene verlaufen und den Kopf überragen. Hat man genügend lange Metallschienen, so biegt man dieselben am Kopfende *bogenartig* um und legt eine Hälfte auf der Bauch-, die andere auf der Rückenseite an. Ein Metallquerstreifen verbindet die beiden Teile am kranialen Ende.

Die Schultern werden nunmehr durch gekreuzte Lederstreifen fixiert und der (am besten mit einer haubenartigen Vorrichtung gefaßte) Kopf am *Streifenapparat* mit Gummizug oder Quengel extendiert und gedreht (Abb. 114).

Der Streifenapparat kann (beim Baden des Kindes) abgenommen werden. Beim Stillen ist dies nicht nötig. Jedoch kann mitunter das Abnehmen lediglich des Häubchens, welches am besten aus Stoff oder Wolle besteht, geboten erscheinen. Redressierende Maßnahmen sind bei dieser Behandlungsweise nicht weiter erforderlich. Wenn das Kind ohne Aufsicht ist, soll allerdings der ganze Apparat vorsichtshalber abgenommen werden. Die Behandlung muß so lange fortgesetzt werden, bis eine aktive Überkorrektur erreicht ist. Die redressierenden Züge bedürfen mit der fortschreitenden Besserung eine jeweils neue Einstellung, die ganz einfach an den durchlochten Schienen des Gerüstes erfolgen kann. Der obere Gerüstteil läßt sich in verschiedenster Weise modifizieren. Als Beispiele erwähnen wir nur eine hochkannt gestellte

Querschiene, welche bilateral mit dem kranialen Ende der beiden Längsschienen verbunden ist. Oder eine ringförmige, hochkant gestellte Anordnung unter Winkelverbindung. Oder eine wagebalkenartige Vorrichtung mit jeweils seitlicher Suspension, etwa in der Weise, daß die Enden des Wagebalkens in einer Ebene liegen, welche durch beide Ohren gedacht ist und sich etwa kinderhandbreit über dem Kopfe befindet. Der Wagebalken soll länger sein als die Strecke zwischen beiden Ohren. Er darf sich nicht frei bewegen, sondern wird in der entsprechenden Drehstellung festgehalten (Winkelstück). Durch Einstellen des korrigierenden Zuges in die weiter distal befindlichen Löcher der Schiene kann eine feinere Regulierung der Drehung vorgenommen werden. Die Extension läßt sich einfach und leicht durch Verstärkung des Zuges regulieren. Diese paar Beispiele seien natürlich nur als einige der vielen Möglichkeiten herausgegriffen. Näher und auch zeichnerisch darauf einzugehen, erscheint überflüssig.

In vielen Fällen des muskulären Drehhalses wird man bei guter Technik und mit ausgiebigen Regulierungen wohl immer zum Ziele kommen, wenn nicht schwere Degenerationserscheinungen des Muskels bestehen. Ein Versuch, innerhalb des *ersten* Lebensjahres mit der *technischen Operation* auszukommen, dürfte immerhin in der Mehrzahl der Fälle gerechtfertigt sein. *Nur bei derben, fixierten* Bewegungsstörungen halten wir eine

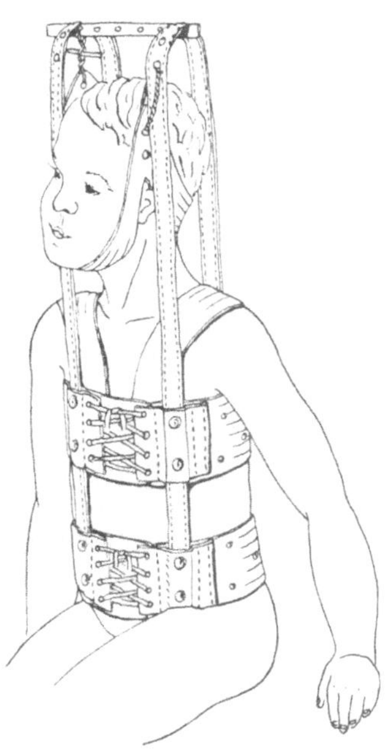

Abb. 114. Streifenapparat für Schiefhalsbehandlung. Aufrollen des „Drehhalses".

*blutige* Operation für indiziert und vertreten damit den gleichen Standpunkt wie LUDLOFF, der die Operation nicht vor Ablauf des ersten Jahres vornimmt. Es sind dies solche Fälle, bei denen wir von einer *technischen* Operation ebenfalls absehen.

Man muß sich überhaupt darüber klar sein, daß die unblutige und die technische Behandlung des Drehhalses als einer primären Bewegungsstörung ein nur enges Arbeitsfeld darstellt, daß bei allen hochgradigen und älteren Formen die Contractur am sichersten und ohne nennenswerte Gefahr durch die blutige Operation beseitigt wird.

Das Verdienst STROMEYERS um die *subcutane* Tenotomie wird nicht geschmälert, wenn diese heute durch die *offene* verdrängt ist. Die von TILLAUX eingeführte und von LANGE ausgebaute Durchtrennung des

Sternocleidomastoideus an seinem *proximalen* Ende kann als Methode der Wahl gelten.

Die Technik der blutigen Operation bedarf hier keiner genaueren Schilderung. Nur soviel sei betont, daß sie mit aller Vorsicht und schichtweise präparierend vorgenommen wird und keineswegs den Abschluß der Behandlung bedeutet, wenn die Wunde versorgt und auch primär geheilt ist. Rezidive wären unvermeidlich, wenn die durch den operativen Eingriff erreichte Beweglichkeit nicht erhalten bliebe, ja noch verstärkt würde.

Zu diesem Zwecke wird der Kopf in überkorrigierter Stellung fixiert, was im allgemeinen durch den Gipsverband geschieht. Als sehr praktisch und besonders wegen seiner Einfachheit empfehlenswert erscheint der von Schanz empfohlene *Watteverband*, mit dem eine gute Redressionswirkung erzielt wird. Der Verband bleibt bis zu sechs Wochen, um dann der Nachbehandlung Platz zu machen. Suspensionsübungen, Lagerung auf schiefer Ebene, aktive Übungen lösen die Verbandperiode ab. Diese eigentliche *Nachbehandlung* kann aber wiederum durch die oben erwähnte

technische Operation

einheitlich übernommen werden, welche als *unterstützende* oder *orthokinetische Behandlungsweise* zusammengefaßt werden kann. Will man unmittelbar nach der Wundheilung schon zu technischen Mitteln greifen, die aber kaum empfehlenswerter sind als der Schanzsche Watteverband, so käme ein *Streifenapparat* (Stahl und Leder) in Betracht, den wir der Vollständigkeit kurz beschreiben:

1. Anlegen eines Querstreifens aus Leder um den Thorax, bei älteren Patienten eines Brustteiles aus einem Streifensystem.

2. Der Brustteil wird mit Schulterstreifen versehen, die „schwalbennestartig" modelliert sind.

3. Fassen des Kopfes mit einer Haube oder einer diademartigen Ledervorrichtung, welche mit Kinnriemen versehen ist.

4. Anmodellieren von zwei stirnwärts konvergierenden Extensions-Streifenschienen, welche auf der operierten Seite mit Brust und Schulter sowie mit dem Kopfteil verbunden werden. Auf der nichtoperierten Seite kann eine einzige Schiene angebracht werden.

Den Kopfteil können wir mit den Metallschienen entweder fest vernieten und die Schienen durch Nachbiegen entsprechend einstellen oder auch die Schienen bogenartig über dem Kopf anbringen und die Suspensionsvorrichtung verstellbar unter Schnürung einrichten.

Abb. 115 zeigt als Beispiel einen Stahl-Leder-Streifenapparat mit fester Verbindung der einzelnen Teile.

Will man eine reine *Extensionswirkung* erreichen, so läßt sich dies mit den oben beschriebenen Möglichkeiten unter sinngemäßer Modellierung der Apparate (nach Abb. 114 und 115) bewerkstelligen. Auch die *Umarbeitung* dieser Streifenapparate zum Zwecke lediglich der Extension gelingt ohne große Schwierigkeiten. Ebenso kann der umgekehrte Weg eingeschlagen werden.

Mit diesen Mitteln und ihren verschiedenartigsten Unterarten sind die wesentlichsten technischen Eingriffe zur Behandlung des *Drehhalses* als reiner Contractur des Sternocleidomastoideus erschöpft.

Bei den übrigen muskulären Arten von Bewegungsstörungen des Halses können unter Umständen *technische* Maßnahmen geboten erscheinen, in erster Linie bei dem sogenannten *spastischen* Schiefhals, der auf verschiedenen Ursachen beruhen kann. Nach den Erscheinungen, welche in Form von ruckartigen Zuckungen, klonischen Krämpfen oder einer psychogenen Contractur auftreten, dürfte die Bezeichnung

„*Krampfhals*"

am besten die *hypokinetische* (oft auch *dyskinetische*) Störung der Halsbewegungen wiedergeben. Der Krampf kann den Sternocleido isoliert befallen, aber auch auf den Trapezius übergreifen. Dann ist der Kopf mehr nach hinten gedreht, bei gleichzeitiger Hebung der Schulter.

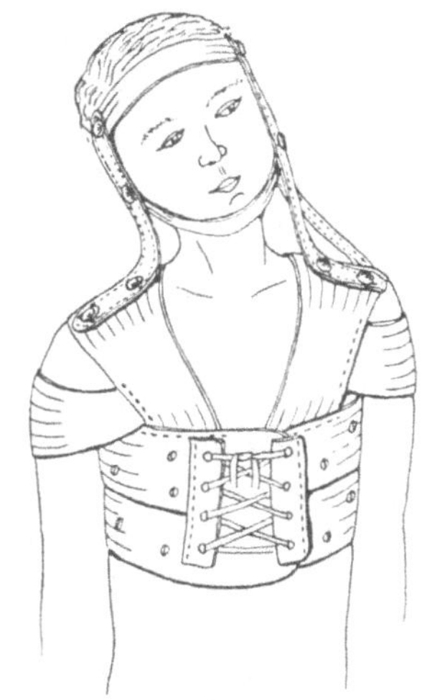

Abb. 115. Streifenapparat zur Schiefhalsbehandlung. Feste Verbindung der Stahl-Lederteile.

Versagen die sonstigen Behandlungsmittel (Psychotherapie, Medikamente, Massage, Elektrizität, Gymnastik), so ist, ehe man sich zu einer Operation entschließen wird, der *Versuch* des technischen Eingriffes berechtigt. Dieser kann *bewegungsregulierende* oder *extendierende* Ziele verfolgen.

Erst beim Versagen einer derartigen Therapie würden die blutigen Methoden (bei dem psychogenen Krampfhals natürlich nicht!) angebracht sein. Als solche kommen Dehnung und Resektion des N. accessorius oder die Myotomie in Betracht.

Zur Sicherung des auf blutigem Wege erreichten Resultates wären die *technischen* Mittel von neuem wieder heranzuziehen.

Der sehr selten vorkommende „paralytische Schiefhals" ist verursacht durch eine einseitige schlaffe Lähmung des „Kopfwenders" und kann in funktioneller Hinsicht als „*Lähmungs-Drehhals*" bezeichnet werden. Wir haben diese Erkrankung nicht beobachten können.

Von den *erworbenen* Bewegungsstörungen bieten nur diejenigen Veranlassung zu einem eventuellen technischen Eingriff, welche auf *Narbenbildung* beruhen und dadurch ein Bewegungshindernis bieten können.

Verletzungen, Verbrennungen, Infektionen, wie Lues, Lupus, phlegmonöse Prozesse, vereiterte Halsdrüsen u. dgl., geben Veranlassung zu narbigen Verwachsungen und nachträglicher Narbenschrumpfung.

Die Hauptaufgabe technischer Eingriffe ist die vorbeugende *Ruhigstellung* und *frühzeitige Wiederherstellung normaler oder überkorrigierender Bewegungen.*

Bestehen jedoch hochgradige Narbenschrumpfungen, so wird nur die blutige Lösung der Verwachsungen helfen können.

Sowohl angeboren wie erworben finden sich

*ossäre Bewegungsstörungen des Halses.*

Halsrippen, Spaltbildungen, Schaltwirbel, Synostosen zwischen Atlas und Hinterhaupt oder zwischen Atlas und zweitem Halswirbel sind die wichtigsten Ursachen der *angeborenen* Bewegungshemmungen. Bei den *erworbenen* liegt die Ursache in Verletzungen (Frakturen, Luxationen) oder Erkrankungen wie Rachitis, Tuberkulose, Lues und anderen, seltener vorkommenden Erkrankungen der Knochen.

Für die Therapie ist es ziemlich belanglos, ob die Wirbel oder deren Gelenkverbindungen erkrankt sind. Oft kommen beide Formen nebeneinander vor.

Bei frischen entzündlichen Erkrankungen wird die *technische Ruhigstellung* am Platze sein, deren Grundlagen wir schon eingehend beschrieben haben (Abb. 101—104). Durch verschiedene Einstellung der Kopfstütze (Schrägstellung) kann die reine Extensionswirkung zugleich stellungskorrigierend umgestaltet werden. Wo nur immer möglich, wird man eine *orthokinetische und orthoplastische Therapie* anstreben, deren Technik bereits bekannt ist.

# Technische Operationen der oberen Extremität.

Die *technischen Operationen* an den oberen Gliedmaßen treten an Häufigkeit und Bedeutung wesentlich hinter denjenigen der Beine oder der Wirbelsäule zurück. Es mag dies damit zusammenhängen, daß ein großer Teil dieser Bewegungsstörungen primär vom praktischen Arzte oder Chirurgen ausreichend versorgt werden kann, ohne allzu große Funktionsstörungen zu hinterlassen, welch letztere wieder durch den Gebrauch des anderen Armes schlimmstenfalls weitgehend ausgeglichen werden können. Ferner ist an sich die Zahl chronischer Bewegungsstörungen eines Armes verhältnismäßig gering, noch geringer diejenige beider Arme. Weiterhin sind auch die Indikationen für speziell orthopädische Maßnahmen nicht sehr umfangreich. Schließlich fehlt dem therapeutischen Können gerade in der Versorgung der Funktionsstörungen des Armes noch sehr viel, so daß sich Patient und Arzt nicht selten resigniert in wirklich schweren Fällen eher zu einer Umschulung oder einem Berufswechsel entschließen als zu langwierigen und doch nicht selten unvollkommenen Behandlungsplänen. Dazu kommt, daß der Gebrauch eines bewegungskranken Armes weitgehend durch den anderen ersetzt werden kann, daß bei Gebrauchsunfähigkeit beider Arme so hohe Grade der Invalidität vorliegen, daß auf Wartung und Pflege kaum verzichtet werden kann, wenn nicht ganz besondere Ausnahmen der Willenskraft und Geschicklichkeit bestehen, wenn es sich nicht, um mit SPITZY zu reden, um „Virtuosen" handelt. Dann aber verzichten solche Kranke in der Regel auf jegliche Behandlung und auf alle technischen Hilfsmittel. Sie unterscheiden sich im praktischen Leben kaum von den Ohnhändern, bei denen nur Intelligenz und Willenskraft den körperlichen Schaden ersetzen können, dann aber ungleich mehr vermögen als die besten Prothesen.

Glücklicherweise sind diejenigen chronischen Bewegungsstörungen, welche eine so hochgradige Einbuße der Gebrauchsfähigkeit *beider* Arme bedeuten, daß dieselbe dem *Verlust* beider Arme gleichzusetzen ist, sehr selten. Sie sind noch seltener geworden durch die „*Wieder herstellungschirurgie*" (LEXER), durch die *Gelenkplastiken* (KÜTTNER, LEXER, PAYR), durch die *Arthrodese* (ALBERT), durch die *Sehnenoperationen*(BIESALSKI, CODIVILLA, LANGE, VULPIUS), durch die KRUCKENBERGsche und die SAUERBRUCHsche *Operation* bei Defekten der Hand und des Armes. Neben diesen blutig-chirurgischen Eingriffen ist die vorwiegend *unblutige Behandlung der Contracturen* ein bedeutungsvolles Arbeitsgebiet zur Wiederherstellung der Funktion geworden, welches zusammen mit den Sehnen-Muskel- und Fascienplastiken wohl die wesentlichste Tätigkeit des Orthopäden umfaßt. Massage, Medikomechanik, Elektrotherapie und andere auf die Wiederkehr der gestörten Funktion gerichtete Hilfsmittel sind — soweit diese die obere Extremität betreffen — schon ziemlich Allgemeingut des praktischen Arztes, des Chirurgen, des Neurologen geworden. Die vielleicht größte Zahl der Bewegungsstörungen als Folge von Verletzungen, vor allem Frakturen, wird mit verhältnismäßig einfachen Mitteln recht gut vom praktischen Arzte versorgt.

Daß die *Heilungstendenz* bei Verletzungsfolgen der *oberen Extremität* weitaus *größer* ist als bei der unteren, glaube ich aus meinen Beobachtungen seit dem Jahre 1912 ganz allgemein entnehmen zu können, ohne speziell darauf geachtet oder Statistiken aufgestellt zu haben. Erst in den letzten sieben Jahren habe ich die früheren chirurgischen und eingehender noch die orthopädischen Erfahrungen und Beobachtungen auf die Frage geprüft: Wie kommt es denn, daß die Wiederherstellung der Funktion bei den oberen Gliedmaßen ganz allgemein schneller und besser erfolgt als bei den unteren? Die Behandlungsmethoden sind doch vielfach die gleichen gewesen: Gips- oder Schienenverband,

Massage, Heißluft, Medikomechanik, Übungen, welch letztere allerdings meist nur verordnet und selten wirklich gemacht wurden! Diese Betrachtungen erstreckten sich weniger auf die von mir selbst vorgenommene Behandlung als auf die Ergebnisse der verschiedenartigsten Behandlungsweisen der verschiedensten Ärzte. Es ergab sich, daß die Resultate meist sehr erfreulich waren, gleichgültig, von wem, wie, wo und wie lange die Fälle behandelt worden waren. Mit nur wenig Ausnahmen fand ich eine weitgehende Wiederherstellung der Funktion, so daß mir eine weitgehende Heilungstendenz auffiel, für deren Erklärung vielleicht folgende Tatsachen in Betracht kommen:

1. *Fehlt* beim Arm die *statische Inanspruchnahme.*

2. Besteht eine gewisse *Entlastung durch* das *Gewicht* des hängenden Armes.

3. Erfolgt meist nur eine *relative Fixation* in den verschiedenartigsten Verbänden.

4. Wird jeder Verband verhältnismäßig früh abgenommen und dann meist durch ein Armtragetuch ersetzt, welches wiederum gewisse *Bewegungen* zuläßt.

5. Wünschen viele der Verletzten selbst einen „leichteren“ Verband und drängen auf die baldige Abnahme von Gipsverbänden.

Und nun das Gegenteil, die übermäßig lange dauernde Fixation gut fixierbarer Teile des Armes wie der Finger und des Schultergelenks. Hier zeigten sich die *schwersten,* oft nicht mehr gut zu machenden *Schädigungen.* Also auf der einen Seite gute Resultate bei „schlechter“, d. h. nicht absoluter Fixation, auf der anderen Seite schlechte Resultate bei „guter“ d. h. zu lange dauernder Fixation.

Die Betrachtung der funktionellen Seite ergibt eine Umwertung solcher Werte und zeigt gebieterisch den Weg zu einer mindestens *frühzeitigen Ingangsetzung der Bewegungen.* Dabei kommt es viel weniger darauf an, mit welchen Mitteln fixiert und bewegt wird, als darauf, *daß nicht zu lange fixiert und möglichst frühzeitig bewegt wird!*

Richtige Bewegungen lassen sich am besten von den jeweils günstigsten Gelenkstellungen aus erzielen bzw. einleiten. Als geeignetste *Gelenkstellungen* gelten:

Für das *Schultergelenk* Abduction bis zum rechten Winkel, für das *Ellbogengelenk* rechtwinkelige Flexion unter Mittelstellung des Vorderarmes, für das *Handgelenk* mäßige Dorsalflexion (= Streckung), für die *Fingergelenke* im allgemeinen mehr oder minder starke Beugung, für das *Daumengrundgelenk* Abduction.

Es ist das große Verdienst von VULPIUS, neuerdings gegen die leider noch nicht ausgerottete Unsitte des zu lange dauernden Gebrauchs der Mitella angekämpft zu haben, da durch das Armtragetuch bzw. die dadurch begünstigte falsche Gelenkstellung der Schulter bekanntlich die vermeidbaren Abductionscontracturen entstehen, welche den Gebrauch des Armes meist lange behindern.

Noch verhängnisvoller — oft für den Gebrauch des *ganzen* Armes — sind die Versteifungen der Finger, welche sehr schnell eintreten, wenn eine Fixation besonders in Streckstellung auch nur sehr kurze Zeit erfolgt. Das Einbeziehen der Finger in Verbände muß, wenn nicht eine Erkrankung des Fingers selbst vorliegt, geradezu als Kunstfehler betrachtet werden. Droht infolge der Art der Erkrankung eine Fingerversteifung einzutreten, so sollte unter allen Umständen ein Verband in Streckstellung vermieden werden. Die freie Beweglichkeit des Ellbogengelenks kann schon durch einen einzigen versteiften Finger ziemlich gestört werden, während das Fehlen eines oder mehrerer Finger den Gebrauch des Armes nicht wesentlich, bei vielen Berufen überhaupt nicht, beeinträchtigt. Nur bei gewissen Berufen (Geiger, Klavierspieler vorwiegend) kann eine derartige Bewegungsstörung sehr verhängnisvoll werden, während mir Chirurgen, Maler und ähnliche Berufe bekannt sind, bei denen derartige Bewegungsstörungen (Fingerversteifungen und -defekte) auch nicht im geringsten sich bei der Ausübung des Berufes als störend erwiesen haben.

Zwischen *Arm* und *Hand* bestehen innige *Wechselbeziehungen.* Nach BRAUS, welcher der toten Anatomie durch die *biologische Forschung* Vertiefung und Leben verlieh, sind Arm und Hand ein allseitiges Hebelsystem, dessen Verwendbarkeit beim Menschen die höchste Vollkommenheit erreicht hat. Nicht nur animalische Verrichtungen, sondern alle Übergänge von solchen zu geistigen Beschäftigungen, endlich rein psychische Vorgänge, an denen Arm und Hand ihren charakteristischen Anteil haben, wie Schreiben, Kunstfertigkeiten verschiedenster Art, Pantomimik und vieles andere, zeigen zur Genüge die Bedeutung solcher Wechselbeziehungen für *Bewegung* und „*Ausdruck*".

Von BRAUS werden Arm und Hand als etwas Ganzes aufgefaßt, das er in Gegensatz stellt zur Schulter als beweglicher Plattform, auf der es wie ein Kran aufgestellt und mit der es verschieblich ist; das ferner im Gegensatz steht zu dem eigentlichen Greiforgan (Finger). Schultergürtel und Finger sind nach BRAUS „etwas für sich", ein Bewegungssystem selbständiger Art, welches zwar das Hebelsystem von Arm und Hand unterstützt, da dessen Aktionsradius nicht unwesentlich durch die Verschiebungen des Schultergürtels und durch die Verlängerung der Hand mittels der gestreckten Finger vergrößert werden kann (Emporrecken des Armes beim Zeigen).

In wechselndem Spiele findet ein Ineinandergreifen aktiver und passiver Elemente der Bewegungsorgane statt, so daß die verschiedenartigsten Kombinationen im Raume entstehen.

Vor allem sind es die Armmuskeln, welche die Bewegungsmöglichkeit der Hand über die Leistungen der Schulter hinaus erhöhen. Die von ihnen ausführbaren Bewegungen lassen den Arm bei seiner sehr freien Verbindung mit der Schulter jeden Punkt innerhalb seiner Bewegungsgrenzen erreichen, und diese „*Raumläufigkeit*" wird quantitativ noch gesteigert.

Unter pathologischen Verhältnissen treten die *Bewegungsstörungen* von seiten dieser beiden Systeme deutlich in Erscheinung, wie denn auch die Therapie — vielleicht noch zu sehr unbeabsichtigt — die Wiederherstellung der Bewegungsexkursionen innerhalb der Schulter-Armverbindung einerseits und der Arm-Handbewegungen andererseits mehr empirisch und praktisch anstrebt. Als Beispiel für die letztere Aufgabe kann die *technische Einheit* und *Einfachheit* erwähnt werden, mit welcher etwa der Verlust von Vorderarm und Hand zum Zwecke der Arbeit ersetzt wird: kurzer Hebel mit Knopf, drehbarem Haken, einfacher Platte oder Anschlußstück für bestimmte Werkzeuge, Ersatz der Finger durch Haken u. dgl. m.

Die technische Lösung wird um so besser ausfallen, je einfacher und universeller sie ist. Alles Komplizierte wird man als minderwertig ablehnen und bei der Nachahmung von Naturvorgängen die Reduktion auf das Einheitliche anstreben müssen. Von diesem Standpunkte aus gehen wir auch an die *orthokinetischen Probleme* heran.

Bei angeborenen *Bewegungsstörungen des Schulterblatts* ist eine technische Behandlung nur dann gerechtfertigt, wenn das Hindernis in den Weichteilen liegt, nicht aber knöcherne Verwachsungen zwischen Schulterblatt und Wirbelsäule oder Hemmungen von seiten knöcherner Anteile bestehen (Exostosen, Abnormitäten der Rippenansätze, Knochenspangen usw.).

Die Erscheinungen der Anomalie, welche einseitig und doppelseitig vorkommt, sind durch eine Stellungsveränderung und Abnormität der Form charakterisiert: das oft verkürzte und verbreiterte Schulterblatt steht höher, mitunter bis zu 12 cm, und ist manchmal so stark gedreht, daß der axillare Rand wagerecht steht. Dadurch wird der Schulterblattwinkel der Wirbelsäule genähert und findet beim Hochheben des Armes ein Hindernis. Bei der *einseitigen* Bewegungsstörung kommt es natürlich auch zu einer Skoliose im Brustabschnitt der Wirbelsäule.

In solchen schweren und ossären Fällen kann nur von einer blutigen Operation (KÖLLIKER, KÖNIG) ein Erfolg erwartet werden. Auch bei hochgradigen Hemmungen von seiten der Weichteile wird man nach HOFFA blutig vorgehen.

Massage, Gymnastik dürften kaum zum Ziele führen, da in ganz leichten Fällen eine Behandlung überhaupt unterbleiben kann und bei größeren Funktionsstörungen energischere Mittel nötig sind.

Nur vereinzelt sind Versuche der Behandlung mit technischen Mitteln gemacht worden (GOLDSCHMIDT, GROSS, HOFFA, KÖLLIKER). Bei Kindern von 1 bis 2 Jahren können nach ROSENFELD elastische Züge, welche die Schulter fassen und durch einen Beckengürtel an der entgegengesetzten Seite fixiert sind, eine erfolgreiche Behandlung darstellen.

Wir hatten keine Gelegenheit, einen derartigen Fall zu behandeln, auch können wir nichts über technische Eingriffe beim

*erworbenen Schulterblatthochstand*

berichten, soweit es sich um ein selbständiges Leiden handelt.

In Verbindung mit anderen Erkrankungen finden wir diese Stellungsanomalie allerdings nicht allzu selten bei Bewegungsstörungen der Wirbelsäule, bei Contracturen und Ankylosen des Schultergelenks unter Abductionsstellung des Armes, dann bei psychogener Contractur.

Bewegungsstörungen, welche

*der angeborene Defekt des Schlüsselbeins*

verursacht, wurden nicht beobachtet. Es handelt sich in solchen Fällen mehr um eine kosmetische Störung als um eine funktionelle. Die Schultern sind nach vorn gerichtet, so daß der Rücken rund erscheint.

### Die technischen Operationen des Schultergelenkes

sind in der Hauptsache *unterstützende und palliative* Maßnahmen. Direkt auf die Gelenkkapsel einzuwirken ist uns versagt, da wir proximal nicht nahe genug herankommen und das Gelenk nicht rohrartig umgreifen können. Dieser Mangel macht sich bei Schmerzzuständen infolge Kapselreizung deutlich fühlbar, da wir hier mit rein technischen Mitteln nicht voll zum Ziele kommen und zu schmerzlindernden Mitteln verschiedenster Art greifen müssen.

Es gibt dafür aber einen anderen Weg, um *indirekt* auf die Kapsel einzuwirken: die Änderung der Gelenkeinstellung. Diese erfolgt vorzugsweise durch die Lagerung des Armes, wobei der Arm auf einer Art Brücke ruht, welche die Verbindung zwischen Rumpf und Extremität herstellt. Es ist keineswegs nötig, daß diese Brücke die Armbewegungen ausschaltet, ja sie kann dazu dienen, dieselben erst zu ermöglichen.

Ein indirektes Vorgehen bedeutet es auch, wenn wir den Rumpf, die kontralaterale Schulter, kurz *andere* Körperteile zum Zwecke der *Bewegungserzeugung* oder der *Bewegungsregulierung* heranziehen.

Von dem peripher gelegenen Gelenk (als Einheit) können wir nicht so viel an Kraftleistung erwarten wie etwa vom Kniegelenk für die Hüfte. Nach Möglichkeit wollen wir den anderen (gesunden) Arm in keiner Weise beeinträchtigen, ihm Kraftquellen entnehmen, die er zwar entbehren könnte, aber doch besser besitzt, um seine eigene Kraft für die eigene Bewegung voll zu verwerten, ja noch über das gewöhnliche Maß der Leistungen zu steigern.

Zwangsläufige Bewegungen werden wir aus praktischen Gründen für das Schultergelenk zu vermeiden suchen. Es hat sich auch gezeigt, daß dies durchaus so gut wie immer möglich ist, da Versteifungen des Schultergelenks *technoplastisch* versorgt werden können, und Funktionsstörungen infolge Ausfalls der Schulterarbeit (Lähmungen) die Schulterfunktion leicht ersetzen und in die *Gesamtbewegungen* des Armes einreihen lassen.

Dyskinetische Zustände verschiedener Ätiologie können durch geeignete *Lagerung des Armes* behoben und so gegen chronische Bewegungsstörungen geschützt werden.

Unsere Technik gibt uns in den *Streifenverbänden* nahezu alle Möglichkeiten, jede beliebige Stellung festzuhalten, zu fixieren. Ist die Fixation nur kürzere Zeit erforderlich, so werden wir mehr provisorische Vorrichtungen herstellen.

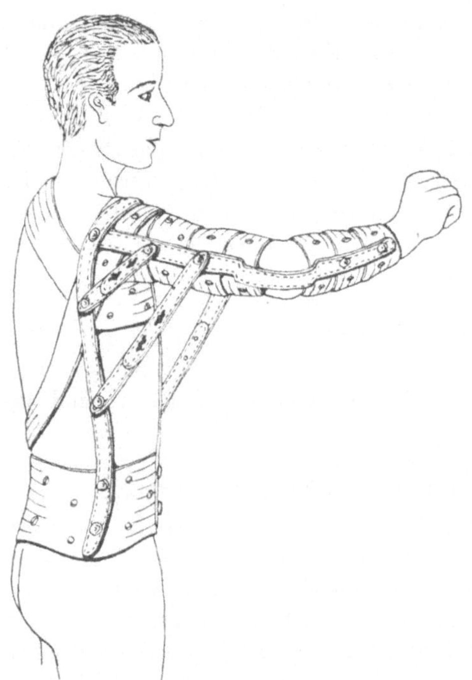

Abb. 116.  Stahl-Leder-Streifenapparat zur Abduction der Schulter.

Manchmal genügt ein *Streifengerüst*, welches mit Mullbinden oder noch besser mit Elastoplastbinden die gewählte Gelenkstellung festhält, entsprechend der BETTMANNschen Streifenstachel-Schienenverbände. Ist aber eine Lagerung längere Zeit erforderlich, so bevorzugen wir das *Leder-Streifensystem* in Verbindung *mit* dem *Metallgerüst*.

Einen derartigen Stahl-Lederstreifenapparat gibt Abb. 116 wieder. Er ist der GOCHTschen Abductionsschiene nachgebildet, z. T. auch derjenigen von STRACKER.

Der Apparat besteht aus einem breiten Beckengurt mit Riemenverschluß. Auf der krankseitigen Thoraxhälfte ragen vorn und hinten eine Längsschiene empor, welche über der Schulter mit einem Lederstreifen oder auch durch einen Metallstreifen verbunden sind. Seitlich am Brustkorb sind Lederstreifen mit den Schienen derart vernietet,

daß eine Rinne entsteht, in welcher der Thorax Platz findet. Bandolier-
artige Lederstreifen geben zusammen mit dem Beckengurt den Längsschienen Halt an der Seitenwand des Rumpfes.

Am Oberarm wird ein Lederstreifenapparat angelegt, welcher das
gebeugte Ellbogengelenk noch einschließt, evtl. das Handgelenk noch
umfaßt. Schnürvorrichtung. Je eine Metallschiene wird dann der
Ellbogenstellung entsprechend auf der Streck- und auf der Beugeseite
anmodelliert und unter einfacher oder doppelter Winkelverstrebung
mit dem Thoraxteil vernietet.

Handelt es sich um kleine Kinder oder sehr grazile Patienten, so
genügt es, den Arm in einer Lederrinne unterzubringen, welche mit
zwei bis drei Riemen oben geschlossen wird. Ein Hülsensystem für den
Arm ist immer zu empfehlen, wenn der Vorderarm ebenfalls mit ruhig
zu stellen ist. Pro- und Supination können zeitweise gewechselt werden.
In den meisten Fällen von Erkrankungen der Schulter wird man natürlich den Hand- und den Drehbewegungen des Vorderarmes möglichst
freies Spiel lassen. Sollen gewisse Streck- und Beugebewegungen
auch im Ellbogengelenk erfolgen, so empfiehlt es sich, die Armschienen
nicht zu scharf zu biegen, sondern am Gelenk in größeren Kurven an-
zulegen.

Ein mit freien Gelenkbewegungen ausgestattetes Ellbogengelenk
ist in der Abductionsstellung nicht gut verwendbar, wenn diese etwa
40 Grad überschreitet. Bei den Erkrankungen des Schultergelenks
kommt aber in der Hauptsache eine Abduction von fast 90 Grad in
Betracht, da es gilt, Contracturen zu vermeiden und einer Überdehnung
des Deltoides und der Gelenkkapsel vorzubeugen unter Hochlagerung
und unter Aufhebung des Gewichtszuges der Extremität.

Die gleiche Lagerung ist daher auch geeignet für diejenigen Zustände, bei welchen die Gelenkfunktion gestört ist durch eine bereits
vorhandene Überdehnung oder sogar *Lähmung des Deltamuskels*, wie
sie sich bei Folgezuständen der Poliomyelitis anterior findet und als
Hauptsymptom des

paralytischen Schlottergelenks

bekannt ist. Bei dieser Erkrankung handelt es sich in erster Linie um
die Lähmung des M. deltoides, dann aber auch um Paresen der kleineren
Schultermuskeln (Auswärtsroller, Kapselspanner). Die Gelenkkapsel
wird sekundär noch durch das Gewicht des herabhängenden Armes gedehnt, wenn nicht durch geeignete Lagerung Vorsorge getroffen ist.
Die Lagerung genügt natürlich nicht, um die Erkrankung zu beseitigen.
Sie dient lediglich dazu, einer Verschlimmerung der Bewegungsstörung
vorzubeugen und macht die Behandlung der Lähmung keineswegs
entbehrlich.

Wir wollen zunächst das Krankheitsbild eines derartigen paralytischen Schlottergelenks noch genauer betrachten, um die technischen Indikationen abzuleiten.

In frischen Fällen besteht ein Ausfall der aktiven Hebung des Armes, welcher schlaff am Oberkörper herabhängt und nicht selten einwärts rotiert ist. Die passiven Bewegungen sind frei.

Unter Umständen kann in solchen Stadien noch eine geeignete Lagerung (nach Abb. 116) genügen, wenn die gelähmte Muskulatur alsbald physikalisch behandelt wird.

Sehr schnell aber verschlechtert sich der Zustand und ist dann schon äußerlich durch die Formveränderung erkennbar: es tritt beträchtliche Atrophie ein, so daß die Schulterwölbung verlorengeht. Das Akromion hebt sich deutlich ab. Zwischen ihm und dem Oberarmkopf markiert sich eine deutliche Vertiefung, da die Kapsel durch den herabhängenden Arm gedehnt ist. Beim Versuch, den Arm aktiv zu heben, wird das Schulterblatt hochgezogen, oder es erfolgen Schleuderbewegungen, welche vorwiegend durch das Gewicht, allerdings auch durch die Aktion von Brust- und Rückenmuskeln entstehen.

Als wichtigste Ursache kommt die Poliomyelitis in Betracht, wie schon erwähnt wurde, aber auch Druck auf den Plexus oder Schädigungen des N. axillaris.

Die Behandlung muß diese Besonderheiten berücksichtigen, in der Hauptsache aber eine *Adaptierung der Gelenkteile und deren Retention* anstreben. Dadurch kann die überdehnte Kapsel vielfach genügend zum Schrumpfen gebracht und zugleich der Tonus der überdehnten Muskulatur wiederhergestellt werden. *Schultergürtel und Oberarm sollen gewissermaßen eine Einheit bilden*, das Gelenk also ausgeschaltet, versteift werden. Die Versteifung geschieht am besten unter einem Winkel von nahezu 80 Grad, wobei wir den Oberarm nicht direkt seitlich, sondern etwas nach vorn stellen. Die Drehbewegungen des Vorderarmes wollen wir möglichst unbehindert lassen, doch ist es gut, den Arm möglichst bis ans Handgelenk hülsenartig zu fassen. Das Ellbogengelenk kann überbrückt sein (Abb. 117). Man stellt es am besten im rechten Winkel ein und verändert zeitweise denselben um etwa 20 Grad im Sinne von Streckung und Beugung.

So kann man abwechselnd Biceps und Triceps noch weiter entspannen, wodurch die Überdehnung auch dieser Muskeln, insbesondere des Biceps, zurückgeht und die Kapseldehnung wenigstens einen gewissen Ausgleich erfährt. Das Wesentlichste aber bleibt die Überbrückung von Schulterblatt und Oberarm. Wir erreichen dies am einfachsten durch eine Winkelschiene, die wir dorsal und ventral zwischen dem Oberarm und der krankseitigen Rumpfhälfte einschalten und etwa im Zentrum der Scapula drehbar befestigen. Eine oder zwei Verstrebungen geben vorn und hinten den Schienen die nötige Festigkeit, um sie in der gewählten Stellung auseinander zu halten. Im Durchschnitt soll der dem Rumpf anliegende Teil des Gerüstes etwa doppelt so lang sein wie der Oberarmteil. Als *Kraftquelle zur Hebung des Armes* dient ein breiter, kräftig wirkender „künstlicher Muskel", welchen wir gegen das Darmbein bzw. gegen die Hüfte der kranken Seite wirken lassen. Dadurch wird der lange Hebel elastisch fixiert und mit ihm auch der andere Hebelarm des zirkelartigen Gerüstes, welcher den Arm trägt.

So kommt eine permanente Hebung des Armes zustande. Die einfache Befestigung des Apparates ist aus der Abbildung deutlich ersichtlich. Ein richtig gebauter *Streifenapparat* für diesen Zweck muß so wirken, daß der Arm in einer Abduction von etwa 80 Grad und leichter Vorwärtsführung elastisch gehalten und passiv weiter gehoben werden kann, aber nicht imstande ist, herabzusinken.

Nur wenn die Überdehnung der Kapsel keine hochgradige ist, wird das Prinzip der Überbrückung des Schultergelenks therapeutisch von Nutzen sein. Eine gewisse Aktivität der Oberarmmuskulatur kann dann den Heilungsprozeß beschleunigen.

Besteht aber ein regelrechtes *Schlottergelenk*, dann empfiehlt sich für die erste Zeit die Fixation auch der Schulter. Diese muß weitestgehend am Thorax festgestellt und unverschieblich mit dem Oberarm verbunden werden. In solchen Fällen glauben wir auf die Verwendung eines

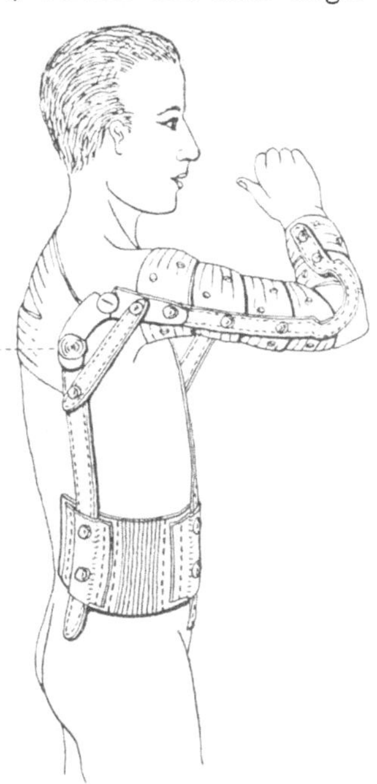

Abb. 117. Temporäre Versteifung des Schultergelenks. Künstlicher Muskel zur Hebung des Armes.

*Streifenkorsetts* nicht verzichten zu können, um einerseits Ausweichbewegungen des Rumpfes, andererseits Verschiebungen des Schulteranteils mit Sicherheit zu vermeiden. Da in den früheren Beschreibungen konstruktive und technische Richtlinien hierfür gegeben sind, wird es keine Schwierigkeiten haben, die technischen Möglichkeiten für einen derartigen Fall leicht herauszufinden.

Diese technischen Mittel, vor allem *die technische Arthrodese*, sollten unbedingt lange genug Anwendung finden, ehe man sich zu operativen, blutigen Eingriffen entschließt (Arthrodese, Muskelplastik). Auch für den Fall des Versagens operativer Maßnahmen ist für die Arthrodese speziell durch die technische *aktivierende Arthrodese* der Boden geebnet, weil die Funktion der *Skapularmuskeln* angeregt und gekräftigt wird.

Sowohl bei den *Streifenapparaten* für Lagerung als auch Fixation, ferner für die technische Arthrodese kann der Grad der Abduction in einfacher Weise beliebig verstellt werden. Zwischenschaltung eines Gelenkes mit Anschlag, wie wir es für das Kniegelenk gerne verwenden, oder auch Verstellung der Winkelverstrebungen mit Flügelschrauben sind einfache Hilfsmittel zu diesem Zweck.

Die beschriebenen technischen Eingriffe eignen sich auch für *die habituelle Schulterluxation*, bei der es zu einer Erweiterung der Gelenkkapsel kommen kann oder zu Einrissen in die Kapsel, auch zu Muskelabrissen und Knochenabsprengungen.

Die Ursache solcher Zustände ist in der Regel die *Luxation nach vorne*, welche traumatisch zustande kommt und häufiger rezidiviert.

Der Hauptwert der zur Anwendung kommenden Apparate liegt in der exakten Adaptierung der Gelenkkörper, in der frühzeitigen Wiederherstellung der Muskelarbeit, wodurch bei geeigneter Lagerung und Ausschaltung schädlicher Bewegungen (Rückwärtsführen, Heben des Armes) einer Überdehnung der Kapsel entgegengewirkt werden kann. Es handelt sich also in der Hauptsache um die *Prophylaxe* der habituellen Luxation nach dem ersten, meist heftigen Trauma.

Die Funktionsstörungen bei bereits habituellen Luxationen sind oft sehr erheblich. Da die *Kapselraffung*, manchmal unter gleichzeitiger Exzision oder Entfernung abgesprengter Knochenstücke, einen einfachen und wirksamen Eingriff darstellt, wird man nur selten für die Dauer zu technischen Mitteln greifen. Gegebenenfalls kann ein *westenartiger Lederteil* den in einer weichen Hülse gefaßten Oberarm unter *technoplastischem Muskelersatz* sicher und doch ohne Behinderung führen. Das Ellbogengelenk soll unter Bremsung in die Hülse einbezogen sein.

*Technische Maßnahmen bei der angeborenen Luxation der Schultergelenks* dürften nur selten erforderlich sein, da eine Therapie infolge der meist guten späteren Funktion des Armes nach WOLLENBERG gewöhnlich überflüssig wird. Wir hatten keine Gelegenheit, dieses Krankheitsbild nach Erfindung der *Streifentechnik* zu beobachten, können daher auch nichts Näheres über eine technische Behandlung berichten.

Die *technischen Eingriffe bei Entbindungslähmung* richten sich nach den Erscheinungen dieses nicht einheitlichen Krankheitsbildes, welches durch die Arbeiten von LANGE, PELTESOHN und VALENTIN genauer analysiert wurde.

Wir wissen heute, daß die Armlähmung des Neugeborenen, wie sie nach schweren Geburten beobachtet wird, sowohl eine Verletzung des Plexus brachialis sein kann, also eine wirkliche Lähmung, als auch die Folge von Epiphysenlösungen, Frakturen und Luxationen des Oberarmkopfes sowie von Distorsionen des Schultergelenks. Die Differential-

diagnose kann deshalb erschwert sein, weil es nach PELTESOHN häufig
Fälle der ERB-DUCHENNEschen Entbindungslähmung gibt, bei denen
gleichzeitig eine Epiphysenlösung des oberen Humerusendes besteht.
Anzeichen dieser Epiphysenlösung sind die weiche Crepitation und
abnorme Rotationsmöglichkeit. Die elektrische Muskeluntersuchung
und das Röntgenbild vermögen in denjenigen Fällen Klarheit zu schaffen,
wo das Krankheitsbild der *Lähmung* gegen Distorsionen der Schulter,
Frakturen, Luxationen, Subluxationen abzugrenzen ist.

Wir sahen nur einen Fall
dieser Art, und zwar eine
Epiphysenlösung beim Neu-
geborenen. Der Arm wurde
mit einem angewickelten *Streifengerüst* in rechtwinkliger Abduction und Außenrotation
unter Beugung des Ellbogengelenks fixiert. Das Gerüst
bestand aus zwei Längsschienen, welche rechts und links
neben der Wirbelsäule angelegt wurden und in Höhe des
Schultergelenks durch eine
Querschiene verbunden waren.
Eine Schrägverstrebung zwischen den Längsschienen und
der Querschiene diente zur
Sicherung gegen Verschiebung.
Am Ellbogen war ein Winkelstück zwischen Ober- und
Vorderarmschiene angenietet.

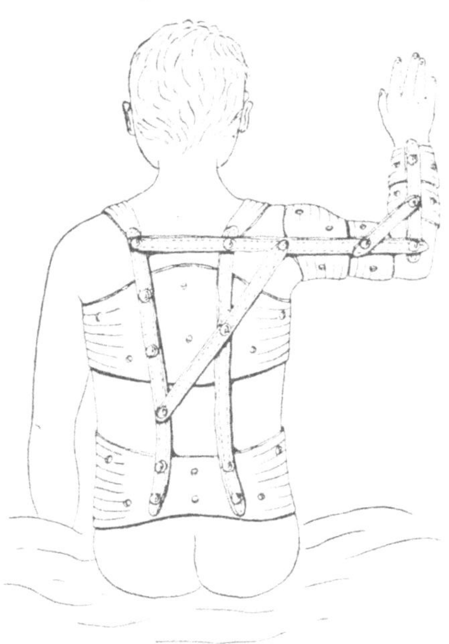

Abb. 118.   Streifenverband bei Epiphysenlösung
eines Neugeborenen.

Das ganze Gerüst wurde mit Zellstoff unterpolstert und mit Lederstreifen am Körper befestigt.

In Abb. 118 ist dieser Streifenverband wiedergegeben.

Er erwies sich in keiner Weise als ungeeignet. Über das Ergebnis
der Behandlung selbst kann nicht berichtet werden, da das Kind nach
kurzer Zeit an einer Sepsis starb.

*Schmerzhafte Zustände des Schultergelenks* führen nach LANGE, dem
wir eingehende Studien über die Entspannungsstellung dieses Gelenks
verdanken, zu einer Hebung des Armes nach vorn und nach der Seite
von etwa 30 Grad unter starker Innenrotation. Diese *pathognomonische
Gelenkstellung*, welche sich bei Schmerzzuständen aller Art (akute Entzündungen, Traumen) findet, wird nach LANGE deshalb häufig übersehen, weil sie infolge der Drehung des Schulterblattes und Abhebelung

desselben von der hinteren Brustwand bei nicht ganz gründlicher Untersuchung verdeckt bleibt. Ist man sich aber darüber klar, daß das Schulterblatt „mitgeht“, wenn der Arm weiter abduziert, vorwärts gehoben und außenrotiert wird, so kann diese diagnostisch so wichtige Gelenkeinstellung nicht verborgen bleiben. Es bedarf keiner weiteren Begründung, daß die Prüfung der passiven Exkursionen unter Fixierung des Schulterblatts geschehen muß. Indes wäre es sehr unzweckmäßig, ja direkt verkehrt, wollte man mit der Feststellung der passiven Bewegungsgrenzen beginnen. Mehr noch als die Diagnostik anderer Gelenke erfordert gerade das Schultergelenk das Einhalten eines geordneten Untersuchungsganges: Zuerst wird man sich die subjektiven Beschwerden schildern lassen. Dabei und hernach ist eine genaue Inspektion der Armstellung und der äußeren Gelenkform unerläßlich. Man wird damit schon einen weiteren Aufschluß über etwa bestehende Schonung des Gelenks erhalten, wobei man daran denken muß, daß eine Atrophie der Muskulatur, insbesondere des Deltoides und der Oberarmmuskeln, in meist kurzer Zeit einzutreten pflegt.

Nach der Inspektion läßt man aktive Bewegungen ausführen, zuerst symmetrisch und in wechselndem Tempo. Besser als lange zu erklären, welche Bewegungen gemacht werden sollen, ist es, sich in weiterer Entfernung (2 m) dem Patienten gegenüberzustellen und ihn aufzufordern, die vom Untersucher gemachten Bewegungen mitzumachen. Daß man dabei das Tempo absichtlich wechselt, sagt man ihm nicht. Diese Bewegungsprüfungen, welche ich zuerst mit vorwärts, dann seitlich, dann schräg nach vorn gerichteten, erst ausgestreckten, dann im Ellbogengelenk verschieden gebeugten Armen ausführen lasse, geben uns mancherlei Aufschluß über die Grenzen der aktiven Beweglichkeit, über wirklich schmerzhafte Bewegungsphasen und über psychogen überlagerte oder auch vorgetäuschte Bewegungen. Jetzt erst geht man zur Palpation des Gelenks über, zu welcher auch die Abtastung der Muskeln gehört.

Hernach folgt die Untersuchung der passiven Bewegungen. Elektrische Muskelprüfungen und Röntgenbild vervollständigen die Diagnostik, soweit nicht noch Punktion und bakteriologische Untersuchung usw. hinzukommen.

Findet man bei länger bestehendem Nichtgebrauch der Schulter *nur* Atrophie des Deltoides, dann wird man viel rascher zum Ziel gelangen, wenn der Arm in mittlerer bis nahezu völliger Abduction gelagert wird. Dadurch gewinnt der Muskel bald seine normale Spannung wieder und reagiert schneller auf eine elektrische Behandlung, Massage, Heißluft, kurz auf die üblichen Mittel, welche wir zur Beseitigung derartiger Zustände mit Erfolg anwenden. Ich gebe gern noch Thermalschwimmbäder, die sich als sehr günstig erwiesen haben.

Im *akuten Stadium* der Schmerzzustände verschiedenster Ätiologie wird die *Ruhigstellung* in Verbindung *mit hyperämisierenden Maßnahmen* die beste Therapie sein. Selbst bei rheumatischen Erkrankungen habe ich von einer einleitenden Ruhigstellung nur Gutes gesehen, wenn man sich auch darüber klar sein muß, daß der Massage die Hauptaufgabe der Behandlung zukommt.

Besteht eine *Beteiligung der Gelenkkapsel*, dann gilt es, bei frischen Zuständen einer *Schrumpfung vorzubeugen*, bei bereits vorhandener Schrumpfung der Kapsel die *Dehnung* anzustreben. Leider sind wir nicht in der Lage, eine Ödemisierung an der Schulter auf technischem Wege hervorzurufen, wie dies schon früher mitgeteilt wurde. Daher bedienen wir uns der *Bewegung*, um eine Dehnung bereits geschrumpfter Kapselteile zu ermöglichen. Die Bewegung selbst erhalten wir durch redressierende Kräfte, welche an dem *mechanischen Streifenverband* angreifen. Wir legen dem *Streifenverband* etwa eine Konstruktion nach Abb. 119 zugrunde und verlängern die Winkelverstrebungen durch Verstellen der Flügelschrauben oder durch Strecken d. h. Flachkantbiegen von bogenförmig angelegten Verstrebungen. Elastische Kräfte sind es immer, die wir anwenden, da die Winkelschienen federn.

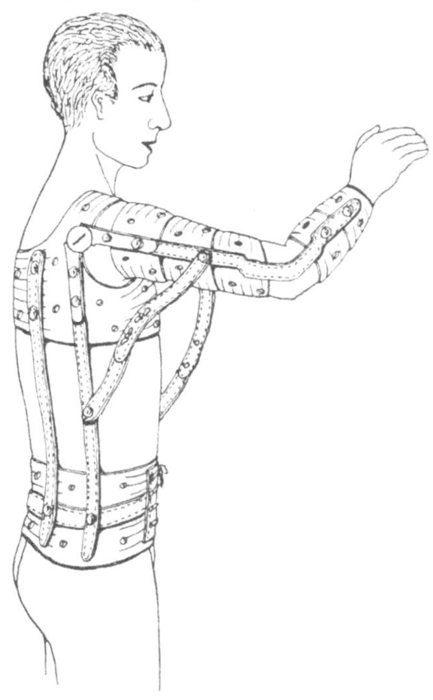

Abb. 119.  Redression einer Schultercontractur durch Streifen-Lochschienen.

So ergeben sich von selbst die Richtlinien für

## technische Operationen der Contracturen des Schultergelenks.

Die *technoplastische* Methode leistet uns hier die besten Dienste. *Dauernd wirkende kleine Kräfte*, welche im *Gerüst* enthalten sind, stellen schneller, schmerzloser und sicherer die Beweglichkeit wieder her, wenn es sich um schwere Contracturen handelt, als jegliche passive Gymnastik, mit der man allerdings bei leichteren Fällen sehr gut auskommt.

Im allgemeinen ist für die *technoplastische Redression* der Apparattypus nach Abb. 120 der geeignetste. Nach Notwendigkeit kann er an einem Korsett angreifen, dessen wichtigste Leistung die Fixation des proximalen Schulterteils ist. Dieser passive Teil des Streifenkorsetts wird nach den bereits bekannten Voraussetzungen hergestellt. Er darf Ausweichbewegungen des Schulterblattes und des Rumpfes nicht gestatten. Dann, aber auch *nur* dann, kommen die minimalen Kräfte einer Dauerredression zur Wirkung. Um das Ausweichen des Schulterblattes zu verhindern, fassen wir den proximalen Gelenkbezirk mit einer ringförmigen Vorrichtung aus Leder, welche mit dem *Streifenkorsett* vorn und hinten verbunden wird. Der aktive, mobilisierende Teil des Apparates kann in der Weise hergestellt werden, daß die Winkelverstrebungen eine redressierende Kraft liefern oder auch durch einen langen Hebel mit technoplastischem Muskelersatz über der Beckenschaufel, wie wir dies von Abb. 117 kennen. Der Drehpunkt des Hebels muß in diesem Falle natürlich zwischen Oberarmkopf und -pfanne liegen, nicht im Mittelpunkt des Schulterblattes.

Der Vollständigkeit wegen sei noch einer Bewegungsstörung gedacht, bei welcher zwar nicht das Schultergelenk als solches in seiner Funktion geschädigt ist, sondern das Schulterblatt: durch die *Serratuslähmung* wird die Feststellung des Schulterblattes gestört, so daß der Arm nicht über die Horizontale,

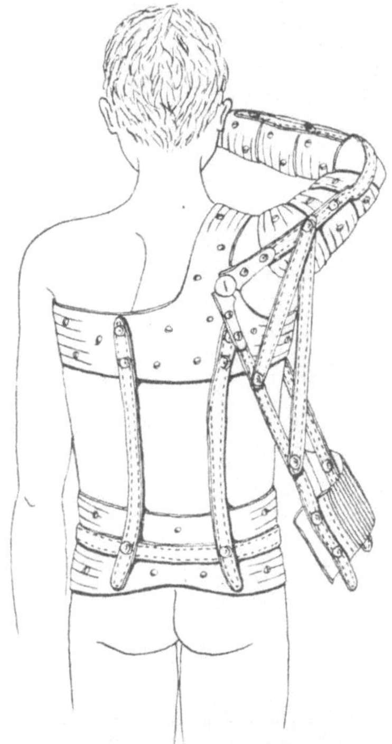

Abb. 120. Redression einer Schultercontractur durch künstlichen Muskel.

manchmal nicht einmal bis zur Wagerechten erhoben werden kann. Größere Kraftleistungen des Armes werden dadurch unmöglich.

Die technische Therapie hat die Aufgabe, das Abstehen des Schulterblatts vom Thorax zu verhindern, wozu sich ein *Streifenkorsett aus Leder mit ringförmiger Schulterfassung* eignet. Das Verfahren der Wahl wird aber die blutige Operation sein.

Wir haben gesehen, daß für die Bewegungsstörungen im Bereich der Schulter (Bewegungsstörungen des Schulterblattes und Schlüsselbeins sowie Bewegungsstörungen des Schultergelenks) in der Hauptsache der *mechanische Streifenverband* in vereinfachter oder vervollkommneter Weise die hauptsächlichsten technischen Mittel liefert. Nur im bedingten Sinne können wir jedoch von einer „technischen Operation des Schultergelenks" sprechen. Anders bei der freien oberen Gliedmaße, die den Schultergürtel nicht umfaßt, sondern als „freier" Anhang nach der Definition von BRAUS ringsum greifbar ist und aus dem Rumpfe herausragt. Dieses Verhalten gestattet uns wieder die *für die technischen Operationen* — im engeren Sinne — so *wesentliche rohrförmige Fassung und Führung.* Damit auch die *muskuläre Transformation,* die Kraftentnahme aus der Gliedmaße selbst und die Umwandlung der Kraftquelle für die gleiche Extremität.

Es ergeben sich daher zahlreiche Analogien mit den technischen Operationen der unteren Extremität, die sich leicht für den speziellen Fall anwenden lassen, wenn man nur bedenkt, daß *an Stelle der Stützkraft* vielfach die *Zugkraft* tritt, daß die „Raumläufigkeit" wesentlich weitere Grenzen hat, daß die freie Gliedmaße in der Hauptsache als *Greiforgan* dient.

Die freiere Beweglichkeit und der Ausfall der Belastung sind allein schon Faktoren, welche eine funktionelle Heilung erleichtern, und zwar in dem Sinne, daß die primäre Wiederherstellung der Muskelarbeit, der Beweglichkeit, der Einwirkung auf die kinetische Kette als therapeutisches Agens wirkt, bis eine endgültige Heilung eingetreten ist.

Wir verfügen über alle Hilfsmittel, welche dem *kinetischen Hülsensystem* eigen sind, *sobald die technisch zu behandelnde Bewegungsstörung unterhalb des oberen Drittels des Oberarmes liegt.* Vom Schultergelenk aus bis zu dieser Grenze müssen wir im allgemeinen Gebrauch machen von denjenigen Mitteln, die wir für die technischen Eingriffe am Schultergelenk selbst anwenden.

### Technische Operationen des Oberarmes

bieten deshalb keine Besonderheiten, weil sie sich nicht nennenswert von den funktionellen Methoden unserer Technik unterscheiden. Das *kinetische Hülsensystem* ist insofern einfach, weil wir mit einer Transformation von der Bicepswirkung auf den Triceps und umgekehrt auskommen, d. h. weil wir in der Hauptsache nur in *einer* Richtung transformieren müssen. Dabei ist lediglich von Wichtigkeit, daß entweder am Schultergelenk die Streckung und Beugung *oder* die Abduction und Adduction ausgeschaltet bzw. auf die Mittelstellung reguliert **wird.** Kann das Schultergelenk von dem technischen Eingriff frei bleiben, dann müssen wir am Ellbogengelenk in gleicher Weise vorgehen: *entweder* Streckung und Beugung auf Mittelstellung einstellen *oder* Pro- und Supination bei freier Streckung und Beugung des Vorderarmes. Dies alles setzt voraus, daß ein *kinetisches* Prinzip indiziert ist. Lähmungszustände, Atrophie bestimmter Muskelgruppen, Pseudarthrosen sind die Erkrankungen, welches als günstigstes Objekt einer derartigen Behandlung betrachtet werden können. Näher auf diese Dinge einzugehen, dürfte an dieser Stelle nicht erforderlich sein.

In welcher Weise eine Fixation des Oberarms erfolgen kann, ergibt sich aus den früheren Ausführungen über Verriegelung, Überbrückung, Bremsung usw.; der technoplastische Muskelersatz kommt wegen der günstigen Bedingungen für das kinetische Hülsensystem kaum in Frage.

Weit häufiger und viel weniger entbehrlich sind

### die technischen Operationen des Ellbogengelenks.

Man kann sagen, daß dieses Gelenk gewissermaßen den Mittel- und Ausgangspunkt *aller* technischer Operationen der freien oberen Extremität darstellt. Treffen sich doch hier alle passiven und aktiven Elemente der *Bewegung*, so daß man mit einem gewissen Recht von einem „Knotenpunkt" der Bewegungen von Arm und Hand sprechen kann. In weitgehenden Grenzen wird der Gebrauch der Hand als Haltehand, Greifhand, als Organ für kompliziertere Verrichtungen motorischer Natur bis zum „Ausdruck" psychischer Vorgänge beeinflußt von der Funktion des Ellbogengelenks, wobei dieses hinwiederum einen nicht unwesentlichen Anteil an der Bewegung im Räumlichen nimmt. So ist es verständlich, daß ein ganzer oder teilweiser Ausfall der Bewegungen dieses Gelenks die *Gesamtleistung* der „freien" Gliedmaße nicht unerheblich beeinträchtigt. Wir sagen absichtlich hier „Leistung" und verstehen darunter genau wie der Physiker und der Techniker die in der Zeiteinheit ausgeführte Arbeit. Und diese setzt sich ihrerseits zusammen aus Kraft bzw. Kräften mal Weg. Wenn es auch nicht darauf ankommt, diese Leistung in Sekundenmeterkilogramm auszudrücken und zu bemessen, so mag uns doch die Formel: smkg daran erinnern, daß eine *rationelle Verwertung* der umzuformenden Kraftquellen mit allen zu Gebote stehenden Mitteln unserer Technik angestrebt werden soll. Vermeidung aller unnötigen Mechanismen, Ersparung von Wegstrecken, Heraussuchen der *günstigsten* Gelenkstellungen des Ellbogengelenks und der benachbarten Gelenke sind nur einige wenige Hinweise für den allgemeinen Heilplan. Im besonderen Falle ist es natürlich geboten, von diesem Schema abzuweichen. Immer aber kommt es darauf an, das *kinetische Hülsensystem* als kausale und unterstützende technische Behandlung weitgehendst heranzuziehen, weil *nur diese* die beste Sicherheit für *volle Verwertung* der zur Bewegungs- erzeugung dienenden Kräfte in Aussicht stellen kann. Ferner brauchen bei der technisch-kinetischen Therapie nicht nutzlos Bewegungen geopfert zu werden, um einen anderweitigen Effekt (d. i. die rationelle Leistung) zu erreichen.

Genügende Kraft, ausreichende Bewegung und ausreichende Geschwindigkeit der Bewegungen wollen wir so früh wie möglich verwenden, um eine Heilung der Bewegungsstörung in jeder Hinsicht zu fördern. Wo wir gezwungen sind, das Ellbogengelenk ruhigzustellen, müssen wir darauf erst recht achten, daß alle *vermeidbaren* Bewegungsstörungen des Armes unterbleiben und die erhaltbaren und erhaltenen Funktionen geschickt in den Mechanismus der Gesamtbewegungen eingereiht werden.

### Technische Operationen bei Entzündungszuständen.

Wenn wir es mit einer sehr schnell ablaufenden Entzündung des Ellbogengelenks zu tun haben, genügt für den akuten Zustand die einfache Lagerung bei rechtwinklig gebeugtem Gelenk und unter Supination des Vorderarmes. Anders bei chronisch-entzündlichen Zuständen, welche eine länger dauernde Fixation des Gelenkes erfordern. Hier wird sich wegen der drohenden Versteifung, die bekanntlich oft rasch einzutreten pflegt, die *Erhaltung der Muskelarbeit* und die *baldige Wiederherstellung der Gelenkbewegungen* empfehlen, wenn nicht irreparable Bewegungsstörungen zurückbleiben sollen. Die mit Resignation erwartete Versteifung des Gelenks in der günstigsten Stellung und die langwierigen Versuche der meist unvollkommenen nachträglichen Mobilisierung halten wir nicht mehr für die geeignetste Behandlungsweise. *Die Prophylaxe kann und soll weitergehen.* Zu einer Versteifung darf es gar nicht kommen, abgesehen von frischen tuberkulösen Erkrankungen des Ellbogengelenks, von schweren Gelenkeiterungen und bestimmten Ausnahmefällen. Denn wir können Besseres an die Stelle des Guten setzen, wenn wir die Technik so weit beherrschen, daß das Gelenk ruhiggestellt wird und trotzdem das Muskelspiel weitgehend erhalten bleibt. Ja noch mehr! Nur für wenige Tage, quasi probatorisch, lassen wir diese fast absolute Ruhe der Gelenkbewegungen gelten. Sobald keine Gegenindikation von seiten des Allgemeinbefindens gegeben ist, beginnen wir mit Bewegungen, an denen wir das fast vorwiegend knöchern geführte *Humero-Ulnargelenk* schon teilnehmen lassen. Dies aber *nur unter den Kautelen der Ödemisierung des ganzen Gelenks*, welches, wie wir wissen, noch aus zwei weiteren Gelenkverbindungen besteht: der Articulatio humero-radialis, also der Verbindung zwischen Oberarm und Speiche, sowie der radio-ulnaren Verbindung, also derjenigen zwischen Speiche und Elle. Bekommen wir eine akute Entzündung des Gelenks zur Behandlung und erwarten wir einen daran anschließenden chronischen Verlauf, so werden wir auch von Anfang an den *Heilplan für kurzdauernde Fixation und anschließende kinetische Behandlung* einrichten.

An einem derartigen Beispiel wollen wir unsere Eingriffe der Reihe nach beschreiben. Setzen wir den Fall, es handle sich um eine chronisch deformierende Gelenkentzündung (primärer oder sekundärer Natur). Die gleichzeitige Allgemeinbehandlung, der wir mit PAYR die *Konstitutionspathologie* zugrunde legen, lassen wir unerörtert und betrachten bei unseren Ausführungen nur die Bewegungsstörung als solche.

Wir haben es beispielsweise zunächst mit einem *dyskinetischen Zustande* zu tun. Bestimmte Gelenkbewegungen sind frei, z. B. die Streckung von 100—180, die Beugung von 70 Grad ab. Gerade die wichtigsten Bewegungen des Gelenks, nämlich diejenigen von 100 bis 70 Grad im Sinne der Beugung und Streckung, sind schmerzhaft und können nur mühsam, z. T. sogar nur fremdtätig, ausgeführt werden. Pronation und Supination sollen von der Mittelstellung aus jeweils 30 Grad aktiv und 40 Grad passiv ausführbar sein. Die Bewegungen der Hand und der Finger seien — der Einfachheit des Beispiels wegen — unbehindert, jedoch in der Kraft herabgesetzt.

Wir beginnen unsere Therapie mit der *Beseitigung der Schmerzen*, die schon bei dem Versuch, den Arm im Ellbogengelenk weiter als 100 Grad zu beugen, auftreten, aber auch bei ungewollten, mehr reflektorischen Mitbewegungen, wenn der gesunde (rechte) Arm bestimmte Bewegungen ausführt.

Nun könnten wir zwar gleich eine Ödemisierung einleiten, welche schnell die Schmerzen beseitigen kann. Aus psychischen Gründen wäre dies in dem Spezialfall nicht das sicherste Vorgehen, weil wir bei dem lange schon bestehenden Leiden neben der *spastischen Gelenksperre* wohl auch eine *Schonungs- oder Gewohnheitshaltung* des Gelenks erwarten dürfen, welche in das Unterbewußtsein übergegangen ist. Die Erinnerung an bestimmte Gelenkstellungen zur Verhütung der Schmerzen bei Bewegung werden wir daher am besten primär ausschalten. Daher wenige Tage *Fixation des Ellbogengelenks* in derjenigen Stellung, bei welcher der Schmerz beginnt. In unserem willkürlichen Falle würden wir eine Flexion von etwas über 100 Grad wählen bei Mittelstellung des Vorderarms und leicht dorsalflektiertem Handgelenk.

Diese *Fixation des Ellbogengelenks* führen wir aus *bei erhaltenem Muskelspiel schmerzfreier, gewohnter Bewegungen*. Das *Schultergelenk* bleibt *frei*, das *Spiel der Finger ebenfalls*. Letzteres wird durch die Dorsalflexion des Handgelenks noch unterstützt, so daß *Faustschluß, Greifbewegungen, Spreizung der Finger* einschließlich des Daumens *mit größerer Kraft* erfolgen können als zuvor. *Der Lederstreifenapparat wird schon als kinetisch wirkender* angelegt, da wir die Fixation nur als ein Provisorium von einigen Tagen betrachten.

Wir wollen zunächst eine weitere Beugung bezwecken, aber zugleich die Wiedergewöhnung an die wichtigsten alltäglichen *Verrichtungen des Armes*.

Für den Akt der Beugung können die Mm. biceps, brachialis und brachio-radialis, als unterstützende Kräfte die Mm. extensores carpi rad. longus und brevis sowie der M. flexor carpi radialis und sogar der M. palmarus longus herangezogen und noch mehr aktiviert werden, indem wir ihnen neue Kraft aus den Antagonisten zuführen.

Die Gesamtheit dieser vermehrt arbeitenden Muskelwirkungen richtet sich auf Flexion und Pronation und läßt sich psycho-physisch um so leichter umstellen, weil wir die *„freie" Gliedmaße für eine biologisch einheitliche Handlung vorbereiten*, die nach BRAUS durch die Innervation, durch die Anordnung der Muskulatur und durch lebenswichtige Verrichtungen (Führung der Hand zum Munde, Entgegenführung beider Hände, so daß dieselben in der Blickrichtung arbeiten können) stets bedeutungsvoll und bevorzugt gewesen ist.

*Dadurch daß wir nun gewohnte, aber durch die Erkrankung verlorengegangene Bewegungen wiedererwecken, werden sie um so intensiver und schneller sich wiederherstellen, wenn der psycho-physische Bewegungsvorgang keinen Widerstand erfährt.*

So gibt uns die *Kombination von kinetischer Wirkung und gleichzeitiger Fixation* einer derartigen Gelenkstellung schnell und sicher das ausgezeichnete Hilfsmittel permanent wirkender *aktiver Widerstandsübungen.*

Nun kurz zur speziellen Technik: Das *kinetische* Hülsensystem stellen wir so her, daß die einzelnen Lederstreifen dicht oberhalb der Fingergrundgelenke beginnen und bis etwa zum oberen Drittel des Vorderarms geführt werden. Auf der Seite der beugenden Kräfte werden die Streifen in verschieden starker flächenhafter Spannung modelliert, während die entgegengesetzte Seite der Extensoren entsprechend ihrer Resultante gedehnt wird. Am Handgelenk wird nur an der Daumenseite die Elastizität beibehalten, um der durch die Dorsalflexion der Hand begünstigten Extensionsbereitschaft der Antagonisten für die Ellbogenbeugung so weit entgegenzuwirken, daß die *Greifbewegungen der Hand und die Flexion im Ellbogengelenk vorherrschen.*

Jetzt folgt der wichtigste und schwierigste Akt der Modellierung: das *Fassen des Ellbogengelenks* selbst, welches wir in das *kinetische Hülsenrohr mit hereinnehmen* wollen. Dabei muß ganz besonders darauf geachtet werden, daß nicht bei vermehrter Beugung eine allzu große Spannung in der Ellbeuge entsteht. Diese könnte leicht zu Zirkulationsstörungen führen und dem Kranken wie dem Arzte verhängnisvoll werden. Mit „kreuzweisen oder Achtertouren" ist es aber auch nicht getan, da die kinetische Wirkung dadurch völlig illusorisch werden kann. Man muß daher eine minimale, aber gleichmäßige Spannung dieser gelenknahen Lederstreifen herausmodellieren und diese in geeigneter Weise mit dem Vorderarmteil und dem analog zu modellierenden

Hülsenteil für den Oberarm verbinden. Eine Beschreibung dieser sehr großen Kunst der „*Abstimmung*" der einzelnen Bestandteile der kinetischen Hülse ist weder in Wort noch in Bild möglich.

Das *fertige kinetische Rohr*, an welchem natürlich die Ösenstreifen in geeigneter Weise angebracht sind (nicht etwa wie bei Bandagen auf der Vorderseite, sondern ungefähr von der Mitte der Außenseite des Oberarms über den Condylus lateralis zum Daumengelenk!) wird nunmehr mit einer verstrebten Schiene vernietet.

Jetzt sind diejenigen Vorbereitungen getroffen, welche wir für die nächsten Tage brauchen. Der kinetische Stahl-Lederstreifenapparat wird dann unter mäßig fester Schnürung angelegt, zunächst stundenweise, dann den ganzen Tag. Nachts lassen wir ihn abnehmen und den Arm auf einem Kissen in der neugewohnten — besser gesagt: neu angewöhnten — Stellung lagern.

Haben wir ganze oder wenigstens bedeutende Linderung der Schmerzen erreicht, dann heben wir die Fixation der Gelenkstellung auf und gehen zu vermehrten aktiven Bewegungen über, die wir durch die Aufforderung, möglichst viele Greifbewegungen zu machen, schon vorbereitet haben.

Die fixierende Schiene wird entfernt. Wir beginnen mit der *Ödemisierung*. Dieselbe lassen wir nicht länger wie eineinhalb Stunden nacheinander wirken, noch besser jeweils nur eine Stunde, und zwar 2—3mal pro die.

Dieser Modus hat zugleich den Vorzug, daß eine mehrmalige Revision der Zirkulationsverhältnisse erfolgt, da ja ein Ödem im Ellbogengelenk erreicht werden soll und andererseits etwa noch vorhandene Schmerzen nicht von denen unterschieden werden könnten, welche allenfalls durch falsche, zu enge Schnürung entstehen und eine ischämische Contractur hervorrufen könnten. *Soll das kinetische Prinzip wirken, dann muß es energisch durchgeführt werden.* Dann aber ist die *Gefahr einer ischämischen Contractur* nicht ausgeschlossen, und diese Gefahr ist um so größer, je weniger exakt die Modellierung erfolgt ist und je weniger vorsichtig die gleichzeitige Ödemisierung geschieht.

Wir wollen ganz kurz an dieser Stelle auf diese Zirkulationsstörung eingehen:

Bei der ischämischen Muskelcontractur handelt es sich um die Abschnürung der arteriellen Blutzufuhr, welche auf verschiedene Weise zustande kommen kann. Knochenbrüche des Oberarms, welche infolge starker Dislokation die Blutzufuhr absperren, in der Hauptsache aber einschnürende zirkuläre Verbände, dann ein zu lange Zeit liegender ESMARCHscher Schlauch, Hämatome bei Gefäßverletzungen (Aneurysmen), endlich auch Erkrankungen der peripheren Nerven können zu einer derartigen Unterbindung der arteriellen Versorgung führen.

Im Anschluß daran entsteht dann sehr schnell eine Degeneration der Muskelsubstanz, die bretthart und schließlich elektrisch nicht mehr erregbar wird. Sekundär kommt es zu schwerer Schädigung der Nerven mit den Erscheinungen schwerster Contracturstellungen der Hand. Solche Contracturen stören den Gebrauch der Hand in sehr hohem Maße, sind nur sehr schwer zu beheben und machen in ganz schweren Fällen sogar eine Amputation notwendig. Deshalb *äußerste Vorsicht!* Ich möchte dringend raten, von dieser sehr erfolgreichen *technischen*

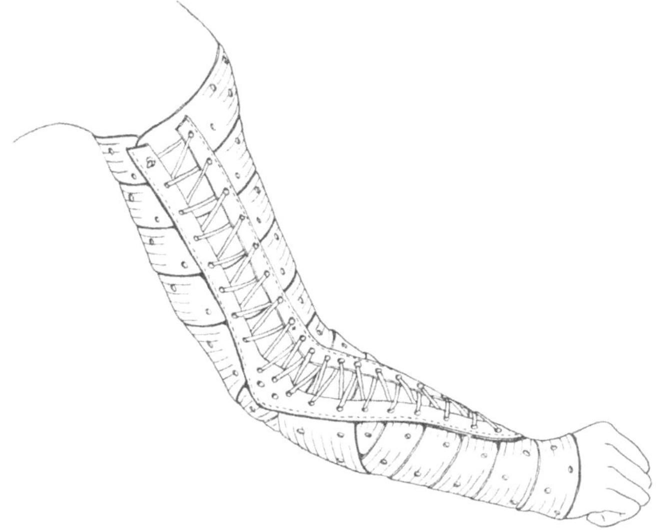

Abb. 121. Kinetischer Streifenapparat für das Ellbogengelenk. Lederkonstruktion.

*Operation,* wie wir die beschriebene Art der Bewegungserzeugung mit Fug und Recht nennen dürfen, abzusehen, wenn nicht eine genügende Sicherheit und ausreichende Übung in der Technik besteht. Ein derartiges Problem gar dem Bandagisten zu überlassen, wäre ein sehr gewagtes Unterfangen und würde den Arzt nicht entschuldigen können, im Gegenteil!

In vorangehender Abb. 121 geben wir ein schematisches Bild eines kinetischen Hülsensystems für das Ellbogengelenk mit all den Funktionsbedingungen, wie sie für die technische Therapie nach Wegnahme der fixierenden Metallschiene oben beschrieben wurden.

Wer nicht über genügend Geschicklichkeit im Modellieren verfügt — und es ist viel Kunst dazu erforderlich! —, der nehme lieber seine Zuflucht zu dem *nichtkinetischen Streifenapparat,* wie er etwa nach Abb. 122 hergestellt ist.

Der Oberarmteil besteht aus einer schnürbaren Streifenhülse und ist mittels seitlicher Metallschienen mit der von den Fingergrundgelenken bis in die Nähe des Gelenks reichenden Vorderarmhülse gelenkig verbunden. Das Gelenk kann ein einfaches Scharnier sein oder auch eine kettenartige Verbindung, wie sie die Abbildung zeigt. Ein Federzug verbindet die Seitenschienen des Vorder- und Oberarmes und wirkt im Sinne der Beugung, wenn er *vor* dem natürlichen Scharniergelenk angebracht ist, im Sinne der Streckung, sobald wir ihn *hinter* dem Drehpunkt des Ellbogengelenks angreifen lassen.

Durch proximal-distale Schnürung am Oberarm und distal-proximale am Unterarm kann man die BIERsche *Stauung* ausführen, welche auch gut wirkt.

*Pronation* und *Supination* lassen sich durch die verschiedene Handstellung ausführen, welche durch den Halt des Daumens am peripheren

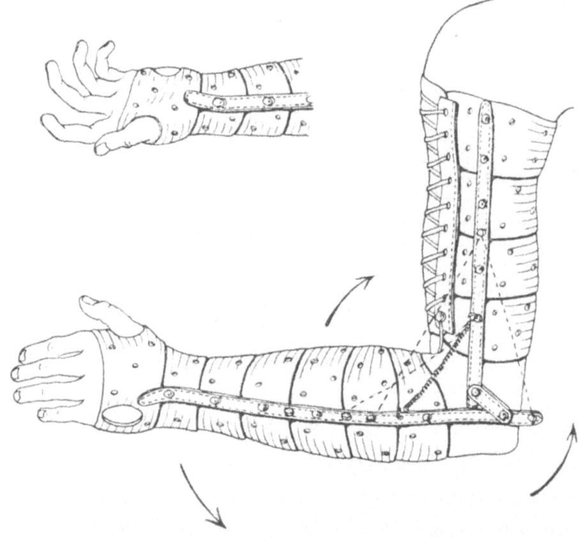

Abb. 122.  Nichtkinetischer Streifenapparat zur Mobilisierung des Ellbogengelenks. Stahl-Lederkonstruktion.

Teil des Apparates gesichert werden kann. Mit dem Fortgang der Drehbewegungen wird das für die Hand bestimmte Stück der Vorderarmhülse erneuert und nachgepaßt.

Es bedarf keiner Begründung mehr, daß der nichtkinetische Apparat bei weitem nicht das leisten kann wie der *kinetische*. Denn die *einheitliche Bewegung fehlt dem nichtkinetischen System.* Daher wird man von der üblichen „Nachbehandlung" nicht absehen können und nur den einen Vorzug gegenüber Bandagen und anderen portativen orthopädischen Apparaten bei unserem Streifenapparat herausfinden, daß der Arzt selbst den *Streifenapparat* am Körper des Kranken anmodellieren, fertigstellen und jeweils nachpassen kann.

Wir stellten beide Möglichkeiten unserer Technik in Parallele, um zu zeigen, wie das Prinzip des Schienenhülsenapparates mit der *Streifentechnik* lösbar und zu vereinfachen ist. Andererseits geht aus der Parallele beider Behandlungsmethoden hervor, daß die *primär orthokinetische Therapie* der alten mechanischen Behandlung weit überlegen ist, daß sie *biologische Probleme der Bewegungsstörungen kausal angreift, einheitlich und wirksam.*

Kehren wir wieder zurück zu der *kinetischen* Behandlungsweise des gewählten Beispiels, so wird es mit der fortschreitenden Besserung der Beweglichkeit unsere Aufgabe sein, lediglich den rohrartigen Apparat nachzuregulieren, was ganz einfach durch die Verlagerung der Streifen und der *Kraftflächen* ausgeführt wird. Natürlich müssen dabei die *neuen Bewegungsphasen* ebenfalls wieder (wie vorher) *einheitlich* erfaßt und modelliert werden. Die Ödemisierung kann in Wegfall kommen, sobald völlige Schmerzfreiheit der Bewegungen und Wiederkehr des normalen Gleitgewebes erreicht ist. Ich habe dies bei schwereren Arthritiden des Ellbogengelenks schon nach wenigen Tagen gesehen, und es scheint, als ob die Muskelarbeit die Voraussetzung hierzu ist, wenngleich innige Wechselbeziehungen nicht zu verkennen sind.

Die *Streckung* des Gelenks bietet weniger Schwierigkeiten, weil die mobilisierende Wirkung des Gewichtes dauernd als milde, bewegende Kraft dabei behilflich ist. Das Gewicht wirkt zugleich extendierend. Die vorbereitende Ödemisierung hat das Gleitgewebe genügend für die Einwirkung auf das Gelenk vorbereitet.

So bedarf die Mobilisierung im Sinne der Streckung weit geringerer Mühe und Sorgfalt als die Flexion. Wo größerer Widerstand auftritt, kann man durch Tragenlassen oder Anhängen von Gewichten an die Hand noch weiter nachhelfen. Man wird mit diesen Mitteln relativ bald — bei vorangegangener Ödemisierung — zum Ziele kommen.

Größere Schwierigkeiten bereiten nur erhebliche Verwachsungen im Gelenk und ein enger Gelenkspalt. Da die völlige Streckung nur verhältnismäßig wenig den Gebrauch des Armes stört, wird man vielfach die weitere Besserung der Zeit überlassen können. Nur in besonderen Ausnahmefällen wird es erforderlich sein, mit mechanischen oder technischen oder auch blutigen Mitteln (Gelenkplastik) einzugreifen. Mechanisch leistet der *Streifenapparat* nach Abb. 122 gute Dienste. Der *kinetische Streifenapparat* eignet sich weniger für die Streckung, da er die für den Gebrauch so wichtige Beugung doch wesentlich beeinträchtigt.

Die *Restitution der Drehbewegungen* läßt sich am besten aus der Flexionsstellung des Ellbogengelenks ermöglichen. Zu diesem Zwecke wird das *kinetische Hülsensystem* sich wieder besser bewähren als andere redressierende Methoden. Die Konstruktion bedarf keiner weiteren Erklärung mehr. Wir möchten nur betonen, daß jeder Druck auf die

Armnerven, von denen der Radialis (am Oberarm) und der Ulnaris (am Ellbogengelenk) ziemlich exponiert liegen, selbstverständlich vermieden werden muß.

Soll eine *Fixation des Ellbogengelenks unter Ausschaltung der Muskelarbeit* erfolgen, dann stellt man den Arm im Schulter- und Handgelenk völlig ruhig. Selbst die Fingergrundgelenke sollen dann in den *Streifenverband* oder *-apparat* mit einbezogen werden, Bewegungen im Handgelenk auf alle Fälle, da sie das Ellbogengelenk irritieren können. Bei jeder Ruhigstellung, die nicht länger als dringend erforderlich durchgeführt werden soll, macht sich sehr schnell eine Atrophie der Muskulatur bemerkbar. Diese verlangt zur Erhaltung der Fixation ein engeres Anlegen des Verbandes, was ganz einfach durch das Nachschnüren geschieht, ohne daß der Verband oder Apparat dabei abgenommen wird.

Die für den jeweiligen Fall geeigneten Konstruktionen ergeben sich aus den früheren Ausführungen.

Für die *Behandlung des Schlottergelenks* dient das *kinetische Hülsensystem unter Gelenkbremsung;* nur in ganz hochgradigen Fällen wird man eine *Adaption der Gelenkkörper* mit Hilfe von rohrförmig zusammengesetzten Lederstreifen nicht erhalten können, so daß man das *kinetische Rohr* noch mit je einer gelenkig verbundenen Seitenschiene versieht. Pro- und Supination werden ebenfalls „*geführt*" in dem Sinne, wie wir es für die „*mobile Fixation*" bereits kennenlernten.

Die *technische Operation* des Ellbogenschlottergelenks muß also sowohl die Beuge- und Streckbewegungen wie die Pronation und Supination regulieren. Sie ist dazu in weitgehendem Maße befähigt und erspart vielfach eingreifende plastische Operationen, welche das Gelenk erst für das Tragen eines Apparates geeignet machen. Die beste derartiger Operationen dürfte wohl die von GOETZE empfohlene sein. Selbstverständlich ließe sich an einem nach GOETZE operierten Arm auch ein *Streifenapparat* kinetischer und nichtkinetischer Natur verwenden. Wir waren indes nie genötigt, die GOETZEsche Operation, die wir für sehr genial halten, auszuführen.

Für

### die technischen Operationen des Vorderarmes

gilt das gleiche wie für das Ellbogengelenk, sobald es sich um gelenknahe Bewegungsstörungen oder solche des mittleren Drittels handelt. Ist der Sitz der Bewegungsstörung jedoch in der Nähe des Handgelenks, so wird die Einstellung dieses Gelenks sowie der Finger in der Mehrzahl der Fälle den Ausschlag geben: *Bewegungsregulierung, kinetische und orthokinetische Methoden sowie Streifenverbände* richten sich dann in der Hauptsache nach der *Wiederherstellung der Funktion* des eigentlichen *Greiforgans* (der Hand).

Von den im oberen und mittleren Drittel des Vorderarms befindlichen Störungen sind es hauptsächlich solche *ossären* Charakters, wie Wachstumsstörungen, Defekte des Radius, seltener der Ulna, die teils angeboren, teils traumatisch vorkommen. Praktisch rechnen wir dazu auch die *Pseudarthrosen.* Für diese Zustände kommen *technische Operationen* als unterstützende Maßnahmen für die meist unentbehrlichen blutigen Eingriffe in Betracht, um vor allem die Muskulatur zu aktivieren und zu regulieren.

Wenn *einer* der Vorderarmknochen normal ist, kann er als *Innenschiene* für eine *kinetische Streifenhülse* dienen. Diese wird dann *auf der kranken Seite* gewöhnlich mit einer *Metallstreifenschiene* versehen, welche die Bewegungen des passiven Bewegungselementes temporär ersetzt und den Knochen bei den Bewegungen in den entsprechenden Phasen führt. Manchmal können auch zwei Schienen auf der kranken Seite erforderlich werden.

*Frakturen des Vorderarms,* d. h. beider Vorderarmknochen, werden in Supinationsstellung des Vorderarms bei rechtwinkeliger Stellung des Ellbogengelenks und Dorsalflexion der Hand unter Extension fixiert. Auch hier kann von Anfang an das *kinetische* Hülsensystem Verwendung finden. Am besten wird es geteilt angelegt als Vorderarmhülse, welche von den Fingergrundgelenken bis in die unmittelbare Nähe des Ellbogengelenks reicht. Der Oberarm wird ebenfalls mit einer Hülse, beginnend oberhalb des Ellbogengelenks und reichend bis zur Achsel, gefaßt. Beide Hülsen verbindet man mit nichtartikulierten Schienen aus Metall, welche seitlich am Oberarm und entweder auf der Daumen- und Kleinfingerseite oder auf der Streck- und Beugeseite des Vorderarmes angebracht sind. Das Spiel der Finger soll möglichst frei bleiben.

Die Extensionswirkung erfolgt durch die Metallschienen. Natürlich kann auch das Vorderarmschienenpaar die Finger überragen und mit Quengelzügen oder elastischen Kräften mit dem Handteil der Hülse verbunden sein. Ein Abgleiten der Manschettenzüge ist durch die Form der Hand ziemlich ausgeschlossen, da das Handgelenk schmaler ist als die Handmitte.

Auch kompliziertere *Radiusfrakturen* erfordern mitunter für die ersten Tage die Supinationsstellung. Sobald jedoch Knochenspangen im Röntgenbild bei dieser und den Frakturen *beider* Vorderarmknochen erkennbar sind, geht man in die wichtigere *Gebrauchsstellung der Hand* (Pronation des Vorderarmes) über. Die Extension soll nicht zu früh in Wegfall kommen, dagegen kann die absolute Ruhigstellung des Ellbogengelenks mit dem Momente aufhören, wo man zur mittleren Pronationsstellung übergeht.

Bei der *Radiusfraktur* kann sehr bald das *kinetische Hülsenrohr ohne Metallschiene* angewandt werden, mitunter sogar schon als erste Versorgung des Bruches. Dann empfiehlt sich ein *kinetisches* Rohr, welches

den distalen Teil des Oberarmes noch in sich schließt und ähnlich wirkt
wie der von LEXER angegebene Verband in Achtertouren. Wird eine
Schienung vorgenommen, so wählen wir die Stellung, wie sie mit der
SCHEDEschen Schiene festgehalten wird, nämlich Flexion und ulnare
Abduction. Durchschnittlich nach einer Woche gehen wir dann von
dieser Stellung in die Dorsalflexion unter ulnarer Abduction über, wo-
bei wir die Schiene wegnehmen und den Daumen durch eine besondere
Lederspange *elastisch fixieren*.

Im übrigen richtet sich die technische Behandlung der Bewegungsstörungen des Vorderarmes nach den sonst üblichen Prinzipien der
chirurgischen Versorgung und der Verbandmethoden.

## Die technischen Operationen im Bereiche des Handgelenks, der Hand und der Finger

haben z. T. schon ihre Besprechung gefunden, so daß nur noch einige
Erläuterungen hierüber nötig sind. Diese wollen sich lediglich mit denjenigen Bewegungsstörungen beschäftigen, welche eine spezielle und
der *biologischen Funktion des eigentlichen Greiforganes* entsprechende

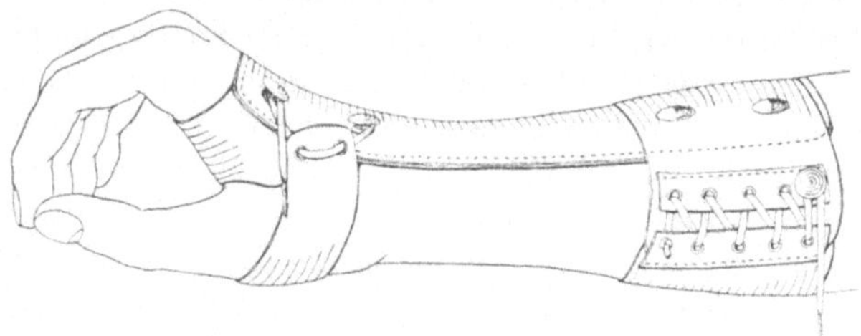

Abb. 123. Streifenschiene zur Fixation des Handgelenks

Sonderbehandlung erfordern und gestatten. Hierher gehören auch die
Lähmungen des N. radialis, ulnaris und medianus, soweit sie von der
Peripherie angegangen werden.

*Die absolute Fixation des Handgelenks*
soll unter mäßiger Dorsalflexion erfolgen, weil diese Stellung den *Faustschluß* erleichtert und die Kraft der Hand besser zur Wirkung kommen
läßt. Einbeziehen des Ellbogengelenks ist nötig, wenn Pro- und Supination völlig ausgeschaltet werden sollen. Wo wir dies nicht brauchen
oder wünschen, leistet eine *Streifenschiene* nach Abb. 123 gute Dienste.

Eine *relative Fixation des Handgelenks* erreichen wir noch besser
als mit dem *Streifenapparat* (nach Abb. 123) durch das *kinetische Verfahren der muskulären Transformation*. Wir können dabei jede beliebige
Stellung der Hand elastisch fixieren und dem eigentlichen *Greiforgan*,
den Fingern, nutzbar machen unter willkürlicher Bevorzugung bestimmter Leistungen und unter Ausschaltung unzweckmäßiger Hand-
stellungen.

Die *Finger* bezeichnet BRAUS als die wirklichen Vollzugsorgane, denen Schultergürtel, Arm und Hand zu dienen haben. Unter diesen Vollzugsorganen selbst ist wieder eine Differenzierung eingetreten, welche in der Form und Funktion des *Daumens* gegenüber den *Fingern* zur Geltung kommt.

Daumen und Finger tragen aber ihre Bewegung nicht in sich selbst, sondern empfangen sie von der Hand, dem Vorderarm, ja sogar vom Oberarm, zu welchem eine Reihe Muskelursprünge reichen.

Diese biologischen Verhältnisse geben uns jeweils Richtlinien für die Konstruktionen, welche wir dem Einzelfall derart anpassen, daß die Wiederherstellung der wichtigsten Leistungen des Greiforganes aus den proximal von den Fingern befindlichen Kraftquellen (Muskeln, Gelenkstellungen, Gewichtsverhältnissen usw.) möglichst schnell und möglichst ausgiebig gelingt. Die einstweilige Wiederherstellung der Funktion bildet die wichtigste Voraussetzung der kausalen oder unterstützenden Therapie. Es gelingt dabei nur selten, *alle* Leistungen der Vollzugsorgane *gleichzeitig* wiederherzustellen. Doch ist es besser, wenn man dieselben, nach *biologischen* Gesichtspunkten geordnet, als einheitliche Verrichtungen der Reihe nach berücksichtigt, als gleichzeitig nur Vorbedingungen zu schaffen für vielseitige Arbeiten. Diese letzteren ordnen wir vielmehr nach dem Grade ihrer Bedeutung, ihrer Zweckmäßigkeit, ihrer Wichtigkeit für die Lebensbedingungen des Patienten, bis wir den Funktionsausfall völlig oder wenigstens so weit beseitigt haben, als es jeglicher Therapie gelingen kann. Daß neben den *technischen Operationen*, welche unter Umständen mehrfach vorgenommen werden müssen, um eben das *kinetische* Prinzip für *jede* der vielen Einzelverrichtungen des Greiforganes durchzuführen, vor allem blutige Eingriffe untergeordneter Bedeutung erforderlich werden können, ändert nichts an ihrem grundsätzlichen Wert für eine *funktionelle Therapie* $\varkappa\alpha\tau'\,\dot{\varepsilon}\xi o\chi\grave{\eta}\nu$.

Diese erstrebt die Wiederverwendung oder die neu zu bildende Eignung des Greiforgans für

1. *Spitzgriff,*
2. *Breitgriff* und
3. *Faustgriff*

als den wichtigsten Verrichtungen. Dazu kommen eine Reihe anderer von weniger großer allgemeiner Bedeutung, wie die Haltefunktion unter Haken- oder Spreizstellung der Finger sowie das lebendige Spiel der Finger bei Kunstfertigkeiten aller Art.

Bei diesen Verrichtungen kommt es nicht nur darauf an, daß die Arbeit überhaupt vollbracht wird, sondern daß sie mit der nötigen *Kraft, Geschicklichkeit* und *Geschwindigkeit* erfolgen kann, mit anderen Worten: daß die richtige „*Leistung*" erreicht wird. Diese ist das Endziel, zu welchem parallel gerichtete Einzelprobleme führen, die von Anfang bis zum Ende gelöst werden müssen. Wir dürfen dabei nicht auf halbem Wege stehen bleiben und uns etwa mit dem Resultate begnügen, welches beim *Ersatz des Greiforganes* durch eine *Prothese* erreicht werden kann und technisch als Knopf, Platte, Haken, Ring, Zange, Schleife u. dgl. das „*Werkzeug*" bildet.

*Lebendiges Spiel, vollwertige Leistungen, Zusammenarbeiten beider Hände in der Blickrichtung, Selbständigkeit des rechten und des linken Greiforganes und doch wieder ein harmonisches Zusammenarbeiten soll und kann das Resultat einer orthokinetischen Behandlung sein.*

Im einzelnen die unzähligen Probleme zu erörtern, würde viel zu weitschweifig werden.

*Technische Operationen des Schlottergelenks der Hand* können in der Regel nur den Funktionsausfall beseitigen, welcher durch den ungenügenden Halt im Handgelenk entsteht. Eine Heilung lediglich durch

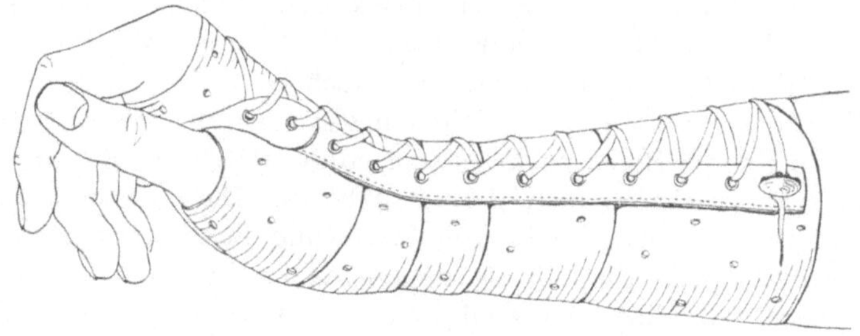

Abb. 124. Kinetischer Streifenapparat für Greifbewegung.

technische Maßnahmen habe ich nie gesehen. Dagegen kann bei Verweigerung einer Operation die gestörte Funktion sofort und so gut wie völlig wiederhergestellt werden durch die Verwendung eines *Streifenapparates* etwa nach Abb. 123 oder auch durch das *kinetische* Verfahren unter Gelenkbremsung sowohl der Handbewegungen als auch derjenigen des Daumens. Das Handgelenk wird am besten in leichter Dorsalflexion, der Daumen in mäßiger Abduction „mobil" fixiert. Man erreicht so nicht nur die Wiederkehr der Funktion, sondern eine verhältnismäßig freie Beweglichkeit des Handgelenks und eine relativ große Kraftwirkung des Greiforganes.

In Abb. 124 ist ein derartiger kinetischer Streifenapparat dargestellt, bei welchem eine beliebige Phase der Beugung und der Übergang vom Spitzgriff zum Breitgriff zum Ausdruck kommen soll.

Die ganz hochgradigen Formen des Schlottergelenks versorgt man mit einem *kinetischen* Rohr unter *Fixation* des Handgelenks in Dorsalflexion mit Metallschiene oder seitlichen Scharnieren mit Anschlag.

*Die technische Therapie der Contracturen des Handgelenks* ist eine prophylaktische, kausale und unterstützende bei frühzeitiger oder primärer Anwendung der *kinetischen* Methode.

Wo bereits bei Beginn unserer Behandlung die Contractur schon besteht, kann sie mit der *Ödemisierung* und anschließenden *kinetischen* Behandlung erfolgreich bekämpft werden. Ein in Streckstellung oder mäßiger Dorsalflexion versteiftes Handgelenk stört meist die Funktion so wenig, daß es nur in seltenen Fällen der Behandlung bedarf.

Dagegen ist die häufig anzutreffende Beugestellung sehr wichtig und muß so schnell und ausgiebig wie nur möglich in Behandlung genommen werden. Mit der Flexion zusammen kommt oft die Subluxationsstellung vor (besonders nach zu lange dauernder Fixation im Verband).

Man darf nicht vergessen, bei der Redression die *Finger* ebenfalls zu dehnen, d. h. mit in die Streckung überzuführen, da die Flexoren sonst bei Streckung des Handgelenks die Finger noch mehr beugen würden. Wir führen deshalb das *kinetische* Rohr mindestens bis zu den Mittelfingergelenken vor, ödemisieren das Handgelenk in der üblichen Weise und transformieren sämtliche Beugefunktionen auf die Streckseite.

Die Ösenstreifen legen wir mehr daumenwärts und bringen sie meist auf der Dorsalseite an. *Technoplastische Methoden* benützen wir nur ausnahmsweise. Wenn nur irgend möglich, verzichten wir auch auf die Anwendung der Streifenschienen.

*Die technoplastischen Operationen der Finger* bilden vielfach nur eine Teilbehandlung der Bewegungsstörungen des Armes. So ist es erforderlich, vor allem die *myogenen* und *neurogenen* Bewegungsstörungen der Finger gleichzeitig noch an der Hand und am Vorderarm anzugreifen. Wir bedienen uns in der Hauptsache auch hier wieder mit bestem Erfolge der *kinetischen* Hülse, welche vom Handgelenk bis in die Nähe des Ellbogengelenks reicht. Die *muskuläre Transformation* der im Bereich der Hand und des Vorderarmes befindlichen Muskelkräfte als der eigentlichen „Motoren" der passiven Bewegungselemente trägt infolge der Regulierung der Muskelarbeit nicht unwesentlich zur Beseitigung der Bewegungshemmungen bei, soweit diese durch mangelhafte Wirkung der zu den Fingern verlaufenden Sehnen (Transmissionen) sich äußern. Neben dieser rein *kinetischen Aktion* suchen wir noch *technoplastisch* Kräfte nutzbar zu machen, indem wir die Fingerglieder einzeln mit Lederspangen fassen und diese Haltevorrichtungen mittels elastischer Kräfte (Wollfäden, Gummibänder, Spiralfedern) in beliebiger Weise und Dosierung mit der Hülse verbinden. Durch die Hülse selbst wird zugleich der Hand die jeweils geeignetste Stellung für die Verrichtungen der Finger gegeben.

Ein schematisches Beispiel dieser Art gibt Abb. 125, in welcher die Streckung der Fingergrundgelenke und Beugung der Mittelgelenke dargestellt ist.

Ein einzelnes *Fingergelenk* läßt sich unter Verwendung von *Lederspangen* nach Abb. 126 mobil fixieren und auch redressieren. Die

Spangen umgreifen das (Mittel- oder End-) Gelenk rohrartig von der Hälfte des proximalen bis zur Mitte des distalen Gelenkanteils. Die Nahtstelle selbst dient infolge der Duplikatur des hochkant gestellten und gesteppten Ledergriffes als elastische Schienung. Will man ein in Streckstellung versteiftes Mittel- oder Endgelenk des Fingers in eine weitere Beugephase überführen, so stellte man diese *primitivste Art*

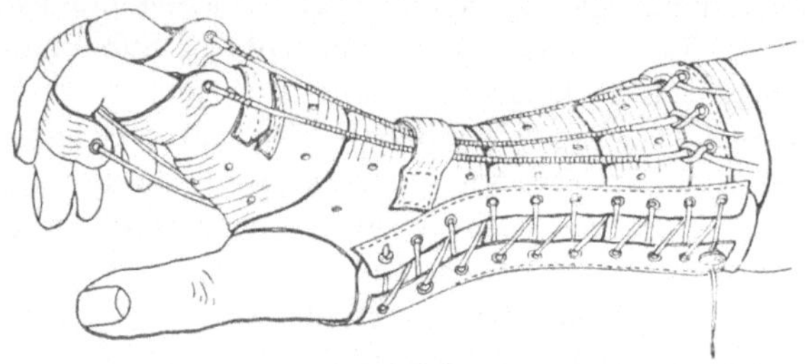

[Abb. 125.  Streifenapparat zur Mobilisierung der Finger.  Lederkonstruktion.
Kinetisch-technoplastische Methode.

*eines Streifenapparates* jeweils wieder neu her. Auf der Beugeseite des Gelenks macht man einen kleinen Ausschnitt.

Diese Lederspangen sind wegen der Kleinheit der Verhältnisse, wie sie gerade die Fingergelenke darbieten, keineswegs so einfach zu mo-

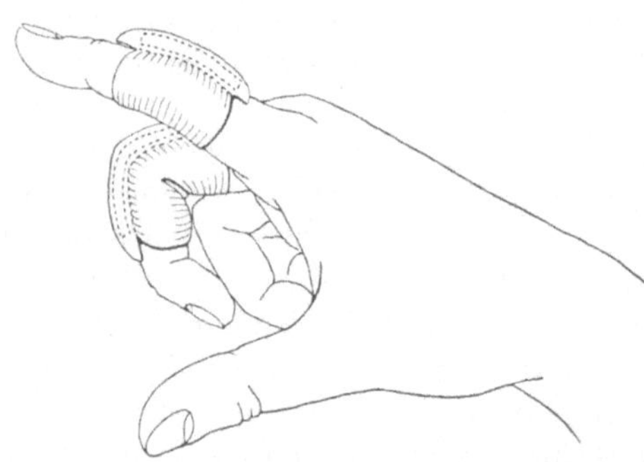

dellieren, wie es nach den Abbildungen den Anschein haben könnte. Denn es darf weder eine Abschnürung erfolgen, noch darf eine gewisse Elastizität fehlen. Anästhesie der Hand bildet eine Kontraindikation, auch Neigung zu Schwellungen. Vorsichtshalber lassen wir diese Spangen überhaupt nicht länger als etwa einundeinhalb Stunden jeweils tragen,

Abb. 126. Streifenapparate zur Mobilisierung der Mittelfingergelenke.   Streckung des Zeigefingers, Beugung des
Mittelfingers.

dafür aber mehrmals am Tage anlegen. Des Nachts sollen die Spangen stets weggelassen werden.

Diese kleinsten und einfachsten *Streifenapparate* haben wir mit sehr gutem Erfolg bei Contracturen der Mittel- und Endgelenke benützen können, wenn Gelenkstellungen zwischen 100 und 170 Grad bestanden.

Für die Beugung und Streckung der Fingergrundgelenke ist es erforderlich, auf dem Handteil eines *Streifenapparates* nach Abb. 125 ein walzenförmiges Stück Leder aufzusteppen, über welches man die an schmalen Spangen angreifenden elastischen Züge ventral oder dorsal nach der Mitte des Vorderarmes über die Hand hinweg leitet. Sind die Fingergrundgelenke in Streckstellung von nahezu 180 Grad versteift, so faßt man zuerst das End- oder Mittelglied oder auch beide zusammen, damit die Walze nicht zu dick zu sein braucht.

Bei Beugecontracturen des Grundgelenks von 100 Grad und weniger empfiehlt es sich Streifenschienen anzuwenden, die mit genügend weiten Lederspangen versehen sind. Man biegt die Schienen im Sinne der Streckung mit dem jeweiligen Fortschritt der Besserung, bis sie in Wegfall kommen und durch elastische Züge ersetzt werden können.

## VI. Rückblick und Ausblick.

Wir haben versucht, das Wesen der *technischen Operationen* darzustellen. Ob der vielfach noch neue *Begriff* sich einbürgern wird, bleibt der Zukunft überlassen. *Sinn und Wert* aber können nicht mehr verlorengehen und *haben* bereits in der wissenschaftlichen Welt feste Wurzeln geschlagen. Noch mehr in dem Erlebnis von rund 2800 Patienten mit Bewegungsstörungen verschiedenster, ja allerschwerster Art. Die wenigen Mißerfolge, welche sich bei einer Beobachtungsdauer bis zu sechs Jahren mit unserer Therapie ergaben, waren teils auf noch unvollkommene Technik, teils auf unzweckmäßige Anwendung der *Streifenapparate* zurückzuführen. Aber gerade die außerordentlich geringe Zahl der Versager vermag die weiteren Hoffnungen nicht zu trüben. Dabei verlangen wir nicht wenig von unserer Wissenschaft und noch mehr von unserer Kunst! Letzten Endes bedeutet sie nichts anderes als eine „*Therapia magna movens*", welche primär durch eine *einheitliche, systematische* und *umfassende* Behandlungsweise die Funktion herstellt und sie als wichtigsten und sichersten Heilfaktor zur Beseitigung von Bewegungsstörungen und Mißbewegungen benützt.

Mit der *Orthokinetik* hoffen wir Ausgangspunkt und Ziel gezeigt zu haben. Damit zugleich die allgemeine und wesentlichste Indikation der *technischen Operationen.*

Der Weg, den wir im einzelnen Falle unsere Kranken geleiten wollen, ist nicht frei von Schwierigkeiten und Hindernissen. Trotzdem kommen wir zum Ziele — meist sogar gefahrloser, schneller und sicherer als mit anderen Mitteln —, wenn wir uns vertiefen in die wissenschaftliche und praktische Seite der Heilkunst, welche das Buch nur skizzenhaft zu schildern vermag.

Daß diese Kunst *nur* in den Händen des *Arztes* den Kranken zu helfen geeignet ist, daß sie gründlich erlernt und bis ins kleinste von ihm selbst ausgeübt werden muß, wenn sie nicht zum Gegenteil von Wissenschaft und Kunst werden soll, bedarf keiner weiteren Begründung.

Dann aber wird sie die hohen therapeutischen Aufgaben auch lösen können, welche die *Orthokinetik* vorschreibt. Daß diese eine notwendige Ergänzung der alten Orthopädie bedeutet und aus dem Geiste der Zeit heraus sich fühlbar machte, glauben wir mit um so größerer Berechtigung betonen zu dürfen, als gerade beim Abschluß dieser Arbeit bedeutsame diagnostische Untersuchungsmethoden durch SCHERB (Myokinesigramm und das auch von uns als unumgänglich postulierte Kinematogramm der Bewegungs*leistungen*) publiziert werden.

Da mit den *technischen Operationen* eine wissenschaftliche und praktisch-therapeutische Lösung *orthokinetischer* Probleme für das Gesamtgebiet der Bewegungsstörungen gefunden und gegeben wurde, wird für den Leser kaum ein Zweifel über den ideellen, gesundheitlichen und volkswirtschaftlichen Wert dieses neuen Zweiges der Wissenschaft und Heilkunst mehr bestehen.

# Namenverzeichnis.

# Sachverzeichnis.

Druck von Oscar Brandstetter in Leipzig.